DE

L'OPHTHALMOSCOPE.

Poitiers. — Imp. de A. Dupré.

DU DIAGNOSTIC

DES

MALADIES DES YEUX

A L'AIDE DE

L'OPHTHALMOSCOPE

ET DE LEUR TRAITEMENT

PAR

J.-D. GUÉRINEAU

Ex-interne en médecine et en chirurgie des hôpitaux et hospices civils de Paris ; — Docteur
en médecine de la Faculté de Paris ; — Chirurgien de l'hôpital général de Poitiers ; —ex-
chef des travaux anatomiques de l'Ecole secondaire de médecine de la même ville ; —
Professeur adjoint à la chaire de clinique externe à l'École de médecine de Poitiers ; — Médecin de l'Administration du Chemin de fer d'Orléans, etc.; —
Chevalier de l'ordre royal d'Isabelle la Catholique.

PARIS

P. ASSELIN, GENDRE ET SUCCESSEUR DE LABÉ,

LIBRAIRE DE LA FACULTÉ DE MÉDECINE,

Place de l'École-de-Médecine.

1860

PRÉFACE.

Dans son *Traité sur les maladies des yeux*, en parlant d'une lésion située sur la partie la plus profonde du globe oculaire, lésion que le hasard venait de placer sous la pointe de son scalpel investigateur, Antoine Scarpa disait :

« Les chirurgiens parviendront peut-être, à l'aide d'observations ultérieures, à déterminer les caractères diagnostiques de cette sorte de maladie de la sclérotique (staphylôme postérieur) ; mais il me paraît douteux qu'il soit jamais au pouvoir de l'art, je ne dis pas de guérir, mais seulement d'arrêter les progrès d'une affection que sa nature, autant que son siége, rendent inaccessible à tous nos moyens chirurgicaux. »

Scarpa écrivait ces lignes en 1816, et cependant la science se voyait doter en 1851, grâce au génie d'Helmholtz, d'un instrument dont la subite apparition a rangé l'affection même qui désespérait le professeur de Pavie au nombre des maladies du globe oculaire qu'il est le plus facile aujourd'hui de diagnostiquer ; et de plus cette maladie, reconnue au début, peut être enrayée dans sa marche, et n'aboutit plus fatalement à la destruction des fonctions de l'organe.

Les services rendus par l'ophthalmoscope, nom que le docteur Helmholtz a imposé, à juste titre, à son appareil, s'arrêteraient-ils au diagnostic du staphylôme, que l'humanité devrait encore à l'inventeur un ample tribut de reconnaissance ; mais là ne se bornent pas les applications du miroir oculaire ; elles sont si variées et si multiples, qu'elles ont renouvelé, pour ainsi dire, tout le champ de l'ophthalmologie.

Grâce à cet instrument, un horizon immense se déroule aujourd'hui devant le médecin oculiste. Le voile impénétrable derrière lequel se cachait la pupille est enfin déchiré. La cavité oculaire n'est plus soustraite à notre observation. La coloration en noir de la pupille ne trouve plus maintenant sa raison d'être dans l'absorption des rayons lumineux par le pigment choroïdien. Cette erreur, vieille comme le monde, s'évanouit devant le vif éclat dont s'illumine la pupille sous le rayonnement des faisceaux de lumière que dirige sur elle l'ophthalmoscope. En outre, par une disposition aussi simple qu'ingénieuse de l'appareil, l'œil de l'observateur peut saisir les moindres détails de l'image aérienne formée par le cône lumineux qui émerge de l'œil exploré.

On ne se lasse point d'admirer cette grande et utile découverte, quand on songe avec quelle facilité, avec quelle sûreté, il est permis aujourd'hui de diagnostiquer ces lésions oculaires qui tenaient en suspens ou égaraient trop souvent, il y a quelques années encore, la sagacité ou l'expérience du plus savant ophthalmologiste. Que d'incertitude, par exemple, que de tâtonnements, que de difficultés insurmontables quand il fallait établir le diagnostic différentiel entre la cataracte au début et l'amaurose! Il n'en est plus ainsi : la cataracte, fût-elle noire et produite par une opacité qui présenterait à peine le volume d'une pointe d'aiguille, eût-elle son siége sur le pôle postérieur du cristallin, le diagnostic de cette maladie, à l'heure où nous sommes, n'est plus qu'un jeu. Reconnaître une cataracte au début est maintenant aussi facile que de voir une tache d'encre sur une feuille de papier blanc. Quant à l'amaurose, elle est complétement rayée du cadre nosologique, non *parce que nous avons changé tout cela*, mais bien parce que la science a accompli de tels progrès, qu'on peut maintenant localiser avec certitude, dans les milieux ou dans les membranes profondes de l'œil, l'altération d'où dérivent les troubles visuels qui se cachaient, il y a peu d'années, sous le nom vague d'*amaurose*.

Malheureusement pour l'humanité, en se dépouillant d'un mot, la pathologie oculaire n'en est pas plus pauvre pour cela; elle s'est enrichie, au contraire, d'un grand nombre de maladies récemment décrites, maladies aussi faciles à diagnostiquer avec l'instrument d'Helmholtz qu'une pneumonie à l'aide du stéthoscope. De sorte qu'il nous est permis de dire que l'emploi du miroir oculaire est aussi important pour le diagnostic des maladies des membranes profondes de l'œil, que l'emploi du stéthoscope pour le diagnostic des maladies de poitrine. Les affections des yeux ont enfin, comme les lésions thoraciques, trouvé elles aussi leur Laennec.

N'est-on pas autorisé à s'exprimer de la sorte quand il s'agit d'un instrument qui, entre autres parties de la cavité oculaire, permet de voir jusque dans ses moindres divisions l'artère centrale de la rétine ?

Présenter , dans une énumération rapide , les principales applications de l'ophthalmoscope , ce sera montrer à quel degré de perfection s'est élevée, de nos jours, la science de l'ophthalmologie. Toutefois cela même ne suffira pas à faire apprécier les immenses ressources dont le diagnostic des maladies oculaires est désormais pourvu. Il faut pour mesurer dans toute leur puissance les effets de l'ophthalmoscope, il faut manœuvrer soi-même ce merveilleux instrument. Quelle émotion, quelle surprise, quand, sous le jet lumineux qu'il renvoie, la pupille apparaît pour la première fois à nos regards, non plus noire comme auparavant, mais colorée d'une teinte rose et comme baignée de clarté! On passe de la surprise à l'admiration, si on est assez heureux pour saisir nettement, sur le fond rose de l'œil, la papille du nerf optique, dont le disque,. d'une blancheur éclatante, ressemble, suivant l'expression pittoresque de Desmarres, à une *belle lune* sur *un ciel calme*. Familiarisé peu à peu avec la contemplation de ce beau spectacle, l'œil discerne sur la papille du nerf optique des vaisseaux. Bientôt il peut en suivre les contours et

en apprécier facilement le nombre et la direction.
Avec une attention soutenue un peu plus longtemps, il discernera le point d'émergence de ces
vaisseaux, et pourra constater qu'ils sont de deux
ordres; les uns, plus ténus, plus roses, sont les artères, dont les courbes gracieuses sont presque
parallélement suivies par des vaisseaux d'un autre
ordré, d'une coloration plus sombre, d'un calibre
plus gros : ce sont les veines. L'œil remarque bientôt que les vaisseaux veineux présentent dans
leur calibre des alternatives de dilatation et de
resserrement. Si le chirurgien explore alors le
pouls du malade, il voit que les veines sont animées de pulsations isochrones à celles de l'artère
radiale. Qu'il comprime ensuite le globe oculaire
soumis à l'examen, il s'aperçoit que, sous l'action d'une pression assez notable, les artères
présentent le même phénomène que les veines.

Quand il est arrivé à constater facilement ces
résultats, l'ophthalmoscopie devient une passion
pour le médecin. Il ne perd plus une occasion
d'observer les innombrables variétés que présente
la structure de l'œil à l'état normal. L'étude de l'œil
à l'état physiologique, voilà, on le conçoit facilement, la première et indispensable préparation

qui s'impose au praticien. C'est là qu'il doit appliquer sans relâche et avec une infatigable persistance les facultés d'observation et d'analyse qu'il a reçues de la nature; c'est là qu'il doit puiser, pour ainsi dire, les premiers éléments de son art et ses premières leçons. Familiarisé par cet examen attentif et toujours renouvelé avec la configuration de l'œil dans l'état sain, il en reconnaîtra mieux les altérations dans l'état pathologique; rompu par une pratique incessante avec le maniement de l'ophthalmoscope, il atteindra du premier regard, à l'aide de ce puissant auxiliaire, les lésions les moins apparentes et les désordres les plus profonds de la cavité oculaire; il surprendra le mal dans son germe, ou l'embrassera dans son développement; tout le travail d'une affection naissante ou déjà avancée lui paraîtra à nu comme sur les parties externes et les plus accessibles du corps humain. Parvenu à ce degré d'aptitude, rien ne lui sera plus facile que de reconnaître des vaisseaux de nouvelle formation, du calibre le plus fin, venant se surajouter à ceux que présente la papille à l'état normal, pour constituer l'hyperémie de cet organe.

Il apercevra sur la rétine, avec non moins de facilité, les épanchements sanguins, depuis les dimensions les plus grandes jusqu'aux ecchymoses d'un diamètre infiniment petit. Puis, à travers la transparence de cette membrane, il pourra pénétrer jusqu'aux *vasa vorticosa* de la choroïde, constater si un épanchement sanguin s'est produit entre la choroïde et la rétine, ou s'il siége seulement sur cette dernière membrane.

Dans certaines circonstances, l'observateur pourra voir sur la rétine des exsudations de lymphe plastique, s'assurer si elles se trouvent en avant ou en arrière de la membrane nerveuse de l'œil; d'autres fois, se montreront sur la rétine des corpuscules graisseux, accompagnés de taches ecchymotiques d'une forme particulière, corpuscules graisseux dont la présence dans la cavité oculaire pourra mettre sur la voie du diagnostic d'une altération générale de l'économie.

La sclérotique elle-même n'échappera pas toujours à l'exploration de l'ophthalmoscope. Dans le staphylôme postérieur, ne voit-on pas une étendue variable de cette membrane mise à nu par l'absence ou l'atrophie, en ce point, de la choroïde et de la rétine qui tapissent, à l'état normal, sa surface interne?

Les milieux transparents de l'œil ne seront pas moins faciles à explorer que les membranes. La cataracte ou opacité du cristallin, nous l'avons déjà dit, est une des maladies que l'ophthalmoscope permettra de reconnaître le plus facilement, et il sera possible de distinguer même si l'opacité siége sur le pôle antérieur ou sur le pôle postérieur du cristallin.

Dans certains cas donnés, l'exploration du fond de l'œil permettra d'arriver aux indications les plus précises sur le mode opératoire à employer dans l'opération de la cataracte. On savait depuis longtemps qu'il n'était pas indifférent de recourir à la méthode par extraction ou à la méthode par abaissement. Les donnés fournies par l'ophthalmoscope pourront aujourd'hui, dans certains cas spéciaux, diriger le chirurgien dans le choix de la méthode qu'il devra mettre en usage. En effet, si on constate l'existence d'une cataracte au début, et s'il est possible de diagnostiquer en même temps la présence d'un staphylôme postérieur, on devra se rappeler que, d'après les travaux modernes, cette maladie est toujours accompagnée du ramollissement du corps vitré. On devra donc, sous peine de s'exposer à vider l'œil, s'abstenir, dans ce cas, de pratiquer l'opération de la cataracte par extraction.

Des symptômes certains, fournis par ce précieux instrument, nous indiqueront en outre que le corps vitré est ramolli, et il nous sera possible de le reconnaître.

Dans ce cas, en effet, on constatera que, sous l'action d'un mouvement brusque de l'œil malade, des corps flottants qui se rencontrent toujours dans le corps vitré ramolli retombent sous forme de guipure dans le fond de l'œil (Desmarres).

Nous venons de voir qu'à l'aide de l'instrument d'Helmholtz on peut arriver à constater une série de lésions qui toutes étaient, jusqu'à ce jour, confondues sous le nom d'amaurose. L'ophthalmoscope nous a révélé une autre cause d'obscurcissement de la vue qu'on était loin de pressentir, et que de Grœfe, de Berlin, a constaté pour la première fois. Nous voulons parler de la présence dans la cavité oculaire d'un helminthe qui n'est autre que le germe du ténia. On savait depuis longtemps que le germe du ténia *solium* (ver solitaire), introduit par les aliments dans l'intestin grêle de l'homme, y atteignait un développement complet; on savait aussi que ce germe, dévié parfois de sa direction première, pouvait cheminer, à l'aide des crochets dont sa tête est armée, dans d'autres parties du corps que l'intestin, pénétrer dans différents organes, foie, cerveau, tissu cellulaire sous-cutané, constituer là la maladie appelée ladrerie; mais ce qu'on ignorait jusqu'à ce jour, et ce que les observations de de Græfe ont précisément démontré, c'est que ce germe peut se glisser jusque dans la cavité oculaire et se loger dans le corps vitré, ou derrière la rétine. Or, les troubles qui se manifestaient, dans ce cas, du côté de la vision, étaient encore classés dans la grande catégorie des amauroses : l'instrument d'Helmholtz est encore venu retrancher de leur domaine cette nouvelle lésion. Il n'est pas jusqu'au glaucome, cet insaisissable protée, toujours plié et toujours rebelle à la théorie, dont l'instrument d'Helmholtz n'ait eu raison. La désespérante diversité de ses symptômes est aujourd'hui ramenée à une hypothèse rationnelle sur laquelle est fondé le traitement actuel, traitement qui, s'il ne guérit pas toujours, modifie du moins dans des proportions consolantes l'état de l'œil attaqué par cette redoutable maladie. L'énumération des faits qui précèdent démontre qu'il est possible aujourd'hui d'appliquer à l'étude des parties profondes du globe oculaire la doctrine si féconde des localisations anatomiques.

Personne n'ignore à qui revient l'honneur de l'application de cette doctrine à l'étude des maladies de l'œil accessibles à la vue simple. Cette application fut faite, il y a longtemps déjà, par un des plus illustres professeurs de l'école de médecine de Paris. M. le docteur Velpeau avait trouvé cette branche de l'ophthalmologie enveloppée des plus épaisses ténèbres : point de principes sûrs, point de méthode ; une terminologie vague, indéterminée, qui rassemblait sous l'appellation commune d'ophthalmie les altérations les plus diverses de la fonction visuelle. Le professeur de la Charité introduisit dans ce chaos sa forte et pénétrante analyse ; dès ses premiers travaux, la science avait fait un pas décisif.

Mais la nature semblait avoir posé des bornes infranchissables à l'extension de cette méthode ; circonscrite aux parties visibles de l'œil, elle était sans prise et sans action sur les parties situées en arrière de l'iris. Le corps vitré, la rétine, la choroïde, le nerf optique, la sclérotique et les nombreux vaisseaux qui sillonnent ces parties échappaient absolument à l'examen le plus attentif.

Si le mal venait à gagner les organes essentiels à la vision, ils étaient soumis à un traitement souvent inutile, parfois nuisible. Que faire pourtant en présence d'une cavité impénétrable, dont le regard était sans cesse repoussé par ce rideau de ténèbres que lui opposait la pupille? Attendre en laissant le champ libre aux hypothèses de toute provenance qui venaient augmenter la confusion des études ophthalmologiques ; attendre, en s'affligeant que la doctrine des localisations anatomiques ne pût s'étendre à l'examen des membranes internes ; attendre enfin, en sollicitant de la science un suprême et dernier effort qui fît tomber devant elle cette inexpugnable barrière. La science, qui ne se rebute jamais, n'a point désespéré de ses forces ; en 1851, Helmholtz invente l'ophthalmoscope, et le problème est résolu : les parties situées en arrière de l'iris sont accessibles au regard; les lésions qui les affectent tombent sous la loi des localisations.

Mais quoi! la portée de l'ophthalmoscope est-elle sans limites? est-ce un révélateur à qui rien n'échappe dans ce monde nouveau qu'il vient d'arracher aux ténèbres? Non, car il y a tel cas où la vue est complétement abolie, et où l'ophthalmoscope ne dénonce à l'observateur le plus attentif aucune lésion , aucun symptôme appréciable. Le cristallin n'est point opaque, le corps vitré est transparent, les membranes paraissent jouir de leur intégrité, et cependant le malade ne voit pas. A quelle cause se rattachera donc cette maladie? A l'amaurose? Faut-il faire amende honorable, et rétablir sur notre cadre nosologique cet être de raison que nous en avons banni? Il n'y a lieu. Cette maladie qu'aucun signe visible ne trahit, dont l'ophthalmoscope ne laisse pas même soupçonner l'existence, c'est à une paralysie de la rétine qu'il faut la rapporter. Mais d'où prenons-nous le droit de l'affirmer? d'où nous vient cette certitude? D'un procédé qui complète celui d'Helmholtz, et que nous ne pouvons nous dispenser de mentionner ici.

L'ophthalmoscope nous fournit un mode d'examen d'une sûreté et d'une puissance incontestable, mais un mode unique, exclusif. Il inonde de lumière les parties les plus reculées du globe oculaire ; il les met en rapport avec la vue de l'observateur, mais rien qu'avec sa vue. En un mot, c'est un instrument d'exploration purement objective. Qu'en résulte-t-il? C'est que, dans certains cas, et nous venons d'en citer un, il reste muet. Il est donc insuffisant, il nécessite donc l'adjonction d'une méthode qui supplée à son silence et le remplace là où il fait défaut? Or cette méthode que peut-elle être, que doit-elle être, qu'une méthode d'exploration subjective? C'est en effet le caractère du procédé que nous venons de signaler. Il donne au chirurgien la faculté d'interroger à à volonté chaque point de la membrane nerveuse spéciale de la vue, de constater si la rétine est ou n'est plus douée de sensibilité. Découverte en 1838 par Savigny, cette méthode ne date en réalité que de 1853, c'est-à-dire de l'époque où les magnifiques travaux du docteur Serres, d'Uzès, sur les phosphènes ou anneaux lumineux de la rétine, ont développé et mis au jour ses admirables conséquences. Il n'est personne qui ne partage l'enthousiasme du docteur Serres, lorsqu'il affirme avec tant de force, dans le passage suivant, le caractère de certitude attaché à sa méthode :

« Supposez, en effet, l'existence d'un trouble glaucomateux, cristallinien, blanc, gris, vert, noir; ajoutez l'immobilité de la pupille, son oblitération, un épanchement de fluide opaque, pus, sang, dans la chambre antérieure, l'opacité entière de la cornée ; couvrez, si vous voulez, d'un voile épais la tête et les yeux du malade, mettez enfin celui-ci dans l'obscurité la plus profonde : dans ces conditions, qui rendent impossible l'exploration objective de la rétine, la rétinoscopie phosphénienne trouve autant de circonstances qui rendent son application plus facile et plus sûre. Elle n'en dira que mieux si la membrane entière est paralysée, si elle n'est que partiellement atteinte, à quelle profondeur s'est arrêtée la paralysie, quel est le côté sur lequel elle a été se cantonner, si la rétine commence à souffrir, quoique la vue se soit conservée intacte, et si enfin, au milieu des complications les plus difficiles et les plus décourageantes, on aura l'espérance de jouir bientôt et longtemps encore des bienfaits de cette vue, sans laquelle la vie semble ne devoir être qu'une mort anticipée. »

L'exploration par les phosphènes est la pierre de touche, le critérium de réserve, le dernier appel de l'ophthalmologiste. Voici un cas où il vient le tirer d'une des situations les plus perplexes qu'il puisse rencontrer. Un malade se présente avec une cataracte complète ; la pupille est comblée par les opacités, qui ont envahi toute la surface du cristallin. L'ophthalmoscope n'est plus, dans ce cas, d'aucune utilité. Que doit faire le chirurgien? opérera-t-il le malade? L'examen le plus attentif semble l'y engager; mais il interroge les phosphènes; ils manquent tous; la rétine est paralysée. Il est averti dès lors que l'abstention est pour lui un devoir. Inutile de compromettre sa réputation en imposant au malade les chances d'une opération tout au moins inutile et qui parfois n'est pas exempte de danger.

Concluons, comme nous l'avons déjà fait, que l'exploration subjective est le complément nécessaire de l'ophthalmoscope. Ne craignons pas d'ajouter que les deux procédés réunis ont porté la science du diagnostic oculaire à sa perfection, bien qu'il n'y ait pas de science au monde dont on puisse fixer les limites. Enfin, disons-le bien haut, à l'honneur de notre pays, M. le docteur Serres a couronné l'édifice dont Helmholtz a jeté les fondements.

Qu'il nous soit permis de ne point quitter ce sujet sans exprimer quelques-unes des réflexions qu'il nous suggère,

Il est une chose aussi intéressante à observer que les grandes découvertes : c'est le mouvement d'esprit qui se fait longtemps à l'avance autour du point où elles doivent éclater. On dirait qu'il y a un moment, une date prédestinée pour chaque progrès de l'esprit humain, et que toutes les intelligences, ralliées à leur insu et de partout à la même œuvre, y travaillent de concert et dans le même temps. Cette œuvre elle-même ne se manifeste pas tout d'un coup dans sa plénitude et dans sa perfection; elle se révèle peu à peu, et monte comme par degrés à la lumière.

Chacune de ses phases est marquée par une apparition qui semble une révélation partielle de la grande et dernière apparition. Toutes les découvertes éminemment utiles à l'humanité ont été précédées de ces météores avant-coureurs, celle d'Helmholtz comme les autres.

Regardons en France, par exemple. Qui ne pressent, quand paraît la découverte de Savigny, laquelle contient en germe la théorie des phosphènes; quand se fonde la doctrine des localisations anatomiques, laquelle s'appliquera un jour aux membranes profondes de l'œil; quand à ces travaux succèdent d'autres travaux, moins illustres, mais encore féconds; qui ne pressent qu'on est à la veille de quelque grande révolution scientifique?

Un moment on peut craindre que l'esprit de système et la fureur des hypothèses, qui ne se repose jamais, franchissant les frontières d'un pays voisin, ne viennent traverser, dévoyer ce courant d'activité saine et progressive; mais le sens pratique de la France réagit contre ces témérités d'outre-Rhin et détourne le danger. En effet, laissant de côté la doctrine des localisations anatomiques, l'imagination puissante mais aventureuse de l'Allemagne émet toute une classification d'amauroses, dont l'interminable nomenclature semble nécessiter des prodiges d'analyse et ne nécessite que des prodiges de mémoire : amaurose spinale sthénique, amaurose spinale asthénique, amaurose ganglionnaire asthénique, et qui viennent se joindre et se souder à la série des ophthalmies catarrho-rhumatismale, rhumatismo-catarrhale, catarrho-scrofuleuse, rhumatismo-scrofuleuse, scrofulo-catarrhale, etc. Mais la réponse ne se fait pas attendre, et, du sein de l'école de Paris, la voix de deux professeurs célèbres, MM. les docteurs Denonvilliers et Gosselin, s'élève contre ces innombrables divisions.

« La classification, disent-ils dans leur *Traité*

des maladies des yeux, la classification qui vient d'être sommairement exposée repose sur un principe juste, mais dont il nous semble qu'on a beaucoup abusé. Que les circonstances étiologiques exercent sur le siége, la forme et la marche des ophthalmies une certaine influence dont il faut tenir compte dans le diagnostic et le traitement, cela n'est douteux pour personne; mais que cette influence soit assez prononcée pour imprimer à la maladie un cachet particulier, une physionomie tranchée, pour en faire, en un mot, une espèce distincte, voilà ce qui nous paraît contestable. »

L'ouvrage auquel nous empruntons cet extrait est postérieur à la découverte d'Helmholtz; mais ce n'est pas l'instrument d'Helmholtz qui fournit aux deux auteurs le point de départ de leur jugement; c'est leur sens droit et ferme qui le prononce. Ils s'inscrivent en faux, ils protestent spontanément et *à priori*. Par là, ils se rattachent à ce grand mouvement dont nous essayions tout à l'heure de dessiner la tendance; et ce qui le montre clairement, c'est que la science, mise en possession du miroir oculaire, détruit une à une toutes les hypothèses qu'ils ont sapées. C'est que l'ophthalmoscope, ce nouveau-né de l'Allemagne, dissipe et met à néant toutes les rêveries allemandes qu'ils ont repoussées.

C'est assez de ces réflexions pour ces pages préliminaires. Nous avons essayé de faire apprécier l'immense service que le physiologiste d'Heidelberg a rendu à la science, l'horizon illimité qu'il ouvre aux regards de l'observateur, le secours précieux, inestimable qu'il offre au praticien. Il y a déjà neuf ans qu'il a publié sa découverte; son instrument, ce semble, devrait se trouver au même titre que tant d'autres instruments indispensables dans le cabinet du chirurgien; la pratique en devrait être aussi répandue que celle du stéthoscope. On a regret à dire qu'il n'en est pas ainsi. Quelle en est la raison? elle est facile à découvrir. L'ophthalmoscope est à lui seul toute une méthode; il nécessite à lui seul toute une série d'études qu'un grand nombre de praticiens ne sont pas toujours en demeure de lui consacrer. Plus que dans toute autre carrière, le repos nécessaire à la réparation du corps est limité, dans la nôtre, à un nombre d'heures à peine suffisant. Combien trouvent le temps ou la force, dans ces conditions, je ne dis pas de lire, mais d'étudier avec suite les volumineux ouvrages qui traitent de l'ophthalmoscopie? Depuis l'apparition de ces ouvrages, d'excellentes monographies ont été publiées à Paris, sous forme de thèses inaugurales, sur des points isolés de la science oculaire. Il importe de les connaître, car elles renferment des documents précieux; mais il faut les chercher, les réunir, et c'est chose difficile, impossible même à certains égards, parce qu'un certain nombre de ces monographies ne se retrouvent plus dans le commerce. Le dirai-je? une autre considération qui n'est pas la plus sérieuse, mais avec laquelle il faut bien compter cependant, est encore un obstacle à la vulgarisation de la méthode d'Helmholtz. Les rares ouvrages qui traitent avec étendue de la science ophthalmologique et qu'on peut regarder comme complets sont d'une acquisition coûteuse. A la vérité, il existe quelques livres, écrits sur la même matière, qui sont d'un prix moins élevé; mais ceux-là ne répondent pas à tous les besoins de la pratique, car, en indiquant le diagnostic des maladies de la cavité oculaire, ils ne disent rien du traitement qui leur convient. Ajoutons enfin que les difficultés attachées à l'étude de ces maladies, avant que l'instru-

ment d'Helmholtz n'eût multiplié comme aujour-
d'hui les indications et les données positives,
étaient bien faites pour accréditer dans les esprits
cette opinion trop répandue, que l'ophthalmologie
est un domaine à part, réservé exclusivement à
un petit nombre de spécialistes.

En ce qui me touche, j'ai toujours considéré
qu'en dehors et à côté de certaines individualités
transcendantes, comme il y en a dans toutes les
sciences pour la gloire et le progrès de l'esprit
humain, il y a place, et une place honorable encore, pour les intelligences moins favorisées qui
cherchent à reculer, dans cette partie de l'art médical, les bornes de leur savoir. C'est dans cette
pensée que j'ai dirigé mes efforts vers l'étude et
la pratique de l'ophthalmologie. C'est cette pensée
aussi qui m'a porté à condenser et à mettre au
jour, pour en rendre la connaissance plus générale et plus facile, les résultats consignés dans les
travaux qui ont paru jusqu'ici, et les faits que j'ai
pu recueillir moi-même avec le secours de l'ophthalmoscope. Chirurgien de deux grands hôpitaux,
les occasions ne m'ont pas manqué pour multiplier
à mon gré les observations et les examens ophthalmoscopiques, et appliquer à des affections de

tous les degrés, à des malades de tout âge, ce puissant moyen d'investigation. Assez familier d'ailleurs avec le dessin pour reproduire d'après nature les caractères figuratifs des lésions qui tombaient sous mon examen, je n'ai jamais négligé de joindre au texte, le cas échéant, ce genre d'éclaircissement. On trouvera à la fin de l'ouvrage les planches nécessaires à l'étude de la plupart des affections de la vue.

Le public connaît maintenant le caractère et la destination de ce travail : c'est un tableau réduit mais exact, un inventaire, aussi complet que j'ai pu le dresser, des faits positifs et des résultats acquis dont se compose aujourd'hui le domaine de l'ophthalmoscopie. On y saisira, dans leur ensemble et dans leur enchaînement, les progrès que cette science, si longtemps immobile, a accompli en peu d'années, grâce surtout à l'invention d'Helmholtz. On y trouvera des indications précises sur l'emploi de l'ophthalmoscope, sur les règles à suivre dans les divers cas d'exploration, sur tout ce qui concerne enfin la théorie et la pratique de ce précieux instrument. J'espère avoir fait un travail utile, sinon original. Puissent ceux de mes confrères qui me liront ratifier par leur jugement l'humble témoignage que je me rends à moi-même! Puissent les laborieux et savants auteurs dont le nom reviendra si souvent dans ce livre, reconnaître dans ce précis l'expression fidèle de leurs doctrines et la profonde estime qui est due à leurs travaux!

Nous croyons être agréable aux praticiens qui voudraient faire eux-mêmes des recherches, en donnant ici l'indication des sources où nous avons puisé. Ils trouveront l'étude des membranes profondes de l'œil considérées à l'état normal et à l'état pathologique, dans un excellent article du docteur Liebreich, de Berlin, dans le deuxième volume du *Traité des maladies des yeux* de Mackensie, traduit par les docteurs Warlomont et Testelin. Le même travail contient une bibliographie très-complète des auteurs allemands qui ont écrit sur l'ophthalmoscopie.—Le *Traité des maladies des yeux* de Desmarres (2ᵉ édition) renferme, dans le troisième volume, une étude approfondie de l'ophthalmoscopie et des observations précieuses fournies par la pratique immense de cet ophthalmologiste si distingué. Le docteur Follin a fait sur la même question des leçons à l'hôpital de la Charité, leçons qui ont été publiées dans une brochure très-bien faite par M. le docteur Doumic. Des travaux importants sur cette branche de l'oculistique, dus au docteur Cusco, chirurgien de la Salpêtrière, ont été publiés dans une thèse fort bien écrite par un de ses élèves, M. le docteur Dubarry. Des monographies d'une grande importance, sous forme de thèses inaugurales, sont également analysées dans le travail que nous publions; elles sont dues : l'une, à M. le docteur Romain Noizet, *sur le staphylôme postérieur*, et l'autre, à M. le docteur Lecorché, *sur l'amblyopie albuminurique*. N'oublions pas non plus de mentionner la thèse inaugurale du docteur de la Calle, et la Théorie de l'ophthalmoscope, publiée par le docteur Giraud-Teulon.

DU DIAGNOSTIC

DES

MALADIES DES YEUX

PAR

L'OPHTHALMOSCOPE

ET DE LEUR TRAITEMENT.

DESCRIPTION DE L'ŒIL.

Bien qu'il n'entre pas, dans le plan que nous nous sommes proposé, de donner la description de l'œil, nous croyons utile néanmoins, afin de rendre plus intelligible au lecteur certaine théorie que nous exposerons à propos du staphylôme postérieur, de décrire d'une manière succincte l'anatomie du globe oculaire, et d'indiquer, à cette occasion, le siége et les fonctions d'un muscle signalé par Brucke et Bowmann. Nous résumons

1

dans les lignes suivantes le travail d'Ernest Brucke
sur cette question, travail qu'on trouvera exposé
avec beaucoup de détails par le docteur Gros, de
Moscou, dans le *Traité des maladies des yeux* de
Desmarres (2ᵉ édition). *Voir* pl. I, que nous
empruntons à l'atlas iconographique de Sichel (1).

L'œil est formé par la réunion de deux parties,
dont l'une, antérieure, est transparente, et l'autre,
postérieure, est opaque. La première de ces parties
porte le nom de cornée; enchâssée dans la seconde
comme un verre de montre dans son cercle, elle
livre passage à la lumière. La seconde partie a reçu
le nom de sclérotique. La réunion de ces deux
parties membraneuses présente un tout de forme
sphéroïdale, qu'on nomme *coque oculaire*, ou
globe oculaire ; il est terminé par un pédoncule
qui porte le nom de *nerf optique.*

Dans l'intérieur de cette cavité se trouvent
situés deux appareils, l'un de réfraction, appelé
appareil dioptrique (δια, à travers; οπτομαι, je regarde), appareil propre à *réfracter la lumière* ; et

_____

(1) *Voir*, pour l'anatomie de l'œil, Sappey, *Traité d'anatomie,* et
pour la physiologie de cet organe, Longet, *Traité de physiologie,*
2ᵉ édition.

un appareil *catoptrique* (κατα, en sens inverse, et οπτομαι, je regarde), appareil *propre à réfléchir la lumière.*

Appareil dioptrique. — Il se compose de quatre parties : la cornée, l'humeur aqueuse, le cristallin et le corps vitré. Le cristallin, corps beaucoup plus réfringent que les deux milieux entre lesquels il est situé, est constitué par une lentille biconvexe, enveloppé par une membrane transparente comme le cristal ; elle porte le nom de cristalloïde, ou capsule cristallinienne. Le liquide placé en avant du cristallin porte le nom *d'humeur aqueuse ;* il occupe l'espace compris entre la concavité de la cornée transparente et la convexité antérieure de la cristalloïde. Le liquide, de nature plus dense que le précédent, situé en arrière du cristallin, porte le nom de corps vitré ; il occupe l'espace compris entre la convexité postérieure de la cristalloïde et la concavité de l'appareil sensitif, ou rétine. Le corps vitré (*vitrina ocularis*) est renfermé dans une membrane qui porte le nom de membrane *hyaloïde.* De la partie antérieure de cette membrane naît la zonule de Zinn, autre membrane plissée en forme de collerette; elle se porte en avant et va s'attacher, à l'aide des plis dont elle est formée, au pourtour de la capsule du cristallin.

Sur la partie postérieure de la convexité du corps vitré s'étale une couche mince de substance nerveuse, expansion des fibres nerveuses du nerf optique, en communication avec le cerveau par l'intermédiaire de ce nerf. Cette couche, destinée à percevoir l'impression de la lumière, porte le nom d'*appareil sensitif*, ou *membrane nervée*.

La couche nerveuse excessivement mince que nous venons de décrire est tapissée sur sa convexité par la *couche des baguettes*, ou *appareil catoptrique* de l'œil. Cet appareil est formé par une série de corpuscules doués d'une grande transparence, réfractant fortement la lumière, disposés verticalement, en forme de palissades, sur la surface de la membrane nervée, ne laissant aucun espace entre eux, très-fortement appuyés les uns contre les autres. Lorsque, après avoir traversé la membrane nervée, qu'il impressionne un première fois, un rayon lumineux vient tomber sur un de ces corpuscules ou baguettes, il se réfléchit sur sa surface et traverse de nouveau la membrane nervée, impressionnée ainsi une seconde fois.

L'appareil catoptrique et l'appareil sensitif, que nous venons de décrire, ne forment qu'un tout unique sous la pointe du scalpel, et portaient, avant les études microscopiques actuelles, le nom de *rétine*.

Presque exclusivement composée de vaisseaux sanguins, la choroïde, destinée à la nutrition des parties contenues dans l'intérieur de la *coque oculaire*, est une membrane située entre la couche des baguettes ou appareil catoptrique et la surface interne de la sclérotique. Cette membrane, recouverte d'une couche très-brune de pigment, transforme la cavité de l'œil en chambre obscure, et absorbe en grande partie les rayons lumineux qui viennent de traverser la rétine. On peut lui considérer deux faces : une interne, concave, et une externe, convexe, et un bord de forme circulaire, représentant l'ouverture de l'espèce de coque formée par la choroïde. De la face interne et du bord de la choroïde partent environ soixante-dix prolongements en forme d'arêtes mousses, qui portent le nom de *procès ciliaires ;* ils adhèrent aux plis de la zonule Zinn, dans laquelle ils s'engaînent. Le bord de la choroïde est situé au niveau du point où la cornée transparente et la sclérotique sont intimement unies. Le bord de la choroïde et la ligne de jonction entre la cornée et la sclérotique représentent deux circonférences concentriques, comprenant entre elles un espace où se trouve situé le *muscle tenseur de la choroïde.* Ce muscle, adhérant à la face externe des procès ciliaires, mérite une description particulière.

C'est à ce muscle que les auteurs donnaient autrefois le nom de *ligament ciliaire.* La micrographie a constaté dans ce corps des fibres musculaires.

M. le docteur Marc Sée a publié dans les *Annales d'oculistique* une description de ce muscle nouveau, indiqué par Brucke et Bowmann :

« Ce muscle, dans sa portion principale, dit M. Sée, n'est autre que la zone blanchâtre qui termine en avant la face externe de la choroïde, et qui unit celle-ci à la sclérotique et à la cornée. Séparé de ces deux dernières membranes, il a la forme d'un anneau circulaire dont le bord postérieur se fond graduellement, d'une manière insensible, avec les couches extérieures de la choroïde, au voisinage de l'*ora serrata.*

» La face externe du muscle ciliaire répond à la sclérotique, dont il est séparé par un tissu cellulaire extrêmement lâche, dans lequel quelques auteurs ont vu une vraie bourse séreuse ; la face interne est en rapport avec la partie plissée de la choroïde et la base des procès ciliaires, auxquels elle adhère intimement.

» Cette description répond parfaitement au nom de *tenseur de la choroïde*, qui lui a été imposé par Brucke.

» La direction générale des fibres du muscle ciliaire est *antéro-postérieure*.

» Une portion de ces fibres, dirigée plus ou moins perpendiculairement vers l'axe de l'œil, et se répandant à la face externe des procès ciliaires, forme un second muscle circulaire, auquel se rattachent, d'après M. Rouget, les fibres radiées de l'iris. »

Cette seconde portion du muscle de Brucke paraît destinée, d'après Giraud-Teulon (1), à l'appareil lenticulaire, et doit, d'après toute probabilité, servir, dans le temps du travail, d'accommodation de l'œil qui met en jeu l'appareil cristallinien antérieur.

Les fonctions de la partie du même muscle située à la surface externe de la choroïde sont toutes différentes.

____

(1) *Principes de mécanique animale*, par Giraud-Teulon. Baillère, 1858, page 467.

« Brucke, considérant la direction générale antéro-postérieure de ses fibres, admet que son action est de tendre la choroïde et la rétine sur le corps vitré, et de les ramener en avant vers la ligne de jonction de la sclérotique avec la cornée. »

« Ce mouvement, d'après M. Sée, doit être même assez notable, et le glissement de la choroïde sur la sclérotique est singulièrement favorisé par la laxité du tissu cellulaire qui unit les deux membranes. »

La découverte de ce muscle est chose fort importante, et vient parfaitement à l'appui de la théorie de l'accommodation de l'œil, émise par le docteur Giraud-Teulon, qui était arrivé par le calcul à admettre théoriquement l'existence d'un agent musculaire. En effet, afin de se rendre compte « du mouvement intérieur de l'œil par lequel sont rendues égales des ouvertures naturellement inégales, par quel procédé, en un mot, des arcs rétiniens égaux sont amenés à sous-tendre des angles lumineux inégaux, toujours dans de certaines limites, » M. Giraud-Teulon (1) ajoute que « il est clair tout d'abord qu'un pareil résultat ne

____

(1) Ouvrage déjà cité, p. 465.

peut être produit que par un certain froncement de la surface rétinienne entre les faisceaux lumineux dont nous avons plus haut suivi la marche dans l'œil. Mais c'est là une idée bien nouvelle, car jamais on n'a entendu parler de ces plis, de ces froncements rétiniens, et on n'imagine pas aisément, au moins au premier moment, comment ils peuvent avoir lieu. Pour notre compte, nous avons été longtemps à nous les justifier anatomiquement. »

Nous voyons donc que M. Giraud-Teulon avait besoin d'admettre, pour établir la théorie qu'il proposait, théorie basée sur le calcul géométrique et rendant parfaitement compte des lois de l'accommodation de l'œil, d'admettre, disons-nous, l'existence de froncements de la rétine à certains moments donnés. Ces plis ne pouvaient être produits que par des agents musculaires plus délicats que les muscles situés à l'extérieur de l'œil. M. Giraud-Teulon les admettait théoriquement, avant que Brucke et Bowmann ne vinssent donner la preuve, à l'aide du microscope, de l'existence réelle d'un *muscle tenseur de la choroïde.*

M. Giraud-Teulon, afin de démontrer l'existence du muscle dont nous parlons, a eu l'idée ingénieuse de manifester la présence de ce muscle par une expérience plus démonstrative encore, et qu'il décrit ainsi (1) :

« Voici ce que nous avons imaginé à cet effet :

» Un œil étant fermé, l'autre a été fixé sur un dessin, à la distance de la vision distincte, et représentant un cercle de cinq centimètres de diamètre environ. Pendant que le regard était ainsi bien attentif, notre ami M. le docteur Girardin appliqua à droite et à gauche de la sclérotique de notre œil ouvert, et à un ou deux millimètres en arrière de l'union de la cornée avec cette membrane, les deux réophores d'un courant d'induction de très-médiocre intensité, bien entendu. Or, ce que nous nous attendions à observer nous apparut en effet : sous l'empire du courant, la zone moyenne du cercle dessiné devint très-confuse, et les zones seules d'en haut et d'en bas demeurèrent distinctes. Il était donc évident que l'action du courant, déterminant la contraction des fibres latérales du muscle tenseur de la ho roïde, faisait perdre l'accommodation pour la région de la rétine qu'elles desservent, tandis

(1) *Loco citato*, p. 469.

que, pour le diamètre vertical, l'accommodation demeurait parfaite. »

Se basant sur cette expérience décisive, M. Giraud-Teulon donne ensuite « une exposition simple et nette de la vision binoculaire et de ses avantages sur la vision monoculaire pour amener la perception précise du relief des objets, tant dans la réalité qu'au moyen du stéréoscope (1). »

Reprenons maintenant la description de la choroïde d'après les idées de Brucke. Contiguë à la sclérotique jusqu'au niveau de l'union de cette membrane à la cornée, la choroïde, d'après cet auteur, se recourbe brusquement en avant et donne naissance à l'iris, diaphragme situé dans l'humeur aqueuse, et percé d'une ouverture mobile sous l'action des fibres musculaires qui constituent cette membrane. Cette ouverture centrale, qui porte le nom de *pupille*, est située immédiatement en avant du pôle antérieur du cristallin, et donne entrée dans la cavité oculaire aux nombreux rayons lumineux qui viennent tomber sur l'organe de la vision. Sous l'action des contractions ou dilatations alternatives de la pupille, action indépendante de la

____

(1) Giraud-Teulon, *loco citato*, p. 10.

volonté, une masse plus ou moins considérable de rayons de lumière pénètre dans la cavité de l'œil.

Les lignes dans lesquelles nous venons de rappeler succinctement la description des parties constitutives de l'œil ont pour but d'indiquer, sur quelques points, les progrès de la science, et n'ont pas la prétention de donner une description complète de l'œil, description qu'on trouvera détaillée dans tous les ouvrages d'anatomie.

HISTORIQUE (1).

On sait que chez certains animaux , le chat , le chien entre autres , l'œil brille d'un éclat singulier qu'on ne rencontre pas à l'état normal chez l'homme. Cette propriété que possède le globe oculaire de certains animaux de refléter une somme de rayons lumineux assez grande pour permettre à l'observateur de voir le fond de cet organe, porte le nom de *miroitage*. Ainsi qu'on le pensait autrefois, ce phénomène n'est point dû à la production spontanée , sous l'influence de la colère, de la lumière dans la cavité de l'œil. Il tient tout simplement à le présence du *tapis, portion de la choroïde qui n'est pas noire, mais brillante, à reflets métalliques changeant selon les incidences de la lumière* (2).

---

(1) Les documents dont nous nous sommes servi pour écrire cet article ont été puisés dans Follin, *Leçons sur l'ophthalmoscope,* et dans de La Calle, dont l'article sur le même sujet a été fait d'après le travail d'Helmholtz , *Physilogische,* Optick von Helmholtz.

(2) Dictionnaire de Nysten (1858).

Il faut remonter à 1810 pour trouver une explication rationnelle du miroitage de l'œil, dans un travail publié dans la *Bibliothèque britannique*, t. XLV, par Prévost. Il prouve que l'œil des animaux à tapis ne miroite jamais quand ils sont placés dans une obscurité complète : preuve évidente que leur œil ne produit point spontanément de rayons lumineux. Mais si on allume une lampe, et qu'on se place dans les conditions énoncées plus haut, le miroitage se produit. Prévost attribue avec raison ce phénomène à la réflexion des rayons lumineux sur le tapis de l'œil de l'animal observé. D'autres observateurs sont venus confirmer les faits énoncés par Prévost ; Gruithuisen (1), entre autres, a prouvé que le miroitage avait lieu aussi bien après la mort que pendant la vie de l'animal. Nouvelle preuve qu'il n'y a point dans ce phénomène de rayons lumineux fournis spontanément par le globe oculaire. Le même auteur démontre, en outre, que le miroitage est lié à la présence d'un cristallin très-réfringent. Le fait du miroitage de l'œil après la mort des animaux a également été

____

(1) Gruithuisen, *Besitrage zur Physiognosie und Eutognosie,* s. 199.

prouvé par Rudolphi (1), qui donne le conseil, dans le but de bien voir le phénomène, de placer le globe oculaire de l'animal dans une direction déterminée. Un autre observateur, Hassenstein (2), remarqua que le miroitage devenait surtout apparent quand on soumettait le globe oculaire à une compression ayant pour but de diminuer l'étendue du diamètre antéro-postérieur de l'œil. S'appuyant sur ce fait, l'auteur que nous venons de citer pensait que, pendant la vie, l'œil des animaux à tapis ne donnait lieu au phénomène du miroitage qu'au moment où, sous l'influence de la contraction des muscles de l'orbite, l'animal imprimait au globe oculaire une forme dans laquelle le pôle antérieur de l'œil était rapproché du pôle postérieur.

Quelle que soit l'explication donnée par ces auteurs, il est un fait certain, prouvé par les travaux qui ont été écrits de 1810 à 1836, c'est qu'il n'y a point de lumière produite par le globe oculaire ; celle qui émerge de sa cavité a pris sa source à l'extérieur de l'œil.

(1) *Lehrbuch der Physiologie,* t. I, s. 197.

(2) Commentatio de Luce ex quorumdam animalium oculis prodeunte atque de tapeto lucido ; Ienæ 1836.

D'après les expériences précédentes, il est possible, en plaçant dans certaines conditions d'éclairage l'œil des animaux à tapis, d'apercevoir le reflet lumineux fourni par le fond de la cavité oculaire; mais on ne distingue nullement ainsi les détails nombreux que présente la rétine examinée d'une autre façon. Il faut placer alors la tête de l'animal, celle d'un chat par exemple, au-dessous de l'eau. On peut, en modifiant ainsi la marche des rayons lumineux, apercevoir d'une manière distincte les divisions et subdivisions des vaisseaux rétiniens, ainsi qu'on peut distinguer la caloration du fond de l'œil. Ces expériences furent répétées, à cinq ans d'intervalle, par Méry (1) d'abord, et ensuite par de la Hire (2).

Mais l'œil humain n'a point de tapis, et toutes les citations précédentes, rapportées dans le but unique de ne rien négliger de ce qui est relatif à l'historique d'une question aussi importante que celle que nous avons en vue, ne permettaient de faire aucun pas dans la question qu'il fallait élucider, et qu'on pouvait poser ainsi : *Est-il possible d'éclai-*

(1) *Histoire de l'académie royale des sciences,* 1704, p. 107.

(2) *Histoire de l'académie royale des sciences,* année 1709, p. 119.

rer le fond de l'œil humain, considéré à l'état normal, et dans quelles conditions d'éclairage doit-il être placé pour arriver à ce résultat ?

Nous parlons, dans l'énoncé de la question, *de l'œil considéré à l'état normal*, car les ophthalmologistes savent depuis longtemps que, dans certains états pathologiques du globe oculaire, le cancer et le décollement de la rétine, la lésion constituée par une tumeur située dans l'œil peut être aperçue à travers la pupille, d'une manière confuse toutefois, et encore faut-il que la tumeur ait acquis, par son volume, des dimensions qui lui permettent de venir se placer non loin du pôle postérieur du cristallin. Il est encore une autre affection dans laquelle le fond de l'œil peut être vu à peu près de la même manière que dans les deux affections précédentes : c'est dans un vice congénial de l'œil caractérisé par l'absence de l'iris (iridirémie). Beer a cité la possibilité de voir le fond de l'œil dans ce cas (1) ; il faut toutefois que l'observateur se place, pour arriver à ce résultat, de façon à diriger son regard presque parallèlement aux faisceaux lumineux qui pénètrent dans l'œil dépourvu

(1) Hecker's annalen, t. 1, p. 373, 1839.

d'iris. Nous verrons plus loin que telles sont pré-cisément les conditions dans lesquelles il faut se placer pour se servir de l'ophthalmoscope. En même temps qu'Helmholtz, d'autres physiologistes faisaient des travaux importants, et cependant aucun d'eux ne pouvait arriver au résultat cherché, bien qu'ils n'en fussent séparés que par une limite, en apparence bien facile à franchir.

Cumming (1) indiqua le moyen suivant de faire paraître lumineuses les pupilles de l'œil humain : une bougie doit être placée à 8 à 10 pieds de la tête de l'observé; en arrière de la bougie et tout près d'elle, est posé un écran ; en arrière de l'écran, se place l'observateur. Les yeux de l'observé, la flamme de la bougie, la partie supérieure de l'écran doivent être situés dans un même plan horizontal. L'observateur, en regardant immédiatement au-dessus de l'écran, voit miroiter les pupilles soumises à son observation. Mais les moindres variations apportées dans les conditions propres à produire le phénomène l'empêchent totalement d'avoir lieu. Un an plus tard, M. Brucke (2) répé-

(1) Medico-chirurgical transactions, t. XXIX, p. 284.
(2) Muller's archis fur anatomie, etc., 1847, p. 225.

tait les mêmes expériences que Cumming, mais ils n'arrivaient, à l'aide de ce procédé, qu'à un résultat fort insuffisant et n'offrant aucune utilité pour l'étude des parties profondes de l'œil, qu'on ne peut voir ainsi que d'une manière fort confuse.

Mais, avant les travaux faits par Cumming et Brucke, la faculté de médecine de Heidelberg avait proposé un prix à la solution de la question suivante : *sur les apparences colorées du fond de l'œil humain*. Dans le travail qu'il présenta sur ce sujet, le docteur Kussemaul (1) institua une série d'expériences à l'aide desquelles il chercha l'explication de la coloration noire du fond de l'œil. Persuadé que les milieux réfringents du globe oculaire ont une grande influence sur cette coloration, il enleva successivement tous les milieux, et observa ce qui arrive après l'enlèvement de chacun d'eux. Afin de voir le fond de l'œil et ses détails, il faut, sur un œil de mouton, enlever successivement la cornée d'abord et le cristallin ensuite ; tant que ce dernier est en place, la pupille paraît noire. En n'enlevant pas la cornée transparente, mais en lui pratiquant

(1) Die farbernerscheinungen im grunde des menschlichen auges ; Heidelberg (1845).

une ponction, afin de laisser écouler une certaine partie de l'humeur aqueuse, Kussemaul observa que, sous l'influence de la diminution consécutive du diamètre antéro-postérieur de l'œil, le fond de cet organe paraissait moins obscur : expérience sur laquelle il s'appuyait, du reste, pour expliquer comment, dans les yeux de vieillards atteints de presbytie à un haut degré, ou chez les individus frappés de décollement rétinien, on pouvait, ainsi que dans le cancer de l'œil, voir quelquefois la papille du nerf optique.

Les conditions dans lesquelles, nous le verrons bientôt, Helmholtz conseille de se placer pour voir le fond de l'œil, sont parfois réalisées par le hasard, et on peut alors observer le miroitage du globe oculaire. Cette observation fut faite pour la première fois par le docteur Von Erlach. Habitué à porter des lunettes, il observa que, dans le cas où une bougie était placée de côté, mais un peu en arrière de la tête d'une personne dont les yeux étaient fixés sur les verres de ses lunettes, la lumière de la bougie était réfléchie sur ces verres et faisait miroiter les yeux de la personne placée devant le docteur Von Erlach.

Nous voyons, d'après ce qui précède, qu'une série

de travaux plus ou moins importants semblaient
montrer la marche à suivre pour résoudre le problème cherché ; mais cependant personne n'en
avait encore trouvé la solution, lorsque le docteur
Helmholtz reprit cette question, et arriva enfin au
but si important et si désiré. Le professeur de
physiologie de la faculté de Heidelberg publia ses
travaux en 1851. Mais, avant de les décrire, nous
devons, pour terminer tout ce qui est relatif à la
question historique, ne pas oublier de mentionner
qu'une réclamation de priorité s'éleva en 1854, de
la part de M. Wharton Jones, en faveur de M. Babbage. Toutefois on ne peut admettre, en matière
scientifique, une priorité établie sur la simple assertion de M. Wharton, qui vint publier dans les *Archives de médecine,* 1854, tome II, que Babbage lui
avait montré, sept ans avant la découverte d'Helmholtz, un miroir dépourvu de tain à son centre,
miroir à l'aide duquel on pouvait voir le fond de
l'œil.

Il est donc bien prouvé aujourd'hui que tout
l'honneur de la découverte importante que nous
allons exposer revient au docteur Helmholtz.

Pourquoi la pupille est-elle noire à l'état normal? Telle est la question que s'est posée le profes-

seur d'Heidelberg. On admettait facilement, avant lui, qu'il devait en être ainsi, et on se trouvait satisfait des raisons suivantes : d'abord la pupille se contracte sous l'influence des rayons lumineux, et s'oppose à la pénétration dans l'œil d'une grande quantité de ces rayons ; en second lieu, ceux qui pénètrent dans l'œil sont en partie absorbés par la couche pigmentaire étendue sur la choroïde et sur la partie postérieure de l'iris. Et, disait-on, la preuve qu'il en est ainsi, c'est que la lumière pénétrant à travers l'iris et la sclérotique d'un albinos, dont l'œil est dépourvu de pigment, il devient possible aux rayons lumineux de s'accumuler en grande quantité dans la cavité oculaire, qui nous apparaît alors avec l'aspect que nous lui connaissons. Mais Helmholtz, peu satisfait de l'explication admise, a cherché quelle était la marche des rayons lumineux qui entraient dans l'œil, et quelle était la direction des rayons qui en sortaient. Supposons la flamme d'une lampe placée à la distance de la vision distincte de l'œil d'un individu qu'on observe. Le faisceau lumineux parti de la lampe traverse les milieux de l'œil, est réfracté par ces milieux suivant une loi connue, et va faire image sur la rétine. Que vont devenir les rayons lumineux qui ne seront pas absorbés par la couche pigmentaire ? Ils ressortiront de l'œil , traverseront en sens inverse les mêmes milieux réfringents, et retourneront à la flamme de la lampe d'où ils étaient partis. Par conséquent , aucun de ces rayons lumineux , sur le trajet desquels n'est pas placé l'œil de l'observateur, ne pourra être perçu par lui ; s'il veut, pour les percevoir, se mettre sur leur direction, il sera obligé de placer sa tête entre la flamme de la lampe et l'œil de l'observé : il interceptera donc dans sa marche le faisceau lumineux parti de la lampe , et la pupille de l'œil en observation lui paraîtra complétement noire. Mais, en tournant la difficulté , l'observateur pourra s'arranger de façon à recevoir dans l'œil le faisceau lumineux sortant de l'œil de l'observé pour retourner à la lampe. A cet effet, prenons un miroir concave de la largeur d'une pièce de cinq francs environ , présentant à son centre une partie non étamée ; tournons la partie brillante du miroir du côté de l'œil de la personne qu'on observe ; plaçons en arrière et à côté de sa tête une lampe dont la flamme se trouve située à la hauteur de l'œil de l'observé. Un faisceau lumineux partant de la lampe va se réfléchir sur le miroir, et, faisant l'angle d'incidence égal à l'angle de réflexion, pourra être dirigé dans l'œil qu'on veut examiner ; le faisceau lumineux qui ressortira de l'œil suivra en sens inverse la même marche, et devra passer par le miroir avant de retourner à la lampe. Si l'observateur place alors son œil derrière la partie non étamée du miroir, il percevra les rayons luminenx qui émergent de l'œil de l'observé, dont la pupille lui paraîtra parfaitement lumineuse.

Telle est la disposition de l'instrument dont on fait aujourd'hui usage ; il permet d'éclairer beaucoup mieux le fond de l'œil qu'on observe, qu'il n'est possible de le faire avec l'instrument d'Helmholtz, sur le principe duquel néanmoins est construit celui que nous venons de décrire succinctement. Toutefois l'instrument du professeur d'Heidelberg mérite une description particulière, car il est le point de départ des ophthalmoscopes dont on fait usage aujourd'hui. (*Voir* pl. II, fig. 1 et fig. 2) (1).

Il se compose d'un cube en métal de petite di-

---

(1) *Voir* la description détaillée dans Liebreich, travail auquel nous empruntons cette figure ; dans le *Traité des maladies des yeux* de Mackensie, IIe volume, traduction de Warlomont et Testelin.

mension , dont on a eu soin de noircir la surface interne. Trois plaques de forme rectangulaire, en verre poli , sont disposées parallèlement à l'une des extrémités de l'appareil. Ces trois lames transparentes sont fixées suivant un angle de 56° sur cette extrémité coupée obliquement. Des verres convergents ou divergents sont placés à l'autre extrémité de l'appareil, qui est supporté par un manche. Pour se servir de cet instrument, on place une bougie à la hauteur de l'œil et un peu en arrière de la tête du malade qu'on observe. Les plaques de verre sont dirigées du côté de la flamme; la lumière vient les frapper, se réfléchit sur elles et pénètre dans l'œil, qu'on peut voir éclairé en regardant à l'extrémité de l'instrument où est placée la loupe convexe ou concave.

Depuis la découverte d'Helmholtz, une innombrable variété d'ophthalmoscopes a été inventée, tous basés sur le même principe, ne différant, du reste, que par les nuances suivantes : par la manière de placer le miroir destiné à éclairer l'œil, par la modification de la marche des rayons lumineux à l'aide de lentilles divergentes ou convergentes, et par la mobilité ou par l'immobilité de l'appareil.

CHAPITRE Ier.

Description de l'ophthalmoscope.

On trouvera une description très-détaillée de toutes ces variétés d'ophthalmoscopes dans l'excellent article du Dr Liebreich, de Berlin, en tête du deuxième volume du *Traité des maladies des yeux* de Mackensie, traduction des docteurs Warlomont et Testelin. Nous nous abstiendrons de les décrire, pensant que dans un ouvrage destiné à vulgariser l'emploi d'un instrument aussi important que l'ophthalmoscope, il suffit d'indiquer ceux dont on se sert journellement dans la pratique. Nous ne décrirons donc que les ophthalmoscopes des docteurs Desmarres, Follin et Cusco. Ces ophthalmoscopes ne diffèrent entre eux que par de légères modifications. Ils se composent tous les trois d'un miroir concave en verre ou en métal. Ce miroir, de la largeur d'une pièce de cinq francs, est porté sur un manche qui en facilite le maniement. Celui du docteur Follin est en verre étamé, dépourvu de tain au centre; il a 5 centimètres d'ouverture; sa longueur focale est de 16 centimètres environ.

Celui du docteur Cusco est en acier poli ; il présente à peu près la même dimension et la même courbure que le précédent ; il est percé d'une ouverture circulaire à son centre ; cette ouverture n'a pas les mêmes dimensions sur les deux faces de l'instrument : très-étroite du côté poli du miroir, l'ouverture est relativement fort large de l'autre côté ; de sorte que, percée dans l'épaisseur du miroir, elle représente un cône tronqué dont la base est tournée du côté de la face postérieure de l'instrument. Bien que tenu très-obliquement, pour certaines circonstances données, relativement à l'œil de l'observateur, le miroir du docteur Cusco permet, grâce à cette disposition, de laisser arriver dans l'œil une certaine somme de rayons lumineux.

Quant à l'ophthalmoscope du docteur Desmarres, il présente, comme les deux précédents, une disposition analogue de forme et de courbure. Ce miroir est aussi lui en acier ; mais, au lieu d'une ouverture centrale, il est percé de deux trous, situés l'un à droite et l'autre à gauche du diamètre vertical de l'instrument. Chaque trou est placé à une petite distance de la circonférence, tout près de chaque extrémité du diamètre horizontal. Desmarres trouve dans cette disposition *l'avantage de laisser à la lumière toute sa netteté.*

La pupille, éclairée avec l'un ou l'autre des miroirs ou ophthalmoscopes que nous venons de décrire, paraît lumineuse, et il est possible d'examiner ainsi, à l'aide du miroir seul, le cristallin ou l'humeur vitrée; mais une modification doit être apportée à l'appareil, si on veut voir avec netteté les détails que fournit la rétine. Cette modification a pour but de changer la marche du faisceau lumineux sortant de l'œil pour retourner à la lampe, avant qu'il soit venu se réfléchir une seconde fois sur le miroir. On emploie dans ce but des lentilles divergentes et convergentes, et on met ainsi en usage plusieurs procédés qui ont tous pour but de permettre à l'œil de l'observateur de saisir l'image que lui fournit la rétine, image située en dehors de l'œil observé, et plus ou moins près de cet œil, suivant qu'on fait usage d'une lentille biconvexe d'un foyer plus ou moins long.

Nous allons exposer la théorie de la marche des rayons lumineux réfléchis par l'ophthalmoscope, d'après les données fournies à M. Follin par le professeur de physique de l'école de médecine de Paris, M. le docteur Gavarret.

On trouve aussi la théorie de la marche des rayons lumineux , mais exposée d'une manière beaucoup plus étendue, dans une monographie très-bien faite par le docteur Giraud-Teulon (1).

Nous étudierons successivement : 1° l'emploi de l'ophthalmoscope seul ; 2° l'emploi simultané du miroir et d'une lentille biconvexe ; 3° enfin l'emploi simultané du miroir et d'une lentille biconcave. *Voir* pl. III.

1° *Examen de l'œil avec l'ophthalmoscope seul.* — La lampe envoie sur le miroir **M** (fig. 1, pl. III) des rayons lumineux qui se réfléchissent sur la surface courbe , et sont dirigés dans l'œil **A** de l'observé. Ces rayons lumineux partis du miroir traversent les milieux réfringents de l'œil, et vont, d'après les lois de la réfraction , former une image renversée dans le fond de l'œil, et, suivant la position relative établie entre l'œil de l'observé et le miroir, l'image viendra se faire sur la rétine ou en avant de cette membrane. Admettons cette dernière hypothèse, ce qui permettra à une plus grande surface de la rétine d'être éclairée par un

____

(1) *Théorie de l'ophthalmoscope*, avec les déductions pratiques qui en dérivent, chez Baillère, Paris 1859.

cercle de diffusion. Faisons abstraction pour un instant, afin de faciliter la démonstration de la flamme, de la lampe et du miroir ; considérons seulement la rétine, non pas comme un miroir, mais bien comme une surface non polie qui renvoie dans toutes les directions les rayons lumineux qu'elle vient de recevoir. Cette partie éclairée de la rétine peut alors être considérée comme un nouveau foyer de lumière, émettant, de l'intérieur de l'œil à l'extérieur, des rayons lumineux qui vont de nouveau traverser les milieux réfringents du globe oculaire.

Soit ab (fig. 1, pl. III) le cercle de diffusion de la rétine : les rayons lumineux partis du point a seront réfractés par les milieux de l'œil, et iront faire foyer au point a' ; les rayons lumineux partis du point b seront réfractés par les mêmes milieux, et, en suivant toujours les mêmes lois de réfraction, iront faire foyer en b'. Nous obtiendrons ainsi une image réelle $a'b'$, mais elle sera renversée et agrandie. En quel point de l'espace ira se faire cette image? c'est évidemment au point de la vision distincte de l'œil observé : or cette image sera donc plus ou moins rapprochée de cet œil, suivant qu'il sera myope ou presbyte. L'image de la rétine sera

située sur l'axe prolongé de l'œil en observation,
mais la position oscillera, suivant les cas, entre
une distance de cinq centimètres ou de quarante-
cinq centimètres de l'œil qu'on examine, limites
de la vision distincte dans la myopie et dans la
presbytie. Quant à l'œil B de l'observateur, il devra,
pour voir l'image $a'b'$, se placer sur l'axe prolongé
de l'œil du malade, et à une distance oc égale à
celle de la vision distincte du chirurgien. Mais
l'image $a'b'$ est en général confuse, elle ne peut
servir à l'étude des détails du fond de l'œil; il faut,
par conséquent, tâcher de la rendre plus nette pour
l'œil de l'observateur. On arrive à ce résultat en
modifiant la marche des rayons lumineux qui
émergent de l'œil observé, en plaçant sur leur
trajet des loupes biconvexes ou biconcaves; on peut
même parfois se servir à la fois de ces deux ordres
de lentilles.

2° *Emploi simultané du miroir et d'une lentille
biconvexe, ou procédé par l'image renversée.* — Considérons (fig. 2, pl. III) une lentille L placée sur
le trajet des rayons lumineux qui, partis de la
rétine ab, iraient, si on ne se servait pas de loupe,
former l'image $a'b'$. Les rayons partis du point a
pour se rendre en a', rencontrant la loupe L, pas-

seront d'un milieu moins dense (l'air) dans un milieu plus dense, la loupe L, se rapprocheront de la normale au point d'incidence, et viendront faire foyer en a''. D'après les mêmes lois, le point b viendra faire foyer en b'', et nous aurons ainsi l'image $a''b''$; cette image sera plus petite et plus nette, et se trouvera plus rapprochée de l'œil observé. L'œil de l'observateur devra se placer derrière le miroir, à une distance oc égale à celle de la vision distincte.

3° *Emploi simultané du miroir et d'une lentille biconcave, ou procédé par l'image droite.* — Ce procédé s'emploie de préférence pour étudier avec soin les détails des membranes qui tapissent le fond de l'œil. Soit ab (fig. 3, planche III) la partie de la rétine éclairée et faisant fonction de foyer de lumière, A l'œil observé; les rayons lumineux émergents de cet œil iront faire image en $a'b'$; mais si nous plaçons une lentille biconcave L sur le trajet de ces rayons, entre l'œil observé et l'image renversée $a'b'$, cette image ne se formera plus; les rayons lumineux partis du point b seront rendus divergents et viendront s'entre-croiser au point b''. Il en sera de même du point a, dont les rayons rendus divergents s'entre-croiseront en a'', et donneront lieu à l'image $a''b''$, virtuelle et droite, mais beaucoup plus grande que *ab*. Il faut, du reste, s'arranger de manière, après quelques tâtonnements, à placer la lentille L de telle sorte que l'image *a″b″* se trouve à une distance *oc* égale à celle de la vision distincte de l'œil B de l'observateur.

L'application de ce procédé n'est pas toujours facile, quand l'œil observé est atteint d'une myopie à un degré très-élevé. Dans ce cas, l'image *a′b′* se place très-près de l'œil du malade ; la lentille biconcave ne peut plus être posée facilement entre l'image *a′b′* et l'œil observé. On remédie à cet inconvénient en mettant tout près de l'œil du malade une lentille biconcave ; mais on doit la choisir d'un numéro assez faible pour que l'image *a′b′* se trouve en deçà du foyer principal de la lentille. Cette loupe a pour résultat d'éloigner l'image de la rétine à une distance assez grande pour qu'il devienne possible de l'observer à l'aide du procédé que nous décrivons.

Comme nous venons de le dire, on obtient, à l'aide de l'emploi simultané de l'ophthalmoscope et d'une lentille biconcave, une image droite, très-amplifiée et très-nette ; mais on a reproché à ce procédé de fatiguer beaucoup l'œil du malade. Desmarres conseille de n'avoir recours à ce mode d'exploration de la cavité oculaire qu'avec la plus grande réserve, attribuant à la fatigue produite par cet examen des céphalalgies très-intenses qu'ont eues plusieurs de ses élèves et une névralgie frontale dont il a été lui-même atteint.

Nous devons dire toutefois que le Dr Follin ne semble pas partager cette opinion.

En nous résumant, nous voyons qu'on peut se servir de l'ophthalmoscope de trois manières différentes :

1° *En employant l'ophthalmoscope ou miroir oculaire seul.* Dans ce cas, l'*image* du fond de l'œil est tellement *agrandie*, qu'elle n'est plus perceptible pour l'observateur. Mais on peut, à l'aide de ce moyen, explorer très-bien le *cristallin* et le *corps vitré.*

2° *En employant le miroir et une lentille biconvexe.* On obtient une *image renversée et réelle* du fond de l'œil. Plus petite que la précédente, cette image est située plus près de l'œil observé.

3° *En se servant de l'ophthalmoscope et d'une lentille biconcave.* On construit à l'aide de cette lentille et du cristallin de l'œil observé une lunette de Galilée (lunette de spectacle), dans laquelle la rétine fournit une *image droite, agrandie, virtuelle et très-nette*.

Ces trois modes d'examen de l'œil, les deux derniers surtout, demandent une assez grande habitude de l'instrument pour étudier d'une manière fructueuse les détails de la cavité oculaire. Aussi nous paraît-il utile de décrire ici un autre ophthalmoscope, qui est appelé à rendre de très-grands services aux praticiens que les exigences de la clientèle ont empêchés de s'exercer suffisamment au maniement de l'ophthalmoscope, et qui pourtant voudraient ne pas avoir à se reprocher d'examiner par les anciens procédés, fort insuffisants, les yeux des malades qui les consultent chaque jour. Cet instrument est encore d'une très-grande importance dans les mains d'un professeur de clinique, pour montrer aux élèves qui ne sont pas encore exercés au maniement de l'ophthalmoscope, les lésions oculaires qu'on rencontre à tout instant dans les services chirurgicaux. Cet instrument est fixe, et, une fois qu'il a été placé au point de la vision distincte de l'œil observé, chaque élève peut venir regarder derrière le miroir et voir très-rapidement la lésion dont le malade est atteint. Nous avons eu plusieurs fois l'occasion de mettre cet appareil en pratique dans notre service de clinique externe de à l'Hôtel-Dieu de Poitiers, et nous n'avons jamais eu qu'à nous louer de son emploi. Cet appareil est aussi très-commode pour dessiner les lésions qu'on rencontre ; c'est celui dont nous avons fait usage pour prendre le dessin de la plupart des planches de l'atlas qui accompagne cet ouvrage.

Cet ophthalmoscope, dont nous allons maintenant donner la description, a été inventé par le docteur Cusco, chirurgien de la Salpêtrière. Comme les autres ophthalmoscopes, cet instrument se compose d'une lentille A et d'un miroir concave B (*Voir* fig. 3, pl. II); ils sont fixés tous les deux sur un levier horizontal dont la longueur peut varier. Il est composé à cet effet de deux pièces, dont l'une GD glisse à frottement doux et peut entrer dans l'autre DH. De cette façon, la lentille peut être, à volonté, approchée ou éloignée de l'œil observé, sans qu'il soit nécessaire pour cela de faire varier la position du support vertical fixé sur le bord d'une table. Le miroir B peut se mouvoir autour d'un axe horizontal, mobile lui-même autour d'un axe vertical. Enfin le levier GH peut aussi tourner autour de la tige verticale qui le supporte, tige qui varie elle-même de longueur, car elle est composée de pièces qui entrent les unes dans les autres. La monture de la lentille A est disposée de façon à permettre de changer facilement la nature des lentilles.

Quand on veut explorer l'œil d'un malade, on conseille à celui-ci, préalablement assis près de la table sur laquelle on a fixé l'instrument, de placer son coude sur la même table et de s'appuyer le menton dans la paume de la main ; de cette manière, la tête est fixée solidement. On dispose alors l'appareil en dirigeant le miroir du côté de la lampe, placée en arrière et un peu à côté de la tête du malade, dont la face se trouve par cette disposition dans l'obscurité. La lampe envoie un cône de lumière qui, reçu sur le miroir, est dirigé à travers la lentille A sur le globe oculaire. On arrive promptement à ce résultat en imprimant successivement de légers mouvements horizontaux ou verticaux au miroir B. L'œil paraît alors éclairé par un spectre lumineux au centre duquel se trouve un point noir, produit par l'absence de lumière réfléchie au niveau de l'ouverture dont le miroir est percé. Ce point noir, qu'on voit très-bien en faisant fermer l'œil du malade, se dessine sur la paupière supérieure au centre du spectre lumineux, et paraît d'autant plus

noir que le miroir est mieux éclairé et que la lentille est placée plus ou moins près de l'œil. Quand
on a disposé l'appareil de façon à bien voir la
tache noire dont nous parlons, on conseille au
malade d'ouvrir l'œil, et l'on dirige, en imprimant
des déplacements convenables à l'appareil, cette
tache noire, qui doit nous servir de point de repère,
dans la pupille de l'œil en observation. On a soin
de recommander en même temps au malade de regarder toujours la petite boule C, mobile autour
d'un axe glissant à frottement doux sur le levier
horizontal. Ceci posé, le chirurgien se place derrière le miroir et examine l'œil du malade. Mais là
des difficultés nombreuses vont se présenter ; on
s'en rendra bien vite maître en prenant les précautions que nous allons indiquer. La surface de l'œil
est parfois obstruée par un reflet très-brillant, dû à
la réflexion des rayons lumineux par l'une ou l'autre surface de la lentille. On se débarrasse de cet
effet de lumière en imprimant à la lentille un léger
mouvement à droite ou à gauche, suivant son axe
vertical. Quand le champ de la cornée se trouve
débarrassé de ce reflet, la pupille apparaît alors
d'un rouge éclatant, mais il peut se faire que les
détails de la rétine ne soient pas encore apprécia-

bles à l'œil de l'observateur. Cela tient alors à la distance respective de la lentille et du miroir, qui se trouvent placés trop près ou trop loin l'un de l'autre, suivant que l'œil de l'observé ou celui de l'observateur est myope ou presbyte. On fait alors avancer ou reculer doucement la tige GD dans la tige DH, jusqu'à ce qu'il soit possible de saisir nettement un des nombreux détails que l'on voit au fond de l'œil. C'est ordinairement un vaisseau de la rétine. Prenant alors de la main droite la tige mobile qui porte la mire C, le chirurgien lui imprime des mouvements très-légers dans toutes les directions, en recommandant au malade de suivre doucement de l'œil les mouvements de la mire. Le chirurgien suit ainsi le trajet du vaisseau en allant des branches vers le tronc, et il arrive sûrement à la papille, point de repère qu'il doit toujours chercher. Quant à la distance qu'on doit laisser entre la lentille et l'œil observé, cette distance est moins importante; elle doit être en général inférieure d'un centimètre ou deux au foyer de la lentille dont on fait usage.

Une cause d'erreur contre laquelle doit être prémuni l'observateur, c'est que parfois on aperçoit sur le champ de la pupille une nouvelle image du miroir, qui vient se produire sur la cornée elle-même avec des dimensions à peu près égales à celles que nous présente la papille ; un peu d'attention fait bien vite reconnaître cette illusion, dont on ne peut pas se débarrasser aussi facilement.

Les détails dans lesquels nous venons d'entrer sont en partie applicables à la description qu'il nous reste à donner sur l'emploi des ophthal-moscopes dont nous avons parlé précédemment. La différence principale qui existe entre l'ophthal-moscope du docteur Cusco et ceux de MM. Des-marres et Follin, consiste en ce que le premier est fixe et que les autres sont mobiles. Il faut, par con-séquent, une plus grande habitude pour faire usage de ces derniers. Ainsi, le malade étant placé dans la même position, le coude appuyé sur une table et le menton pris dans la paume de la main, la lampe étant placée un peu en arrière et à côté de la tête du malade, la flamme à la même hauteur que l'œil à observer, le malade doit regarder un point fixe dans l'appartement, et mieux encore un point de la tête du chirurgien. Celui-ci, dans le but d'explorer toutes les parties de la cavité ocu-laire, dira au malade de regarder successivement son front, son menton, et l'une et l'autre de ses tempes. Le chirurgien éclairera d'abord l'œil avec le miroir ; puis, tenant de la main gauche une loupe biconvexe ou biconcave, il la placera près de l'œil à observer, et s'approchera ou s'éloignera lui-même avec son miroir jusqu'à ce qu'il soit arrivé à voir nettement un des vaisseaux de la rétine ; en faisant alors porter l'œil dans différentes directions, il finira par distinguer très-nettement la papille du nerf optique.

Une condition indispensable, et que ne doit jamais négliger l'observateur encore peu habitué au maniement de l'ophthalmoscope, c'est qu'il doit toujours se placer avec l'observé dans une pièce complétement obscure. Si la lumière solaire pénétrait dans l'appartement, même en petite quantité, la lumière de la lampe paraîtrait moins vive, et par conséquent le fond de l'œil serait moins bien éclairé. Il est utile aussi de dilater la pupille à l'aide d'instillations d'une solution de sulfate neutre d'atropine, dans les proportions suivantes :

Sulfate neutre d'atropine.   . 15 centigr.
Eau distillée.   .   .   .   . 15 grammes.

Mêlez.

Ce liquide a, sur la solution aqueuse de l'extrait de belladone, l'avantage de dilater très-rapidement la pupille, et de ne pas congestionner les membranes oculaires, comme le fait ordinairement l'extrait de belladone. On comprend que cette hypérémie, même momentanée, des vaisseaux de l'œil pourrait influer d'une manière défavorable sur le diagnostic à porter.

Toutefois il peut arriver, dans quelques circonstances exceptionnelles, que cette solution soit absorbée assez rapidement chez certains sujets très-impressionnables, pour déterminer quelques vertiges et une sensation de resserrement à la gorge. Dans ces cas, lorsque les renseignements antérieurs vous apprennent que la personne est douée d'un pouvoir absorbant très-marqué, on doit faire usage de la solution suivante :

Eau distillée.   .   .   .   . 10 grammes.
Sulfate neutre d'atropine.   .   2 centigr.
Mêlez.

Quelques ophthalmologistes s'abstiennent, dans la majorité des cas, d'employer les préparations d'atropine pour dilater la pupille, reprochant à cette méthode l'inconvénient de troubler momentanément la vue, et d'empêcher le malade de se livrer pendant quelques jours à ses occupations. Nous reconnaissons toute la justesse de cette objection ; mais elle doit tomber devant l'observation suivante : si la pupille n'est pas largement dilatée, quelle que soit l'habileté du chirurgien, il lui sera complétement impossible de voir de légères opacités ayant leur siége sur la circonférence du cristallin. Or, quand la pupille n'est pas dilatée, cette circonférence est entièrement soustraite à nos regards par l'iris qui se place devant elle. Le chirurgien s'exposerait donc à porter un diagnostic incomplet ; car, s'il reconnaissait des lésions sur les membranes profondes de l'œil, il ne pourrait reconnaître la cataracte qui accompagne souvent leur présence, ainsi que nous le verrons plus loin.

La pupille étant largement dilatée, on devra procéder à l'examen de l'œil, en ayant soin de prendre toutes les précautions que nous avons indiquées précédemment.

Quand on a une grande habitude de l'examen ophthalmoscopique, on peut se placer dans un appartement rendu obscur seulement à l'aide de rideaux verts. Le malade, placé sur une chaise, tient un bougeoir de la main droite sur l'épaule gauche, si on examine l'œil de ce côté, et réciproquement. Le chirurgien se tient debout devant le malade, en s'inclinant de façon à placer sa tête à 6 ou 8 centimètres au-dessus de celle de la personne qu'on examine.

Il est une précaution qu'on ne doit jamais oublier de prendre, c'est de recommander au malade de porter vivement son œil dans différentes directions. On reconnaît ainsi le ramollissement du corps vitré, caractérisé par la présence de corps flottants dans son épaisseur.

Éclairage oblique. On doit aussi regarder la pupille à l'aide de l'éclairage oblique, en plaçant verticalement une lentille biconvexe, de telle sorte que son axe se trouve situé sur la ligne qui unit l'œil de l'observé à la flamme de la bougie. On peut reconnaître ainsi les synéchies postérieures, ou adhérences de la capsule du cristallin à l'iris, les exsudats très-fins situés sur la marge de la pupille, les cataractes au début situées sur la circonférence du cristallin et sur la partie antérieure de la lentille, le pus et le sang situés derrière l'iris, les ulcérations très-fines de la cornée transparente, et les corps étrangers qui pourraient être situés dans l'épaisseur de cette membrane ou à sa surface.

Avant de commencer l'étude des différents états pathologiques que l'emploi de l'ophthalmoscope fait reconnaître, il est de la plus haute importance pour l'observateur de se rendre un compte exact de l'aspect que présente le fond de l'œil à l'état normal.

CHAPITRE II.

Etude, à l'aide de l'ophthalmoscope, de l'œil à l'état normal (1).

La pupille, éclairée par le miroir réflecteur, présente à l'observateur une coloration d'un rouge uniforme. S'il place convenablement la lentille bi-convexe, il aperçoit alors quelques ramifications vasculaires qui tracent sur le fond rose de l'œil des stries d'un rouge plus ou moins foncé : ce sont des veines ou des artères. Quand on a saisi bien nettement les contours d'un de ces vaisseaux, on peut, en le suivant, arriver facilement à découvrir la papille du nerf optique, point de repère qu'il faut toujours chercher. Dans ce but, on incline un peu l'ophthalmoscope de droite à gauche,

(1) *Voir* Liebreich, traduction Warlomont et Testelin ; de la Calle, Sichel, Follin, Desmarres.

ou réciproquement, afin de suivre le vaisseau en allant de ses divisions vers le tronc, qui émerge du centre de la papille.

ARTICLE PREMIER (1).

Papille du nerf optique.

Ce nerf s'insère sur la rétine un peu en dedans et au-dessous de l'axe de l'œil. Il faudra par conséquent, afin de bien saisir cette insertion, qui n'est autre que la papille, prescrire à la personne qui est soumise à l'expérience, de porter l'œil en bas et en dedans. En outre, dans le but d'imposer à l'organe une fixité et une immobilité complète, on indiquera à la personne un point déterminé, qu'elle devra regarder invariablement. Si on examine l'œil gauche, l'observateur indiquera sa tempe gauche comme point fixe, et réciproquement sa tempe droite, s'il étudie la structure de l'œil droit.

On ne peut se défendre d'un sentiment d'admi-

______

(1) *Voir* les auteurs cités.

ration, quand pour la première fois on distingue avec netteté les contours de la papille resplendissant comme une perle sur un fond rose; elle nous apparaît alors, pour nous servir de l'expression de M. Desmarres, comme la lune sur le ciel par une belle nuit. (*V.* pl. IV, fig. 1.) *Sa forme* est celle d'un cercle régulier. Quand elle affecte une forme ovalaire, elliptique ou irrégulièrement circulaire, elle doit être, suivant certains auteurs, Sichel entre autres, considérée comme présentant un état pathologique, tel que l'atrophie, ou certaine forme de choroïdite, qu'on rencontre souvent dans les cas de myopie très-marquée.

Toute papille dont la *coloration* n'est pas *d'un rose pâle jaunâtre* est anomale. Cette teinte rose est due aux ramifications de l'artère centrale de la rétine.

Ses contours ne se confondent pas non plus avec la teinte rose du fond de l'œil : ils sont nettement tranchés. Le pigment de la choroïde s'accumule autour de la circonférence de la papille, et lui forme un limbe fort étroit de *couleur ardoisée pâle.* Quelquefois la papille est limitée en dedans ou en dehors par un demi-cercle noir très-marqué, dû à une accumulation de granulations pigmentaires.

Cette disposition fait vivement ressortir la pâleur éclatante de la papille. (*Voir* pl. IV, fig. 2.)

Le diamètre de la papille paraît varier suivant qu'on l'examine sur le cadavre ou sur le vivant. Quand on a enlevé de l'œil toutes les parties situées en avant de la rétine, ce diamètre n'est que d'un millimètre et demi à 2 millimètres, vu à l'ophthalmoscope; il paraît trois ou quatre fois plus considérable, en se servant d'une lentille biconvexe de cinq centimètres de foyer. Nous admettons toujours que l'œil qu'on observe est normal; car, dans les cas de myopie ou de presbytie exagérés, ce diamètre varie à ce point, qu'un observateur exercé peut diagnostiquer l'un ou l'autre de ces vices de conformation de l'œil, en tenant compte seulement du diamètre de la papille. Dans la myopie très-intense, quand on n'a pas dilaté la pupille à l'aide du sulfate d'atropine, la papille du nerf optique présente un volume plus petit qu'à l'état normal; dans la presbytie, le contraire a lieu.

Toutefois on comprendra facilement qu'il vaut beaucoup mieux s'exercer, dès le début, à chercher la papille avec le même verre biconvexe. On jugera mieux, en effet, de la différence de volume qui peut exister dans les papilles des yeux soumis à l'observateur, que ces yeux soient normaux ou atteints à différents degrés de presbytie ou de myopie, en faisant toujours usage du même verre biconvexe. Cependant il sera utile, après avoir bien vu la papille, afin de juger parfaitement de ses dimensions exactes, d'employer des lentilles de foyers variables.

Situation.— La papille a son siége un peu en bas et en dedans de l'extrémité postérieure de l'axe optique de l'œil. *Sa surface* présente une légère courbure à concavité antérieure, se confondant avec la courbure générale du segment postérieur du globe oculaire. C'est à tort que des ophthalmologistes ont cru que la papille présentait une saillie en ce point.

Vaisseaux de la papille. —Après avoir contemplé la surface éclatante de la papille, se détachant en clair sur le fond rose de l'œil, l'observateur distingue des stries rouges parfaitement dessinées. Ce sont les vaisseaux de la papille. Ils émergent tantôt du centre du nerf optique, tantôt d'un des côtés de ce nerf.

Quel que soit leur point de départ, les vaisseaux que nous décrivons se divisent avant d'abandonner le champ de la papille. Ils parcourent ensuite la face interne de la rétine, sur laquelle s'étalent leurs subdivisions. Ordinairement les artères et les veines suivent à peu près le même trajet. Les branches les plus volumineuses se portent *en dedans*, les branches les plus déliées *en dehors*. Des branches, l'une supérieure et l'autre inférieure, chacune se divise en deux autres plus ténues, dirigées vers le haut et le bas de l'œil. Parfois on rencontre un seul rameau supérieur et deux inférieurs. Le lieu d'émergence des artères et des veines se fait le plus souvent en dehors du centre de la papille et dans le même point. Assez fréquemment les artères et les veines naissent de deux points différents, mais toujours sur le champ de la papille.

L'artère centrale de la rétine est d'un calibre bien moins considérable que celui de la veine. D'une teinte rouge clair, elle conserve sensiblement, pendant son parcours sur la surface de la papille, le même diamètre.

La veine centrale, plus volumineuse que l'artère, conserve comme elle le même calibre tant qu'elle occupe le champ de la papille. A partir de sa circonférence, elle diminue insensiblement de volume, ainsi que le vaisseau précédent, à mesure qu'elle s'approche de l'*ora serrata*. La veine subit à peu près le même nombre de subdivisions que l'artère. Elle s'en distingue par sa coloration plus foncée, qui varie entre le bleu, le rouge brun ou le violet. Vue à un grossissement assez notable, à l'aide de lentilles biconvexes des n°ˢ 9 à 12, ou d'une lentille biconcave, l'artère paraît formée de trois lignes, une centrale très-claire, et deux externes d'un rouge foncé. L'artère se distingue de la veine en ce que ses bifurcations forment entre elles des angles beaucoup moins aigus, beaucoup plus ouverts que ceux mesurés par les branches veineuses (Sichel).

Circulation dans les vaisseaux de la papille. — Dans certains états pathologiques, en observant les vaisseaux de la papille pendant un certain temps, on remarque *sur les veines* des contractions et des dilatations alternatives ; le vaisseau paraît moins coloré, plus étroit ; puis il reprend sa couleur rouge brun, et revient de nouveau à son volume primitif.

Il est toujours facile de produire le pouls veineux d'une manière artificielle, en comprimant légèrement l'œil à l'aide d'un doigt placé sur la partie externe de la paupière supérieure. Dans ce cas, on perçoit parfaitement les battements dans les veines ; *en comprimant plus fort, on les produit dans les artères.* Ces battements sont isochrones au pouls radial.

Nous voyons donc, en nous résumant, que des pulsations existent quelquefois à l'état normal dans le système veineux de la rétine ; que ces pulsations se montrent avec plus d'intensité sous l'influence d'un exercice forcé ou d'une *compression légère ;* que ces pulsations n'existent pas physiologiquement dans l'artère centrale de la rétine, mais qu'on peut les provoquer dans ce vaisseau à l'aide d'une *compression plus forte* que celle nécessaire à la production des battements veineux. Nous verrons plus tard, en étudiant le glaucome, que les battements artériels spontanés, perçus dans cette maladie, sont dus alors à une compression intra-oculaire, suivant certains auteurs ; opinion que n'admet pas le docteur Cusco, qui attribue ce phénomène à une pression de dehors en dedans, déterminée par la diminution de capacité de la sclérotique, diminution de capacité due à une altération pathologique de la membrane fibreuse de l'œil.

ARTICLE II (1).

Rétine.

En quittant le champ blanchâtre de la papille , on perçoit, sans transition aucune, à l'état physiologique, la surface rose ou rouge, suivant les sujets , qui tapisse le fond de l'œil. Si l'on tient compte de l'ordre de superposition des membranes qui forment l'enveloppe de cet organe, la rétine étant la plus intérieure, on est naturellement porté à penser qu'à elle seule est due la coloration rose qu'on aperçoit tout d'abord en se servant de l'ophthalmoscope. Il n'en est rien cependant, car la rétine est aussi transparente que le verre.

Examinée sur le cadavre d'un animal aussitôt qu'il a cessé de vivre, cette membrane est translucide, mais quelques instants se sont à peine écoulés, qu'elle devient opaque. Si on la trouve ainsi sur les yeux humains, c'est qu'on les soumet à l'observation trop longtemps après le décès. La cornée ne présente-t-elle pas, du reste, le même phénomène?

(1) *Voir* Follin, Liebreich, *loco citato.*

Transparente pendant la vie, elle l'est beaucoup moins quelques instants après la mort.

On peut prouver expérimentalement que la rétine est diaphane, à l'aide de l'expérience suivante, indiquée par Follin. En décrivant les vaisseaux de la papille, nous avons omis à dessein de parler, nous réservant de le faire dans cet article, des deux couches vasculaires qui sillonnent, l'une la rétine, l'autre la choroïde. Arriver à percevoir la seconde couche est la preuve évidente que la rétine se laisse traverser par la lumière absolument comme une glace sans tain. A cet effet, après avoir placé au point convenable l'ophthalmoscope fixe (1), muni d'un micromètre composé de deux pointes d'acier très-fines, glissant à l'aide d'une vis sur une échelle graduée, on peut voir parfaitement l'image de ces deux pointes se faire sur la couche la plus profonde de la rétine, *en arrière* des vaisseaux qui s'étendent sur elle. Au niveau de l'extrémité des pointes, on perçoit alors une deuxième couche formée par les vaisseaux de la choroïde. A l'aide d'une vis qui permet de rapprocher ou d'écarter à volonté les extrémités du micromètre, on peut

____

(1) Voir *Leçons* de Follin, page 20.

mesurer le diamètre de la papille et celui des vais-seaux qui en émergent (1).

La teinte rose dont nous parlons est donc le résultat de la réflexion de la lumière qui vient frapper, à travers la rétine, les couches situées au-dessous de cette membrane. Si quelques rayons lumineux sont réfléchis par elle, une masse bien plus considérable de ces rayons est transmise à l'œil de l'observateur par la couche pigmentaire de la choroïde, par les parois des vaisseaux de cette membrane *(vasa vorticosa)*, et plus indirectement, enfin, par la sclérotique elle-même. On comprendra sans peine la possibilité de la pénétration de la lumière jusqu'à cette membrane, car en somme la choroïde qu'elle doit traverser pour y arriver est des milliers de fois plus mince que nos doigts, qui cependant sont translucides (Follin).

Qu'on examine, du reste, successivement, tou-jours à l'aide de l'ophthalmoscope, l'œil d'un lapin albinos et celui d'un lapin noir. L'œil du premier, dont la choroïde est dépourvue de pig-ment, renvoie beaucoup plus de lumière que celui du second. Cette couche est traversée par les

____

(1) *Voir* Follin, Liebreich (dans Mackensie, *loco citato).*

rayons lumineux qui viennent se réfléchir sur la sclérotique comme sur un mur blanc.

Le même phénomène se rencontre chez les albinos dans l'espèce humaine.

Chez les individus très-bruns, la rétine peut être reconnue malgré sa diaphanéité. Elle manifeste alors sa présence par une certaine teinte bleuâtre, étendue en quelque sorte comme un glacis sur la teinte rouge brun-sombre donnée par la choroïde. Cependant, quand la coloration de l'œil est d'un rouge moins foncé, on peut encore reconnaître la rétine ; mais il faut pour cela faire usage d'un fort grossissement, se servir, par conséquent, du procédé par l'image droite, en employant la lentille biconcave. La rétine paraît alors rayonnée de raies claires et fines, allant de la circonférence de la papille à celle du fond de l'œil, raies qui perdent de leur clarté à mesure qu'elles s'éloignent du centre. Cependant elles paraissent par instants de nouveau plus nettes au point d'intersection de ces raies avec les vaisseaux rétiniens.

Liebreich, de Berlin, parle d'un miroitement particulier qu'il a rencontré quelquefois seulement sur des individus jeunes, dont les yeux étaient sains. Dans ces cas, où l'image du fond de l'œil était très-brillante, *des raies fines*, *à éclat extrême-ment vif*, accompagnaient les vaisseaux rétiniens. Lorsqu'on imprimait à l'ophthalmoscope de légers mouvements de rotation sur son axe, ces raies se portaient brusquement d'un côté du vaisseau à l'autre. Elles n'étaient visibles qu'à l'endroit même où venait frapper la lumière la plus claire fournie par l'instrument. En examinant les mêmes yeux à l'aide de l'image renversée (lentille biconvexe), le fond de l'œil présentait une sorte d'*éclat adipeux*, dont le maximum siégeait au niveau des plus volu-mineux vaisseaux, et qui manquait complétement au niveau de la *tache jaune*. De ce point, d'un mat obscur, partaient des cercles concentriques bril-lants.

Artères et vaisseaux de la rétine. — Ces vaisseaux ne sont que la continuation de ceux de la papille. Nous les avons décrits précédemment.

Tache jaune (*macula lutea*). — Quand on peut l'apercevoir, ce qui est fort rare, elle est repré-sentée par un petit point brillant jaunâtre excavé à son centre. On comprend facilement que cette tache doit être perçue très-rarement. En effet, lors de l'examen à l'ophthalmoscope, la lampe dont on est obligé de faire usage projette dans la cavité

oculaire des rayons lumineux de même teinte que
la tache jaune que l'on cherche. Le docteur Follin
avait eu l'idée de faire parvenir dans l'œil les
rayons lumineux d'une autre couleur ; mais il n'a
pas, que je sache, donné suite à ses recherches.

Au niveau de la tache jaune, les anatomistes
décrivent, sur le cadavre, un pli auquel ils donnent le nom de *plica transversalis*. L'ophthalmoscope ne permet pas de le constater pendant la
vie. Quelques auteurs pensent, avec raison probablement, que ce pli n'existe qu'à l'état cada-
vérique.

ARTICLE III (1).

De la choroïde.

Passons maintenant à l'étude d'une des membranes qui présente, sans contredit, le plus de
variété, quant à l'aspect qu'impriment au fond de
l'œil les dispositions particulières des parties
nombreuses qui constituent la choroïde. Nous

______

(1) *Voir* Follin, Liebreich, *loco citato.*

avons vu précédemment que l'œil était d'autant mieux éclairé que la sclérotique recevait plus de lumière ; qu'il y avait par conséquent moins de pigment accumulé dans les cellules qui existent à la surface ou dans l'épaisseur du stroma choroïdien. Ces *cellules pigmentaires* sont polygonales, très-chargées de pigment chez les individus bruns ; elles laisseront arriver une bien plus grande quantité de lumière à la sclérotique chez les individus où le pigment sera en quantité relativement moindre : cette disposition existe chez les personnes très-blondes ; c'est là une des causes principales des modifications apportées par la choroïde à la clarté du fond de l'œil.

Chez les individus dont les yeux renferment peu ou point de pigment (chez les albinos par exemple), on a réussi à voir (Liebreich), au niveau de la tache jaune, des artères très-fines pénétrer, à à l'aide de ramifications nombreuses, dans les *vasa vorticosa.* Ce sont les artères *ciliaires.*

Les *vasa vorticosa* sont les vaisseaux veineux de la choroïde (1). On leur donne ce nom, parce

______

(1) *Voir* Leibreich, *loco citato*, et, pour plus de détails sur la structure de la choroïde, l'*Anatomie* de Sappey.

qu'ils décrivent des courbes disposées, à partir de la circonférence de la papille, de manière à simuler à peu près les cercles concentriques d'un tourbillon. Ils s'anastomosent entre eux, en formant des troncs de plus en plus volumineux; jusqu'à ce qu'ils arrivent dans la région de l'équateur du bulbe oculaire, où chacun d'eux disparaît brusquement. Les vortex ou tourbillons que représentent les *vasa vorticosa*, donnent à la choroïde l'aspect particulier qu'elle nous offre à l'ophthalmoscope. L'un de nos chirurgiens distingués des hôpitaux de Paris, le docteur Cusco, a eu l'idée ingénieuse de photographier cette membrane. Quand on voit sur le verre dépoli d'un daguerréotype l'image de la choroïde traversée par les rayons solaires, on peut se faire une juste idée de l'intrication des vaisseaux de la choroïde. On s'en rend d'autant mieux compte, qu'on peut, à l'aide de dispositions particulières de l'appareil, donner à l'image du fond de l'œil un diamètre de 9 à 10 centimètres. Nous aurions peine à rendre le sentiment d'admiration dont nous fûmes saisi, la première fois que le docteur Cusco a eu l'obligeance de nous rendre témoin de ce spectacle.

Il est une disposition particulière du pigment

qu'il faut bien connaître, parce qu'on pourrait
être induit en erreur si on l'ignorait, et prendre
pour un état pathologique ce qui n'est qu'une des
nombreuses variétés d'aspect que présente la choroïde. Chez certains individus, la couche pigmentaire superficielle de la membrane choroïde
est assez claire pour permettre aux *vasa vorticosa*
d'être vus très-nettement ; mais le pigment se
trouve en grande abondance alors dans les
espaces compris entre les mailles du réseau formé
par les vaisseaux, et cette accumulation se présente sous forme de taches d'un bleu grisâtre ou
violet (1).

Les différentes modifications décrites précédemment contribuent à donner à la choroïde,
vue à l'aide de l'ophthalmoscope, l'aspect qu'elle
nous présente. De longues stries noirâtres, se dirigeant de la papille vers l'équateur du globe oculaire, forment un réseau fort irrégulier à courbes
plus ou moins longues s'anastomosant entre elles.
L'aspect qu'elles nous offrent est dû à la présence
des *vasa vorticosa* qui tourbillonnent sur le stroma

______

(1) *Voir*, pour plus de détails, l'excellent article de Liebreich,
loco citato.

plus ou moins recouvert de pigment. Il siége entre
les mailles du réseau que forment ces vaisseaux.
Ce n'est qu'en observant ce phénomène qu'on peut
s'en former une idée exacte. Il échappe à toute
description.

Ces traînées choroïdiennes varient de coloration
suivant les sujets. Il existe un rapport invariable
entre la couleur de la peau et celle de la choroïde.
Chez les bruns, les arborisations choroïdiennes
sont d'une couleur très-foncée ; chez les blonds,
au contraire, elles offrent une teinte beaucoup plus
claire; chez les albinos, la dépigmentation étant à
peu près complète, la sclérotique renvoie sur la
rétine une trop grande quantité de rayons lumineux ; ils doivent à ce fait l'impossibilité où ils
se trouvent de laisser leurs yeux exposés à une
vive lumière ; instinctivement ils ferment presque
leurs paupières et cherchent l'obscurité.

CHAPITRE III (1).

Étude de l'œil à l'état pathologique à l'aide de l'ophthal-moscope

ARTICLE PREMIER.

Lésions de la cornée.

La cornée est exposée à plusieurs lésions dont le diagnostic n'est pas toujours facile. Les corps étrangers très-petits échappent souvent à l'œil nu ou même armé d'une forte loupe. On dévoilera leur présence en se servant de l'ophthalmoscope de deux manières, par *l'éclairage direct*, ou par *l'éclairage latéral*.

Par *l'éclairage direct*, on éclaire le fond de l'œil en faisant usage de l'ophthalmoscope, ainsi que nous l'avons décrit antérieurement. Les corps fixés sur la cornée, les altérations qui s'y rencontrent,

(1) *Voir* Follin.

se détachent en noir sur le champ rose de la papille ; mais si la lumière de la lampe est très-vive, elle peut traverser les corps peu épais situés sur la cornée, ou de simples érosions très-superficielles, sans donner d'ombre. La présence de ces corps pourrait, dans ce cas, ne pas être reconnue ; il vaut mieux alors employer *l'éclairage latéral*.

Dans ce but, le chirurgien, placé en face de l'œil du malde, perçoit les rayons lumineux qu'il dirige obliquement à l'aide du miroir concave sur l'œil observé. Dans ce procédé, on ne doit pas regarder par l'ouverture de l'instrument.

Les ulcérations de la cornée étaient parfaitement reconnues par le professeur Laugier longtemps avant l'invention de l'ophthalmoscope ; il éclairait alors la cornée en promenant une bougie allumée devant l'œil atteint de kératite.

On éclaire encore très-bien par le procédé latéral la surface de la cornée, en se servant d'une forte loupe. On place pour cela la lentille biconvexe dans un plan vertical, perpendiculaire à la ligne horizontale qui doit passer par l'œil de l'observé et la flamme de la lampe.

Les corps qui viennent se fixer sur la cornée sont ordinairement de petits fragments de cuivre ou de fer chez les tourneurs de métaux, des barbes de graminées chez les paysans, des aiguillons de guêpes, etc. Si la présence de ces corps étrangers n'est pas reconnue promptement, les accidents les plus formidables, la perte de l'œil même, peuvent être la suite de cette erreur de diagnostic. On enlève facilement ces petits corps en se servant du bord tranchant d'une plume d'oie, taillée en forme de cure-dent. Si le corps est enclavé trop avant dans l'épaisseur de la cornée, on peut se servir alors du bord d'une aiguille à cataracte, dont on a soin de tourner du côté de l'œil la surface convexe; c'est le procédé que nous employons fréquemment pour enlever de la cornée des fragments de fonte chez les tourneurs du chemin de fer, ou des fragments de charbon qui viennent souvent se fixer sur la cornée des mécaniciens ou chauffeurs confiés à nos soins.

Mais il est encore une autre lésion bien plus importante à diagnostiquer dès le début de son invasion : c'est une altération de nutrition de la cornée transparente, altération analogue à celle qu'on rencontre dans les cartilages des articulations, privés eux aussi de circulation sanguine. En examinant l'œil à l'aide de l'éclairage latéral, on remarque que la cornée est parsemée d'un grand nombre de petites ulcérations presque imperceptibles, communiquant à sa surface un aspect pointillé qui enlève à cette membrane son poli naturel. Quand cette lésion est méconnue, les troubles qu'elle produit peuvent être attribués à l'amaurose, ou à toute autre affection. Si on fait usage de collyres irritants, le mal s'accroît bien vite; tandis qu'en faisant suivre au malade un traitement général *tonique* et *reconstituant*, on peut arrêter dès le début la marche funeste de cette forme de *kératite*. (Follin).

ARTICLE II.

Altérations de l'humeur aqueuse et de l'iris.

Il est impossible, en faisant usage de l'éclairage oblique, de laisser échapper à l'observation aucune des lésions qu'on peut rencontrer dans ces deux parties : corps étrangers dans la chambre antérieure, tels que fragments de capsule de fusil, pus, vers; taches, exsudations, végétations syphilitiques à la surface de l'iris ou sur le bord de la pupille.

Dans quelques-uns de ces cas, l'extraction sera

indiquée ; dans d'autres, ce sera un traitement général ayant pour but de combattre la diathèse.

Observation de persistance de débris de la membrane pupillaire.
(Pl. V, fig. 1.)

Nous avons été consulté par M. X..., âgé de 36 ans, employé à la statistique dans une administration, pour un trouble singulier de la vision caractérisé par les phénomènes suivants : après une heure de travail environ, les caractères d'écriture qu'il trace lui paraissent plus gros, et il place à un centimètre environ en dedans et au-dessous du point où il croit le mettre, le chiffre qu'il veut écrire. Aussitôt que M. X... s'aperçoit de ce phénomène, il ferme les yeux pendant quelques instants, se repose, et peut reprendre son travail sans faire d'erreurs pendant une heure environ. Ce temps écoulé, le même phénomène se reproduit, et disparaît de nouveau sous l'influence du repos.

Dans la ville où ce malade nous a consulté, nous n'avions pas d'ophthalmoscope à notre disposition, et nous ne pûmes examiner les yeux qu'avec une loupe assez forte. Nous reconnûmes, à l'aide de

l'éclairage oblique, un débris de la membrane pupillaire ayant son siége sur l'œil gauche. Ce débris
avait une forme linéaire, plus large à ses deux extrémités qu'à son centre. Il sous-tendait un arc de
l'orifice pupillaire un peu moindre d'une demi-circonférence. Il était parallèle au diamètre horizontal de la pupille, et situé un peu au-dessus de ce
diamètre. La marge de la pupille, fortement éclairée par la loupe, était de couleur jaune et présentait
une certaine épaisseur. Le débris de la membrane
pupillaire que nous décrivons offrait la même coloration et naissait de la partie antérieure de la
marge de la pupille. L'extrémité de ce débris située
au côté externe de l'œil était bifurquée. Le milieu
de ce fragment de la membrane pupillaire était
tellement mince, qu'il paraissait se confondre avec
la coloration noire du champ de la pupille. Au-
dessus et au-dessous de cette corde, l'ouverture de
l'iris paraissait libre ; le cristallin, éclairé obliquement par la loupe, semblait présenter son état
normal.

Nous avons vivement regretté de ne pouvoir examiner ce malade à l'aide de l'ophthalmoscope.
Nous lui avions conseillé de venir nous voir à Poitiers, mais des exigences de service l'ont éloigné

de la ville où il nous consulta, et depuis nous n'avons pas eu l'occasion de le revoir.

Les troubles dont se plaignait ce malade étaient-ils dus à la présence seule de ce débris de la membrane pupillaire? étaient-ils dus à une lésion des membranes profondes de l'œil? Nous l'ignorons.

Nous devons dire toutefois que le malade voit très-bien quand il ne travaille pas, qu'il n'éprouve aucune douleur dans l'œil qui porte ce vice de conformation, et que la pupille de chaque œil est très-mobile.

Nous avions l'intention d'instiller quelques gouttes d'une solution de sulfate neutre d'atropine, afin de briser cette corde, très-mince à son centre, par l'action d'une dilatation exagérée de la pupille. Il est probable que les deux extrémités de cette corde rompue par l'action de l'atropine auraient fini par se confondre avec la marge de l'iris.

ARTICLE III.

Altérations de l'appareil cristallinien.

Nous allons étudier successivement les *dépôts de*

pigment à la surface antérieure de la capsule du cristallin, *les exsudations plastiques* qui siégent à sa surface, les opacités de la capsule (cataractes capsulaires), et celles du cristallin (cataractes lenticulaires).

Les dépôts de pigment à la surface antérieure de la capsule du cristallin sont dus à des granulations pigmentaires détachées de l'uvée. Ils succèdent ordinairement à l'inflammation de l'iris; ils peuvent être en nombre plus ou moins considérable. La fonction de la vision sera d'autant moins troublée, que les granulations seront situées moins près du centre de la capsule, et qu'elles seront peu étendues. Il arrive quelquefois, après un iritis, lorsque la pupille est restée un certain temps contractée, qu'un dépôt circulaire de granulations de pigment uvéen se détache et adhère à la capsule, au moment où on dilate la pupille à l'aide *du sulfate neutre d'atropine.* La figure 2, pl. V, représente l'œil d'un malade chez lequel existe un anneau complet de granulations semblables.

Observation de cataracte pigmentaire. (*Voir* pl. **V**, fig. 2.)

M. X., officier en garnison à Poitiers, entre

dans notre service à l'Hôtel-Dieu, pour y être traité d'une iritis syphilitique de l'œil gauche. Trois mois environ avant son entrée à l'hôpital, ce malade nous avait consulté pour une syphilide exanthémateuse consécutive à une ulcération indurée. Sous l'influence d'un traitement par les pilules de proto-iodure de mercure et les bains sulfureux, cette affection avait été guérie assez rapidement. Nous avions conseillé, pour compléter le traitement, de prendre de l'iodure de potassium ; mais le malade, obligé de faire un voyage assez long, n'avait pas tenu compte de notre recommandation. Deux mois environ après son retour, M. X. fut atteint d'une douleur péri-orbitaire très-intense, accompagnée de photophobie et de tous les symptômes d'une iritis aiguë. La pupille est très-petite et déformée ; le malade ne peut supporter l'examen de l'œil que pendant quelques instants ; l'emploi de l'ophthalmoscope n'est pas possible.

Prenant surtout en considération les antécédents du malade, nous lui conseillons de nouveau l'usage des pilules de proto-iodure de mercure (formule de notre ancien maître le docteur Ricord). Chacune des pilules contenait cinq centigrammes de proto-iodure ; elles furent administrées à la dose gra-

duellement croissante de une à trois pilules chaque jour. On employa simultanément des onctions
autour de l'orbite avec une pommade composée,
à parties égales, d'onguent napolitain et d'extrait
de belladone, et on instilla dans l'œil une solution
de sulfate neutre d'atropine (10 centigrammes
dans 15 grammes d'eau distillée).

Nous espérions, à l'aide de cette préparation
mydriatique, prévenir les adhérences entre la pupille et la face antérieure de la cristalloïde.

Après un mois de traitement environ, un mieux
sensible se manifesta : les douleurs n'existaient
plus, la pupille était largement dilatée et circulaire ; le malade n'éprouvait plus de photophobie.
Il nous fut possible de faire usage de l'ophthalmoscope, en nous servant du miroir seul. Nous
constatâmes sur la face antérieure de la cristalloïde un cercle complet de granulations pigmentaires, détachées de la partie postérieure de l'iris
et adhérant à la capsule du cristallin. (*Voir* pl. V,
fig. 2.)

Nous fîmes cesser les instillations de sulfate
neutre d'atropine, et quelques jours après nous
remarquâmes, en examinant de nouveau l'œil à
l'aide du miroir oculaire, que la marge de la pu-

pille venait se superposer sur la circonférence formée par des granulations pigmentaires, que nous avons décrite précédemment.

La présence de ces granulations, situées au pourtour de la pupille, ne gênaient nullement la vision du malade, dont l'œil avait recouvré l'intégrité de ses fonctions.

A l'œil nu, ces dépôts peuvent échapper à l'observation, mais à l'aide de l'ophthalmoscope, sans qu'il soit nécessaire d'employer de lentille convergente, ils deviennent distincts et facilement saisissables.

Guérir cette affection est chose jusqu'ici impossible ; on doit se borner à prévenir le dépôt de nouvelles couches, en combattant rapidement et avec énergie les inflammations de l'iris qui pourraient envahir plus tard l'œil déjà malade.

Exsudats plastiques sur la face antérieure de la cristalloïde. Ils succèdent souvent à une inflammation de l'iris ; ils peuvent siéger sur la surface de la cristalloïde, ou adhérer à la fois à cette membrane et au bord de la pupille. On comprend combien il est important de les diagnostiquer dès le début, car, si on ne rompait promptement par l'emploi de préparations mydriatiques les adhérences établies entre la capsule et la pupille, l'iris resterait inégalement dilatable. Ces exsudations se reconnaissent très-facilement par l'éclairage direct ou latéral.

Opacités de l'appareil cristallinien, ou cataracte. Nous définirons, avec le docteur Desmarres, la cataracte, *une opacité totale ou partielle de l'appareil cristallinien*.

Grâce à la découverte admirable de Helmholtz, il n'est pas de diagnostic plus facile à poser aujourd'hui que celui de la cataracte. Il est impossible désormais de confondre une amaurose avec une cataracte au début. Parler du diagnostic des cataractes complètes est chose inutile ; elles peuvent être reconnues, même par les personnes étrangères à l'art de guérir.

Les opacités peuvent siéger sur la cristalloïde ou sur le cristallin.

Opacités de la cristalloïde ou capsule du cristallin, cataractes capsulaires.

Au début de la cataracte, quelle qu'en soit la variété, des troubles considérables se manifestent dans la vision ; ces troubles sont même beaucoup plus marqués alors qu'à une époque plus avancée de la maladie. En effet, si les opacités n'augmentent pas de volume d'une manière rapide, l'œil s'habitue peu à peu à leur présence, et se révolte moins contre elles qu'au moment de leur formation. Rien n'était plus facile, il y a quelques années à peine, de confondre une cataracte commençante avec une amaurose.

Sans compter le désagrément pour le chirurgien de commettre une faute, il y avait en outre pour le patient l'inconvénient fort grave d'être soumis au traitement rigoureux de l'amblyopie amaurotique, quand il était atteint d'une maladie qui dans certains cas ne réclame d'autre traitement que l'expectation.

On peut examiner la cristalloïde de deux manières : par l'éclairage direct et par l'éclairage oblique. Nous devons, avant toutes choses, insister sur la nécessité de dilater la pupille à l'aide d'une solution de sulfate neutre d'atropine (15 centigrammes dans 15 grammes d'eau distillée). On comprendra facilement la nécessité de cette précaution préliminaire, quand on saura que la cataracte débute souvent par la circonférence du cristallin ; l'œil de l'observateur serait alors vainement muni de l'ophthalmoscope ; l'iris lui cacherait toujours la circonférence de la lentille oculaire.

Il est indispensable, pour diagnostiquer la cataracte, de se servir de l'ophthalmoscope sans l'aide
d'aucune lentille. Il éclaire parfaitement le champ
de la pupille sur lequel viennent se dessiner en
noir les opacités du cristallin ou de la cristalloïde,
ainsi que le représentent les figures (pl. VI, fig. 1,
2, 3, 4). Il y a également avantage à se servir seulement d'une bougie ou d'une lampe à flamme peu intense, car, en projetant dans l'œil une lumière trop
vive, les opacités du cristallin, peu épaisses, pourraient se laisser traverser par les rayons lumineux,
ne feraient pas alors ombre sur le champ pupillaire, et échapperaient à l'observation. Il est
toujours utile de compléter l'examen par l'éclairage
latéral, qui, tout en montrant aussi bien les opacités
du cristallin ou de la capsule que l'examen direct,
a sur ce dernier l'avantage de présenter ces opacités
ou ces exsudations de la cristalloïde avec leur coloration normale, au lieu de les faire voir d'un gris
noirâtre.

On ne peut, à l'aide de l'éclairage direct, discerner si les opacités siégent sur le segment antérieur
du cristallin ou sur son segment postérieur, que
par une manœuvre dont l'idée ingénieuse est due
au docteur Desmarres. Quand l'opacité siége en

avant, on l'aperçoit toujours avec le speculum oculaire, quelle que soit l'inclinaison de la tête ; mais si elle siége sur le segment postérieur, perçue lorsque la tête est droite, elle ne le sera plus en faisant porter en arrière le front du malade ; la partie inférieure de l'iris masquera dans cette position l'opacité qu'on voyait auparavant. La position des opacités peut toujours être déterminée d'une manière très-précise par l'éclairage oblique.

Le but que nous nous sommes proposé, en publiant cet ouvrage, ne nous permet point de décrire la cataracte et toutes ses variétés ; nous avons surtout l'intention de montrer les ressources fournies par l'ophthalmoscope. Nous ne croyons pouvoir mieux atteindre ce but qu'en donnant un résumé des recherches du docteur Cusco, publiées dans l'excellente thèse inaugurale de son élève, le docteur Dubarry (1). Ces travaux ont été faits à la Salpêtrière sur des vieilles femmes. Ils ont pour base l'examen d'yeux cataractés, explorés pendant la vie à l'aide de l'ophthalmoscope, et disséqués après la mort des malades. On trouve dans cette monographie sur l'étude de la cataracte les indica-

____

(1) Nous nous sommes attaché à reproduire, autant que possible, les idées et le plan de ce travail consciencieux.

tions et contre-indications de l'opération, qu'on pratiquait trop souvent sans bien se rendre compte de l'état des milieux de l'œil, et en s'exposant alors à de sérieux déboires.

Le diagnostic de la cataracte est donc devenu aujourd'hui très-facile ; on n'a plus besoin d'avoir recours au procédé des trois images, donné par Purkinge, vulgarisé par Samson. Les progrès de la science sur cette question sont très-importants, car, grâce à eux, on peut, dès le début, reconnaître l'affection dont il s'agit, s'assurer par l'ophthalmoscope de l'état des milieux de l'œil, et surtout constater l'état de la choroïde, dont les lésions précèdent si souvent celles du cristallin, ainsi que nous le dirons quelques pages plus loin. En tenant compte de la diathèse à laquelle le malade est soumis, en prenant, d'autre part, en considération l'état local, il sera possible, dans bien des circonstances, d'enrayer la marche du mal et d'arrêter la cataracte dans son évolution. Mais ce n'est pas tout encore que de reconnaître la cataracte au début : admettons que le malade se présente à notre observation avec une opacité complète du cristallin. Il ne nous sera plus permis de consulter l'état des milieux de l'œil, en les explorant à la lumière de l'ophthalmoscope. L'opération de la cataracte devra-t-elle être pratiquée? C'est ici que les travaux du docteur Serres, d'Uzès, sur les phosphènes, devront trouver leur application.

Nous allons succinctement étudier l'*influence des altérations de l'œil sur l'état du cristallin, la valeur du diagnostic ophthalmoscopique dans le cas de cataracte.*

Cataractes lenticulaires.

Du noyau. — M. Malgaigne est venu en 1841 jeter le premier des doutes sur l'existence de l'opacité du noyau. Ce fait, qui était généralement admis, demande de nouvelles études pour être prouvé aujourd'hui. Morgagni l'avait cependant constaté deux fois. Dans les deux cas de cataracte nucléaire qu'il rapporte, le noyau était de couleur *brune*; l'un d'eux était *ramolli*. Mais dans les deux cas il y avait cataracte corticale. Le docteur Dubarry dit avoir trouvé quatre fois l'opacité du noyau du cristallin, et vérifié quatre fois par l'autopsie l'exactitude de ce fait. Il confirme le témoignage de Morgagni quant à l'état du noyau, avec cette différence, toutefois, que les parties corticales n'étaient pas opaques, dans les cas qu'il a observés.

Le noyau du cristallin paraît devenir opaque de deux manières : dans l'une, cette opacité paraît être fréquemment une exagération de la couleur *jaune ambrée* qu'on rencontre chez les vieillards, et qui, pour la plupart des auteurs, serait une coloration normale, tandis que pour M. Dubarry ce serait déjà un état pathologique ; car, chez des nonagénaires dont les membranes de l'œil étaient saines, il n'a jamais rencontré cette coloration, tandis qu'il l'a vue plusieurs fois chez des jeunes gens dont la choroïde était malade.

D'après le même auteur, le noyau du cristallin n'est jamais blanc ni gris, mais peut passer par toutes les nuances, depuis le jaune ambré jusqu'au noir. *Le noyau a partout la même coloration ;* ce qu'on ne rencontre pas dans les cataractes corticales, car les opacités deviennent ordinairement de plus en plus marquées, quant à leur couleur. Cette invasion brusque et uniforme d'une coloration nouvelle du noyau, indiquerait-elle en lui une structure différente de celle des couches corticales, ou une variété pathologique indépendante de la même maladie qui envahit le noyau ?

Le microscope rend compte de cette différence. MM. Ordonez et Dubarry ont trouvé que dans *la cataracte nucléaire* il n'y a point « d'élément hétérogène ; il y a seulement exagération de la structure normale, densité plus grande des fibres, et dentelures plus marquées du noyau. » Dans les autres variétés de cataracte, on rencontre toujours les parties périphériques envahies par des corpuscules graisseux. Le noyau, dans les quatre faits précités, était plus dur, plus résistant qu'à l'état normal. « *La coloration semblerait être le fait d'un nouvel arrangement moléculaire,* » car le microscope n'y montre pas d'élément étranger.

La seconde cause d'opacité du noyau du cristallin, qui dans ce cas est noir, tout en étant entouré, comme l'a rencontré Morgagni, de couches périphériques blanches, serait produite par un épanchement sanguin. Telle est la théorie de MM. Lebert et de Grœffe ; mais elle demande encore, pour être admise, la vérification d'un grand nombre de faits.

Cataractes corticales.—C'est le type de la cataracte spontanée. Elle doit à la particularité de se montrer sous plusieurs formes, d'avoir plus d'une fois entraîné des erreurs de diagnostic. On rencontre cette maladie dans la plupart des cristallins après l'âge de cinquante ans. Les auteurs lui ont donné le nom d'*arc sénile du cristallin*, ou *gérontoxon*. Beaucoup plus fréquent que *l'arc sénile cornéen*, on ne lui a pas attribué jusqu'ici, et c'est à tort, l'importance qu'il mérite.

Cet *arc sénile* tantôt siége sur toute la circonférence du cristallin, tantôt il n'en occupe que la moitié ou les trois quarts : dans ce cas, c'est la « *moitié inférieure et externe.* » La partie envahie en dernier lieu est ordinairement la partie « *supérieure et interne* » de la circonférence du cristallin. Ce gérontoxon est situé à environ un demi-millimètre de profondeur ; jusque-là, on peut enlever sans l'atteindre les couches externes de la lentille oculaire.

De cet arc sénile provient bien évidemment « tout le travail pathologique. » Dans quelques cas, assez rares du reste, au lieu de marcher de la circonférence du cristallin vers le noyau, comme cela a lieu ordinairement, les opacités partent du cercle sénile, pour s'étendre vers les couches superficielles du cristallin, et donner lieu à cette variété de cataracte que quelques auteurs ont décrite sous le nom de cataracte capsulaire. En effet, les lames superficielles du cristallin, devenant opaques par place, sont séparées par des parties transparentes. Celles qui sont envahies par l'opacité se trouvent situées immédiatement au-dessous de la cristalloïde, représentent une série de houppes blanches chatoyantes à la lumière de l'ophthalmoscope, et paraissent se détacher de la face interne de la cristalloïde. En enlevant la capsule, ces houppes corticales, peu adhérentes entre elles, se détachent du cristallin et restent collées à la membrane qui l'enveloppe. Ici l'anatomie pathologique paraît seconder l'erreur produite par la vue; mais, en lavant avec le soin le plus minutieux la cristalloïde, d'après le conseil donné par M. Malgaigne, on voit toutes les opacités se détacher, preuve évidente qu'elles n'étaient pas parties de la cristalloïde.

Dans la majorité des cas, le travail pathologique s'effectue de la circonférence vers le centre du cristallin. Les opacités du *gérontoxon* se présentent alors sous la forme de taches triangulaires, donnant à l'arc sénile l'aspect d'une roue dentée sur le bord interne de sa circonférence. (*Voir* pl. VI, fig. 1.) Dans le second degré, cette première série d'opacités en circonscrit une deuxième appartenant à un cercle d'un diamètre plus petit et dont la circonférence est fort incomplète. Ces segments sont situés à une profondeur variable.

Tel est le type de l'affection sénile du cristallin, et non pas, comme on l'a répété, la couleur ambrée de la lentille oculaire. Au moment où la cataracte devient complète, des stries fines, opaques, se détachent du *gérontoxon* et se portent vers le noyau du cristallin. Il se trouve embrassé alors par ces opacités comme un centre de cristallisation. Insensiblement les parties transparentes cessent de l'être, et les couches corticales sont alors complétement opaques. Dans cet état, un cristallin ouvert nous montre que souvent le noyau est encore translucide. Les cataractes que les auteurs désignent sous le nom de *déhiscentes*, *étoilées*, *à trois branches,* ne sont que des degrés différents de ce travail pathologique, dont la marche est parfaitement indiquée en lui donnant le nom de *cristallisation.*

Les deux faces du cristallin sont exposées l'une et l'autre à cette altération.

Il est une maladie qui ne paraît pas liée à la variété de cataracte que nous décrivons ; c'est celle désignée par les Allemands sous le nom de *cata-*

racte polaire, et qu'ils paraissent considérer comme précédée à peu près fatalement par la scléro-choroïdite. D'après les travaux de M. Cusco, sur vingt autopsies de cette maladie à la Salpêtrière, la cataracte polaire n'a pas été trouvée une seule fois.

On a rencontré, mais très-rarement, une variété de cataracte corticale, dans laquelle les opacités, ayant la forme de pépins de fruits, sont situées à une profondeur très-voisine du noyau. Elles marchent lentement.

Cataractes capsulaires. — Les opacités capsulaires ont été constatées malgré leur rareté. La capsule paraît être rarement seule atteinte. Sur un grand nombre d'autopsies faites par le docteur Dubarry, elle n'a pas été rencontrée une seule fois. Dans les cas qu'il a observés, il y avait toujours cataracte *capsulo-lenticulaire*. La science a donc besoin de nouveaux faits pour prouver d'une manière péremptoire l'opacité de la capsule, qui ne paraît avoir été constatée que sur le vivant. Ce fait est d'autant plus intéressant, qu'à l'autopsie MM. Broca et Robin l'ont constatée sur la capsule à la partie postérieure. L'opacité de la partie antérieure du cristallin précède probablement l'altération dont nous parlons, altération qui ne serait alors que consécutive, et ne pourrait, par conséquent, être diagnostiquée par l'ophthalmoscope, puisque le cristallin serait opaque dans ses couches antérieures.

La cataracte capsulaire qui n'est pas le *résultat d'une inflammation* ne peut pas avoir présenté jusqu'ici cet aspect *laiteux uniforme*, qui était donné comme son caractère pathognomonique. En tenant compte d'une part de sa rareté, et d'autre part de la considération précédente, **M. Malgaigne** aurait donc en quelque sorte raison de nier l'existence de cette cataracte.

On peut résumer ainsi la description précédente sur les caractères que présente la *cataracte capsulaire spontanée :*

1° Présence en nombre indéterminé de petits points chatoyants de couleur blanche, faisant saillie sur la face antérieure de la cristalloïde ;

2° Ils résistent au lavage ; on ne peut les énucléer qu'avec peine ;

3° Touchés avec une aiguille à cataracte, ils présentent assez de dureté ;

4° Leur siége se trouve dans la substance même de la cristalloïde (Robin) ;

5° Leur volume atteint un minimum qui ne peut être perçu qu'à l'aide d'une forte loupe ; leur maximum ne dépasse pas la grosseur d'une très-petite tête d'épingle. Cette disposition et ce volume donnent à la cristalloïde l'aspect que présente la cornée dans l'affection décrite sous le nom de *kératite ponctuée , kératite non vasculaire.*

Dans l'observation de M. Broca, la plus complète, le nombre de ces points opaques n'était pas assez considérable pour enlever à la capsule du cristallin sa transparence. Elle la conservait même dans les parties occupées antérieurement par les corpuscules opaques qu'on venait d'énucléer.

Dans la majorité des cas, les corpuscules occupent un espace très-limité. Ils ne ressemblent en rien, du reste, aux parties adhérentes détachées du cristallin opaque, parties qui, nous l'avons dit plus haut, s'enlèvent promptement par le lavage. Dans deux cas de Dubarry, cette cataracte capsulaire occupait la circonférence de la capsule cristalline, et ne pouvait être vue qu'en dilatant la pupille.

L'état de la science sur cette question porte M. Cusco à admettre que cette variété *de cataracte non phlegmasique* doit être rapportée à la cataracte *phosphatique*. M. Dubarry, dans une cataracte cap-sulo-lenticulaire, trouva au niveau du pôle anté-rieur du cristallin, complétement opaque lui-même, un point chatoyant, superficiel et régulier, parfaitement discerné pendant la vie par l'éclairage latéral. L'autopsie vint confirmer le diagnostic d'une cataracte capsulaire complétement isolée de la cataracte corticale située au-dessous d'elle.

Sur la partie la plus externe de la cristalloïde, on rencontre souvent une variété à laquelle on a donné le nom de cataracte *pigmentaire dendriti-que*. Elle siége sur le feuillet antérieur de cette membrane, formée par un certain nombre de points rougeâtres ou couleur jaune d'ocre, qui va-rient beaucoup quant à leur arrangement. Ils ont été considérés comme le résultat de l'inflammation simultanée de l'iris et de la cristalloïde, ou bien comme un dépôt de l'uvée sur la capsule. Ils se présentent ordinairement sous la forme d'une cir-conférence ayant le même centre que la papille, et décrivant dans son aire un anneau à contours plus ou moins réguliers. On trouve quelquefois deux de ces circonférences, de diamètres inégaux, inscrites l'une dans l'autre, et paraissant avoir toujours le même centre. Dans certains cas, les adhérences qui existent entre l'iris et la cristalloïde peuvent être vaincues facilement par les préparations mydriatiques, qui parfois ne peuvent en triompher. Examinés au microscope, ces petits dépôts, que le frottement peut enlever avec facilité dans la majorité des cas, paraissent formés dans les taches noires de cellules épithétiales accompagnées de leurs granulations pigmentaires. Les renseignements donnés par les malades ne permettent pas de les considérer comme le résultat d'une inflammation de l'œil.

Les cataractes, examinées dans les pages précédentes au point de vue de *leur siége* et de *leurs formes diverses*, doivent être étudiées maintenant quant à leur marche et quant aux signes qui doivent les faire différentier les unes des autres.

Nous savons que la *cataracte nucléaire*, bien que fort rare, pouvait se présenter dans *trois conditions différentes* : seule ou accompagnée d'une opacité complète du cristallin, ou enfin avec une opacité des couches corticales à leur début.

Sa marche est toujours lente ; elle progresse constamment du centre à la périphérie du noyau. La cataracte nucléaire et la cataracte corticale paraissent l'une et l'autre sous la dépendance d'une même flegmasie de l'œil, *l'atrophie choroïdienne* (*voir* ce mot), et pourtant elles semblent pouvoir se développer indépendamment l'une de l'autre. M. Malgaigne a rencontré fréquemment des cataractes corticales dans lesquelles le noyau était transparent ; M. Dubarry cite plusieurs observations d'opacité du noyau avec persistance pendant trois ans de la transparence des couches corticales.

L'anatomie pathologique du cristallin rend jusqu'à présent difficilement compte des caprices observés dans la marche plus ou moins rapide des cataractes corticales. Les travaux récents semblent toutefois établir une solidarité très-grande entre l'inflammation de la choroïde et les opacités qui surviennent dans la substance du cristallin. Nous verrons plus loin que les travaux de Cusco téndent à prouver qu'à chaque recrudescence de la choroïdite, les opacités deviennent plus intenses dans la lentille oculaire.

L'ophthalmoscope nous permet aujourd'hui de reconnaître que la cataracte peut rester stationnaire pendant fort longtemps, quel que soit son degré d'évolution ; que d'autrefois sa maturité suit de bien près son début.

S'il est aujourd'hui indispensable de se servir de l'instrument d'Helmholtz pour diagnostiquer l'état phlegmasique des membranes de l'œil, qui précède souvent le développement de la cataracte ; s'il est nécessaire de dilater largement la pupille afin de voir la circonférence du cristallin, point de départ fréquent des opacités qui l'envahissent, l'éclairage direct sera remplacé avec avantage par l'éclairage oblique ou latéral, à l'aide d'une loupe à court foyer. Il nous permettra, en effet, d'apprécier, ce que nous n'aurions pu faire par l'autre procédé, la *couleur* et la *profondeur* de l'altération, la *forme* et l'*étendue* qui nous étaient déjà fournies par l'emploi de l'ophthalmoscope.

L'aspect granité de la capsule pourrait être confondu avec *l'aspect pointillé* de la cataracte des couches corticales profondes. Mais ils se différencient par le caractère des opacités de la cristalloïde, qui sont *plus superficielles ;* elles siégent immédiatement à la partie postérieure de l'iris, ou au niveau de cette membrane ; elles sont en outre *plus chatoyantes.* Ordinairement elles s'accumulent en *un point limité de la périphérie* de la capsule ; *petites* et *à peu près égales* entre elles, elles ont une apparence de relief qu'on ne trouve pas dans la cataracte lenticulaire ; les taches opaques sont *d'une blancheur mate,* d'un volume plus considérable que les précédentes, ne présentent pas le même volume entre elles. On ne les rencontre jamais à la périphérie; elles ne sont pas superficielles.

Le diagnostic différentiel est assez facile entre les deux variétés, mais il l'est beaucoup moins entre les *cataractes de la cristalloïde* et les *opacités superficielles du cristallin*. On serait assez porté à confondre volontiers ces dernières, connues aussi sous le nom de *cataractes en houppe*, avec des opacités de la cristalloïde; mais on évitera l'erreur, malgré le siége superficiel de ces deux variétés, en se rappelant que, dans la *cataracte de la capsule*, on rencontre des granulations disséminées dans son épaisseur, et que, dans la cataracte corticale, on observe des plaques larges, offrant un relief apparent. Quand bien même, tant *la forme* de ces granulations présente d'importance pour le diagnostic, quand bien même, disons-nous, la cristalloïde entraînerait avec elle de ces larges plaques à l'autopsie, on peut prédire à l'avance que le lavage les détachera facilement de la cristalloïde.

Quand la cataracte, celle qu'on rencontre le plus souvent, prend son point de départ sur *l'arc sénile* ou *gérontoxon*, la série plus ou moins continue des opacités semblables aux dents d'une scie, dont la pointe se dirige vers le centre de la lentille, met bientôt sur la voie du diagnostic et ne permet pas l'erreur.

La cataracte noire, dont l'existence a été niée par Dupuytren, se reconnaîtra aux caractères suivants, grâce à l'emploi du miroir oculaire et de *l'éclairage oblique*. Cependant il faut être averti que quelques erreurs peuvent être commises même avec l'aide de ces instruments. Disons d'abord qu'on ne trouve cette coloration que dans les *opacités nucléaires et pigmentaires*. L'éclairage oblique nous montre la cataracte nucléaire *profonde*, *de couleur jaune verdâtre*, à *contours mal définis*, qu'on pourrait confondre avec une opacité du corps vitré. On peut néanmoins parfois reconnaître que cette opacité siége bien dans le cristallin, car on en trouve quelques autres moins larges disséminées dans cette lentille.

L'ophthalmoscope, dans ces cas, embrasse le fond de l'œil, trouve au centre du cristallin une opacité dont il peut limiter les contours, et perçoit entre eux et la circonférence du cristallin certains détails du fond de l'œil, tels que la papille ou les vaisseaux rétiniens. Ainsi une masse opaque, située au centre de la papille, la possibilité de voir quelques parties du fond de l'œil, certaine aptitude de la part du malade à percevoir encore les objets extérieurs, sont des symptômes de la cataracte noire. Elle ne pourrait être confondue qu'avec des opacités situées en arrière du cristallin ; mais elles sont plus profondes, plus diffuses, accompagnées d'une cécité complète, et, dans ces cas, l'observateur ne peut éclairer le fond de l'œil.

Quand il y a simultanément cataractes *nucléaire* et *corticale*, le fond brun sale du noyau se distingue facilement, à l'aide de l'ophthalmoscope et de l'éclairage oblique, des couches corticales, qui restent toujours un peu translucides. Cette transparence permet d'arriver à constater un fait assez fréquent : nous voulons parler du déplacement du noyau devenu opaque, déplacement dont rend parfaitement compte la densité du noyau qui, plus lourd que les couches corticales, souvent ramollies elles-mêmes, se creuse par son poids une cavité qui l'empêche de rester au centre de la pupille. L'ophthalmoscope permet d'apprécier parfaitement ce déplacement.

La cataracte pigmentaire est de même couleur que la précédente ; mais elle en diffère par des caractères bien tranchés. Cette cataracte, qui porte aussi le nom de dendritique, est superficielle, placée au niveau de la pupille, ou immédiatement derrière elle, ne se présentant nullement avec cet aspect brun sale, profond, que nous montrait la cataracte nucléaire précédente, réunie en une masse d'apparence uniforme au centre de la pupille. Dans la cataracte pigmentaire, les *opacités sont situées très-irrégulièrement ;* elles forment le *plus souvent une zone circulaire,* dont la *couleur est brun rougeâtre, d'aspect pointillé* (Dubarry). Dans ces cas, la partie antérieure de la capsule adhère souvent à l'iris, dont la pupille a perdu sa mobilité et sa forme circulaire ; ses bords sont inégaux et se portent plus ou moins vers le fond du globe oculaire. Quelquefois, tout le champ de la pupille est recouvert par ce dépôt pigmenteux ; mais il ne présente jamais assez d'épaisseur pour s'opposer à la pénétration de quelques rayons lumineux dans l'intérieur de l'œil. Si les adhérences ne sont pas partout complètes, en dilatant la pupille on peut, dans certains points, explorer quelques parties de la membrane nervée.

Influence des altérations de la choroïde sur les cataractes séniles.

On a jusqu'ici considéré les cataractes comme une lésion beaucoup trop indépendante des autres maladies de l'œil. C'est aux auteurs modernes, et entre autres aux docteurs Cusco et Follin, qu'est due l'impulsion donnée aujourd'hui à l'étude de la coïncidence qui existe souvent entre la lésion des membranes de l'œil et la cataracte.

Nous allons étudier quels sont la nature, le degré et le siége de ces altérations.

L'ophthalmoscope nous a permis de reconnaître antérieurement, dans les deux membranes qui tapissent le fond de l'œil, *la rétine* et *la choroïde*, deux ordres de vaisseaux superposés, les uns se distribuant à la rétine, les autres destinés à la choroïde. L'anatomie pathologique vient, du reste, prouver aussi cette indépendance des deux membranes, quant à leur circulation vasculaire. M. Dubarry considère la rétine comme n'étant douée d'aucune influence sur les maladies des milieux de l'œil; ainsi, dans les diverses altérations de la rétine, qu'elles coïncidassent avec une lésion de cette membrane ou avec une modification dans la circulation sanguine, anémie, hypérémie, hémorrhagie, les milieux étaient toujours sains.

La choroïde se trouve dans des conditions toutes différentes; les lésions qu'on rencontre à sa surface peuvent mettre sur la voie de celles qui existeront plus tard sur le corps vitré ou le cristallin. La vitalité de ces milieux se trouve intimement liée à la circulation choroïdienne.

Il est un point sur lequel insiste surtout beaucoup M. Dubarry, et qui se trouve en contradiction formelle avec ce qu'avançaient les auteurs avant lui, Petit entre autres. On admettait généralement « *que la choroïde, d'un brun foncé dans la jeunesse, pâlissait de plus en plus à mesure que l'individu prenait des années, et que, dans ce même individu arrivé à la vieillesse, la choroïde était d'une teinte grisâtre, presque blanche.* » Sur plusieurs nonagénaires, chez lesquels la vue était restée intacte, M. Dubarry a trouvé des choroïdes très-brunes, et il pense « *que la coloration brune de cette membrane est de tout âge et l'indice de l'état sain; que l'existence de cette coloration impliquait la perméabilité et les fonctions normales de son système circulatoire; que de l'intégrité de la choroïde on pouvait se pro-*

noncer à l'avance sur l'absence de toute autre altération sénile de l'œil. »

La cataracte plus ou moins prononcée est donc l'indice d'une atrophie choroïdienne.

Rien ne prouve mieux la relation qui existe entre ces deux lésions que la coïncidence que l'on rencontre entre elles, quant à leur siége.

Le même auteur avait observé que le *gérontoxon* cristallinien était situé ordinairement sur l'arc externe de la lentille, qu'ordinairement la partie supérieure et interne de la même circonférence n'était atteinte qu'en dernier lieu, et il trouva consécutivement que l'atrophie choroïdienne avait, au début, son siége sur la partie externe de la papille. Comme confirmation de cette règle, chaque fois qu'il rencontra une altération de la choroïde ayant son siége en dedans ou au-dessus du disque du nerf optique, il trouva *envahie par des opacités* la partie de la circonférence du cristallin inscrite dans le même angle que *l'atrophie choroïdienne.*

Pourquoi cette maladie siége-t-elle le plus souvent sur la partie externe et postérieure de la choroïde?

D'après les beaux travaux de M. Cazalis, médecin à la Salpêtrière, dans la majorité des altérations

vasculaires chez les vieillards, « *la maladie marche
des capillaires vers les troncs*. Or, dans l'étude de la
choroïde, il est un fait bien manifeste : c'est le peu
de trajet qu'ont à parcourir les veines situées en
dedans de la papille pour arriver au confluent des
vasa vorticosa, ceux même très-rapprochés ; c'est
encore le nombre et le volume des troncs et des
anastomoses dans cette même partie. En revanche,
dans la portion externe de la choroïde, le parcours
est double, les deux troncs d'émergence éloignés,
les anastomoses et les troncs plus rares, plus ténus. Les vorticelles du plus petit calibre, situées
vers la papille, subissent les premiers effets de
l'altération sénile. C'est ainsi que la choroïdite
atrophique, quand elle est localisée, occupe le
plus souvent la partie postérieure et externe de
cette membrane. » (*Dubarry*, d'après Cusco.)

L'atrophie choroïdienne peut être *partielle* ou
générale. Bien que la cataracte coïncide avec ces
deux formes, l'indication de l'opération est modifiée par l'étendue de la lésion.

Dans l'atrophie choroïdienne générale, la couleur de la choroïde est d'un *gris ardoisé uniforme*.
Chez les vieillards, elle s'accompagne quelquefois
d'un reflet brillant, qu'on trouve assez communé-

ment chez eux. Le pigment est en quantité beaucoup moindre dans toute l'étendue de la choroïde; son absence est le plus souvent complète en avant. A la partie interne, la couche de pigment, fort peu épaisse, recouvre partout les vaisseaux; quoique peu adhérente, il ne paraît point y avoir là, comme on l'a dit à tort, une *macération du pigment*. Ces dépôts de pigment, placés entre les mailles du réseau formé par l'intrication des *vasa vorticosa*, ont disparu, ainsi qu'il est facile de s'en assurer quand on enlève la couche interne ci-dessus indiquée; cette absence du pigment choroïdien est la cause de la pâleur de la membrane. On n'en trouve plus alors qu'au niveau des quatre troncs veineux de la choroïde, qui divisent cette membrane en quatre parties. Le pigment, étendu sous forme de quatre plaques noires, n'existe plus alors qu'au niveau de la ligne où les dernières vorticelles, nées de deux troncs différents, s'anastomosent entre elles.

L'anatomie montre que, dans les choroïdes presque blanches, les gros troncs vasculaires persistent, tandis que les réseaux capillaires ont disparu. La perméabilité vasculaire n'existe complétement que dans les veines assez grosses et les larges anastomoses.

Cette décoloration du pigment ne tient pas à la disparition de ses cellules, mais bien à une modification particulière des granulations de ce corps, dont l'absence n'est que la dernière limite de cette transformation. MM. Dubarry et Ordonnez ont vu, à l'aide du microscope, les cellules persister en conservant leur volume et leur forme. Toutefois les granulations, de noires qu'elles étaient, deviennent jaunâtres, perdent de leur volume et finissent par disparaître complétement. Dans plusieurs cas, ils ont observé dans les vaisseaux la dégénérescence athéromateuse.

On trouve généralement, dans la cataracte sénile, cette variété d'atrophie choroïdienne produite par la dégénérescence athéromateuse des vaisseaux de cette membrane. Cette observation établit un lien de plus entre la cataracte qui est due à des altérations de nature graisseuse du cristallin, et la choroïdite.

Dans l'atrophie choroïdienne partielle on remarque deux degrés : l'atrophie siége ordinairement à la partie externe de la choroïde, mais parfois aussi on la rencontre sur la partie antérieure de la membrane, non loin de la circonférence de l'iris. Dans ces cas, bien que tout le segment postérieur de la choroïde soit à l'état sain, lorsqu'elle a été frappée d'atrophie dans sa partie antérieure, on trouve toujours des opacités dans le cristallin, et la liaison entre ces deux altérations est telle, qu'au niveau des points où l'atrophie choroïdienne n'existe pas encore, le cristallin conserve sa transparence, tandis qu'il l'a perdue au niveau des points où se trouve l'atrophie de la choroïde.

Il paraîtrait, d'après ces faits, que le cristallin étant sous la dépendance de la choroïde, quant à sa nutrition, c'est plus particulièrement par la partie antérieure de cette membrane que sa vitalité est entretenue.

L'anatomie pathologique paraît donc prouver que le cristallin vit par la choroïde. A l'atrophie de la choroïde, à sa dégénérescence graisseuse succèdent des altérations identiquement semblables dans le cristallin.

L'intégrité de la choroïde ne tient pas seulement sous sa dépendance l'intégrité du cristallin, elle préside également à celle du corps vitré. Dans le traitement de la cataracte, on doit tenir un très-grand compte de l'état du corps vitré.

En prenant en considération les altérations anatomiques de la choroïde, nous voyons que l'atrophie peut siéger sur la partie antérieure de cette membrane ou sur la partie postérieure ; que l'atrophie choroïdienne antérieure est liée constamment à la présence de la cataracte. Il est facile d'établir maintenant que la lésion de la partie postérieure de la choroïde a des rapports intimes avec les altérations du corps vitré.

Quand l'atrophie est parfaitement limitée à la partie antérieure, on voit survenir spontanément la cataracte simple, normale. Si l'atrophie siége sur la partie postérieure, maladie à laquelle on a imposé le nom de *scléro-choroïdite*, on trouve le corps vitré malade. Nous avons pu vérifier (5 mars) l'exactitude de cette assertion sur le cadavre d'une vieille femme, dans l'amphithéâtre de l'école de médecine, en présence des internes de l'Hôtel-Dieu. Sur ce sujet il y avait choroïdite atrophique antérieure dans les deux yeux, et on voyait parfaitement le gérontoxon de chaque côté. Sur un vieillard âgé de soixante-neuf ans, mort d'une maladie du cœur, l'atrophie choroïdienne siégeait plutôt en arrière qu'à la partie antérieure ; le pigment présentait une teinte brun-rougeâtre. Dans l'œil gauche, nous avons trouvé une teinte ambrée du cristallin ; dans l'œil droit, où l'atrophie choroïdienne paraissait plus marquée en arrière, mais commençait aussi un peu en avant, nous avons remarqué une teinte jaune ambrée bien plus sensible du cristallin : on eût dit une lentille de sucre d'orge ; et vers le milieu, dans l'épaisseur des couches corticales, existait une opacité de forme ovalaire. Le corps vitré dans les deux yeux avait, aussi lui, une teinte jaune, mais bien moins sensible. Il paraissait ramolli, en en jugeant par opposition avec le corps vitré de l'œil d'une jeune fille de quatorze à quinze ans environ, placée dans le même amphi-théâtre. Chez elle, le pigment choroïdien était uniformément noir dans toute l'étendue de la cho-roïde, et le corps vitré paraissait plus ferme et présentait la transparence limpide du cristal.

De ce qui précède nous pouvons conclure qu'à l'atrophie choroïdienne généralisée correspondent deux lésions simultanées : l'arc sénile du cristallin, gérontoxon ou cataracte, ayant son siége sur la cir-conférence de la lentille oculaire, et l'altération du corps vitré, caractérisée ordinairement par son *ramollissement et son augmentation de volume ;* con-sidérations dont nous tiendrons compte bientôt en parlant du diagnostic. C'est dans cette circonstance qu'on doit se rappeler le précepte de Roux : ***Défiez-***

vous des yeux qui présentent trop ou trop peu de con-sistance ; toujours alors le corps vitré est ramolli, en sorte qu'il y a danger de vider l'œil. Quand il y a à la fois atrophie choroïdienne et cataracte, si l'opéra-tion réussit bien en tant qu'opération, il persiste ordinairement, après elle, certaines anomalies dans la vision, dont nous parlerons plus loin. Avant d'opérer, il est donc de la plus grande importance de porter un diagnostic précis sur les altérations de la choroïde. L'exploration de cette membrane est toujours facile, toutes les fois que l'opacité du cristallin n'est pas complète. On peut, dans ces cas, apprécier l'étendue et l'intensité de l'atrophie (toutefois on comprend que l'atrophie choroï-dienne antérieure n'est pas appréciable à l'oph-thalmoscope). Dans l'opacité complète du cristallin, les conditions ne sont plus les mêmes : tant que l'atrophie choroïdienne a par son siége entraîné la formation d'opacités dans le cristallin, on peut soupçonner l'existence de cette atrophie ; car on sait, d'après ce qui précède, qu'elle doit exister. On reconnaîtra, à certains signes que nous décri-vons ci-dessous, qu'elle a étendu son influence sur le corps vitré. Le diagnostic est donc parfois pos-sible quand il y a lésion concomitante de la choroïde et du corps vitré. Nous savons que, lorsqu'il devient malade, sa consistance diminue et son volume augmente. Tant que la sclérotique conserve ses dimensions, la dureté de l'œil augmente; défiez-vous alors, comme le disait Roux, de cet état du globe oculaire. Si la sclérotique s'amincit assez, et ne peut plus résister à l'impulsion expansive du corps vitré, elle perd sa forme et s'agrandit pour former le staphylôme sclérotidien postérieur : l'œil perd alors de sa consistance, et vous devez encore ici apporter la même circonspection, si vous voulez pratiquer l'opération de la cataracte. Le ramollissement du corps vitré se développe quelquefois avant la cataracte; on peut alors présumer son existence d'après les signes suivants : ou bien la myopie survient chez le malade, circonstance due à l'augmentation, sous l'influence du staphylôme sclérotidien, du diamètre antéro-postérieur de l'œil; ou bien on trouve dans les antécédents de la famille des malades atteints de *scléro-choroïdite*.

D'après les faits qui précèdent, s'il est possible d'établir la relation des altérations choroïdiennes avec le développement de la cataracte, la marche, parfois en apparence insolite, de cette affection,

s'explique parfaitement. En effet, si, dans l'évolution progressive de l'altération des vaisseaux de
la choroïde, il existe des temps d'arrêt, remplacés
plus tard par une recrudescence nouvelle de la
lésion, il devra se présenter une évolution semblable dans le développement de la cataracte. C'est
en effet ce qu'on observe dans certains cas. Ce
phénomène ne se présente-t-il pas tous les jours
dans les affections cérébrales liées à une altération
des vaisseaux de même nature que celle de la
choroïde? Ne voit-on pas tous les jours, dans l'a-
poplexie du cerveau, dans le ramollissement du
même organe, des temps de repos dans l'évolution de la maladie, auxquels succèdent des exacerbations nouvelles? De même nous voyons la
cataracte marcher, rester stationnaire, puis se développer de nouveau. Les alternatives dans l'une
et l'autre affection, lésion cérébrale ou lésion du
cristallin, sont liées à deux ordres de causes ayant,
dans l'un et l'autre cas, la même influence fatale
sur la marche ultérieure de la maladie. Ici, une
irritation locale sera le point de départ de l'altération de l'un ou de l'autre organe; là, une cause
inconnue, une diathèse viendra altérer la trame

des vaisseaux de la masse cérébrale ou de l'organe de la vision.

Si la cataracte a pour point de départ une choroïdite assez avancée, on comprend très-bien que l'extraction du cristallin ne modifie en aucune façon l'altération athéromateuse des vaisseaux choroïdiens. Il est donc de la plus grande importance de ne pas opérer dans ces cas, malgré les conditions, en apparence favorables, que présente la cataracte.

L'anatomie pathologique vient encore nous rendre compte de ce phénomène singulier qu'éprouvent certains malades opérés de cataracte, ou certains vieillards même qui se trouvent dans l'impossibilité de supporter sans douleur une vive lumière ; c'est à ce point que ceux opérés de cataractes préfèrent se servir de verres simples et colorés, plutôt que de faire usage des lunettes biconvexes qu'on leur conseille. L'absence de pigment sur une grande étendue de la choroïde explique très-bien cette anomalie. En effet, les rayons lumineux n'étant pas en partie absorbés par le pigment choroïdien, sont réfléchis en masse trop considérable par la sclérotique, et leur multiplicité impressionne d'une manière douloureuse la membrane nerveuse de l'œil constituée par la rétine.

Il peut se produire un autre inconvénient bien plus grave. Admettons qu'il y ait coïncidence d'une cataracte avec atrophie choroïdienne antérieure ; souvent alors, dans ce cas, l'opération précipite la marche de l'altération choroïdienne, qui, de la partie antérieure de l'œil, s'étendra rapidement à la partie postérieure de cet organe. Sous l'influence de cette nouvelle lésion, nous savons que le corps vitré doit fatalement, en quelque sorte, devenir malade à son tour. Cette altération, nous l'avons vu déjà, se produit par un ramollissement avec augmentation de volume du corps vitré ; d'où tension plus grande de la sclérotique, et augmentation du diamètre antéro-postérieur de l'œil. Or nous savons qu'après une opération de cataracte faite dans de bonnes conditions, la lentille biconvexe, représentée par le cristallin, étant enlevée, le malade voit les objets d'une manière confuse. Dans un premier degré de ramollissement, d'augmentation modérée par conséquent du diamètre antéro-postérieur de l'œil, le malade voit normalement, circonstance qui paraîtrait étrange sans cette explication. Dans un degré plus avancé de ramollissement, le diamètre antéro-postérieur se trouve encore plus grand ; l'ancien cataracté peut alors être atteint de myopie. Nous voyons donc que, suivant le degré de ramollissement du corps vitré, il peut y avoir, après l'opération de la cataracte, vision normale au lieu de presbytie, myopie même parfois, bien que la lentille biconvexe que représente le cristallin ne soit plus sur le trajet des rayons lumineux.

Ces faits s'observent chaque jour par tous les chirurgiens. Textor cherchait à en rendre compte en supposant, ce qui paraît fort hypothétique aujourd'hui, que le cristallin se reproduisait. Il est beaucoup plus probable, depuis les nouveaux faits bien observés, que les anomalies dans l'acte de la vision, après l'opération de la cataracte, sont dues à la présence de la *scléro-choroïdite*.

Du reste, que le staphylôme sclérotidien préexiste à l'opération, ou qu'il lui soit consécutif, il modifie ordinairement les résultats d'une manière notable. Je citerai à cette occasion l'observation suivante de M. Dubarry :

« Il s'agit d'une femme âgée maintenant de 54 ans, atteinte de la cataracte congénitale ; elle fut opérée aux Quinze-Vingts, à l'âge de 16 ans. Le cristallin est en partie résorbé ; toutefois il en existe encore dans chaque œil des portions assez notables à la partie inférieure et interne de la chambre postérieure. La pupille est largement dilatée ; une fausse membrane demi-opaque cache une portion de l'ouverture irienne. Cette pseudo-membrane insérée aux procès ciliaires est probablement le résidu de la cristalloïde. L'inspection de l'iris, la sensibilité à la belladone, la contractilité à une vive lumière, tout démontre l'état normal de ce diaphragme. La dilatation de la pupille est manifestement le résultat du peu de sensibilité des rétines. Si on examine la fausse membrane elle-même, on constate qu'elle présente dans chaque œil un orifice assez régulièrement circulaire, toujours dans l'aire de la pupille, et d'une ouverture supérieure à celle que présente normalement l'iris.

» Cette femme jouit d'une vision à peine suffisante pour se conduire ; elle est extrêmement myope. L'examen de l'œil fait découvrir une scléro-choroïdite avec staphylôme postérieur. »

Cette observation est très-intéressante à plus d'un titre : elle établit la relation dont nous avons parlé précédemment. L'ignorance de la choroï-

dite a eu sans doute une influence fâcheuse pour
la malade. Plusieurs fois l'opération de la cataracte
secondaire lui a été proposée. Il est évident qu'elle
n'en aurait retiré aucun bénéfice. Elle a suivi, de
plus, le conseil funeste de porter pendant plusieurs
mois des lunettes convexes , quand il eût fallu lui
en faire porter de concaves, puisqu'elle est myope.
La fatigue de l'œil pour s'accommoder à des
lunettes qui ne lui convenaient pas , n'a certes
point été étrangère au développement de l'atrophie
de la choroïde et à l'insensibilité presque complète
des rétines.

De ces considérations découle le précepte que
doit toujours suivre le chirurgien après l'opération
de la cataracte : c'est de s'assurer, à l'aide de l'ophthalmoscope, de l'état des milieux de l'œil ; il ne
s'exposera pas ainsi, plus tard , dans les symptômes que présentera l'œil de son opéré , à attribuer
à l'absence seule du cristallin les troubles de la
vision qui devraient être rapportés à une lésion de
la choroïde, si elle se manifeste. On voit alors,
sans avoir besoin de s'appuyer sur l'hypothèse
de Textor, que la nature a une tendance pré-
dominante à se suffire par elle-même. Après un
temps plus ou moins long, les milieux de l'œil de-

viennent plus réfringents ; de presbyte qu'il était , le globe oculaire peut arriver graduellement à être doué, pendant un certain temps, de la vision normale, remplacée bientôt par la myopie. On voit tous les jours, en effet, des opérés de cataracte obligés de renoncer à leurs verres biconvexes, parce que, dans l'hypothèse d'une scléro-choroïdite, le corps vitré se ramollit, augmente de volume; les résultats, d'abord satisfaisants, sont remplacés par une perception moins nette des objets. Le malade attribue ce phénomène à la faiblesse de ses verres, les change imprudemment pour de plus forts; il y voit encore moins, parce qu'il marche vers la myopie, et son mal augmente de plus en plus sous l'influence des efforts que fait l'œil pour *s'accommoder* à des lunettes qui deviennent de moins en moins appropriées à sa vue. L'illustre professeur Velpeau dit, dans son *Traité sur les maladies des yeux* : « On a constaté du reste, à ce sujet, qu'après l'extraction du cristallin , le corps vitré s'arrondit en avant, comme pour remplir le vide qui vient de s'opérer dans l'œil et diminuer l'importance des lunettes. »

Des considérations précédentes ressortent d'importants conseils pour la pratique :

1° Ne pas se hâter de donner trop tôt des lunettes biconvexes aux opérés de cataracte; leur conseiller seulement l'usage de verres colorés, afin de remplacer artificiellement le pigment qui a été résorbé dans la choroïdite ordinairement concomitante;

2° Ne permettre plus tard l'usage des verres convergents qu'après avoir bien examiné s'ils conviennent à l'œil opéré;

3° Ne compter, en pratiquant l'opération de la cataracte, que sur un résultat en rapport avec l'état des membranes et des milieux de l'œil.

Le choix de la méthode opératoire est également subordonné à des considérations importantes qui se déduisent naturellement des pages précédentes.

L'atrophie est-elle limitée à la partie antérieure de la membrane choroïdienne, il n'y a pas encore, par conséquent, eu réaction sur le corps vitré, l'œil a sa consistance normale; alors on peut laisser au chirurgien le choix entre l'extraction ou l'abaissement. Mais la scléro-choroïdite existe, le corps vitré est fluidifié; il y aurait faute à employer l'extraction dans ce cas, l'œil serait exposé à se vider immédiatement. Les recherches anatomiques modernes ont donné l'explication sur laquelle est

basé ce conseil ; mais il était néanmoins suivi précédemment. L'expérience avait appris qu'il ne fallait pas pratiquer l'extraction quand on constatait
l'exagération de volume, le ramollissement du
corps vitré qui le produisait, ramollissement que
le *tremulus iridis*, d'après la remarque de M. Velpeau, indiquait parfaitement.

*Considérations sur le traitement prophylactique
de la cataracte.* On s'est demandé bien des fois s'il
ne serait pas possible d'arrêter les progrès de la
cataracte quand on a constaté son début. Les faits
récents paraissent établir d'une manière absolue
qu'après l'âge de 60 ans, il est bien rare de ne pas
trouver un cristallin affecté de cataracte dans sa
circonférence. Nous avons dit déjà que, d'après certains auteurs, le gérontoxon ou arc sénile cristallinien était peut-être encore plus constant que l'arc
sénile de la cornée. C'est à ce point qu'on pourrait,
pour ainsi dire, considérer la cataracte comme
un état physiologique dans la vieillesse. Or, si nous
réfléchissons que la cataracte complète n'est pas, en
somme, une maladie très-fréquente, eu égard au
nombre infini d'individus atteints de cataracte commençante, on se demande s'il ne serait pas possible
de prévenir la marche ultérieure du gérontoxon.

Jusqu'à ce jour, considérant avec raison la cataracte comme inaccessible aux topiques, on lui a attribué une marche fatale, que les ressources de la
thérapeutique sont impuissantes à combattre. Cette
opinion est en désaccord avec les faits qu'on observe journellement, et la maladie elle-même se
charge souvent de la démontrer en restant stationnaire, comme on vient de le prouver.

Comme première condition à observer pour arrêter la marche ultérieure de la maladie, on doit
écarter toute cause excitante et de nature à irriter
l'œil. La nature, toujours prévoyante, n'est-elle pas
la première à nous donner ce conseil, puisque
l'atrophie choroïdienne précède toujours le développement de la cataracte ? Or l'atrophie de cette
membrane est accompagnée de dépigmentation ; la
sclérotique renvoie par conséquent trop de lumière
à la rétine, laquelle traduit cette exagération
de sensation par la douleur qui s'irradie dans cette
membrane. C'est bien évidemment par ce motif
que les cataractés cherchent un demi-jour, fuyant
ainsi la douleur qui suivrait une trop vive excitation lumineuse. On serait tenté de croire, au contraire, que le champ de la pupille, oblitéré par les
opacités du cristallin, et laissant passer dans les mi-

lieux de l'œil une quantité moindre de rayons lumineux qu'à l'ordinaire, la rétine ne devrait pas craindre l'impression de ces rayons.

On pourra arrêter pendant fort longtemps la marche de la cataracte en évitant toute fatigue prolongée des yeux et en les préservant d'une lumière trop intense.

Les applications locales de remèdes prétendus spécifiques ont pour grave inconvénient, sinon de ne pas guérir, tout au moins d'augmenter souvent l'excitation oculaire. Il paraît résulter des observations que, dans les yeux congestionnés sous l'influence d'un cause active ou passive, la marche de la cataracte est beaucoup plus rapide. L'électricité, qui a été préconisée comme un agent d'une grande efficacité dans le traitement de cette affection, est loin d'avoir tenu la promesse que lui attribuaient certains auteurs. Rien, dans la choroïdite, ne porte à penser que l'électricité soit d'une application avantageuse ; il ne doit donc pas en être différemment dans la cataracte. La choroïdite même doit marcher plus vite, ainsi que tendrait à le prouver un fait cité par le docteur Cusco. C'est l'histoire d'un jeune homme atteint de scléro-choroïdite héréditaire, traité au moyen de l'électricité par un oculiste célèbre, et qui vit survenir rapidement une cataracte double.

On sait aujourd'hui que l'atrophie choroïdienne est due à une altération athéromateuse des vaisseaux de l'œil ; on sait aussi que cette même altération se rencontre dans les vaisseaux des autres viscères de l'économie (poumon, cerveau, etc.). Cette altération dans les viscères de l'économie, plus ou moins éloignés les uns des autres, aboutit à une *congestion permanente*, *passive*, produisant, à des intervalles de temps plus ou moins distants, des *exacerbations* assez intenses pour menacer la vie ou occasionner des hémorrhagies qui peuvent entraîner la mort, et parfois des phlegmasies bâtardes, présentant toujours une certaine spécificité.

On observe ces congestions soit isolément sur l'œil, soit concurremment sur cet organe et le cerveau, les poumons ou toute autre partie importante de l'organisme. Ces congestions répétées précipitent la marche de la choroïdite, et par conséquent celle de la cataracte. Quand elles sont limitées à la surface extérieure de l'œil, on en suit facilement le développement ; si elles se fixent sur la choroïde, on ne peut les reconnaître qu'à l'aide de l'ophthalmoscope.

Les exacerbations de la choroïdite, et par suite de la cataracte, correspondent à ces poussées congestives. On remplira donc parfaitement l'indication thérapeutique, qui se déduira alors de la pathologie générale, en se conformant de tout point au traitement de la *diathèse congestive*. On entretiendra, dans ce but, les grandes fonctions du corps dans leur état normal; on devra par conséquent respecter les exutoires naturels, en créer de nouveaux, s'il est utile; apporter la plus grande attention à rappeler les flux sanguins constitutionnels, à ne pas les faire disparaître dans le cas même où les malades en réclameraient impérieusement le traitement; mettre en pratique, avec plus ou moins de fréquence et d'énergie, la médication dérivative. A l'aide de ces moyens, il sera souvent possible de donner aux malades l'espoir fondé de pouvoir enrayer la marche des opacités du cristallin, qui heureusement aujourd'hui ne doit plus paraître fatalement progressive.

CHAPITRE IV.

Altérations pathologiques du corps vitré (1).

ARTICLE PREMIER.

Certains auteurs ont décrit à tort l'inflammation du corps vitré. Cette maladie ne saurait exister, car l'anatomie microscopique a fort bien démontré que le corps vitré est complétement dépourvu de vaisseaux. On avait donné à cette inflammation supposée le nom de *hyaloïdite*, *hyalite*, *hyalites* ou *lentite*. Les symptômes qu'on attribuait à cette maladie étaient ceux de l'iritis, de l'inflammation du corps ciliaire et de la choroïde.

L'erreur était d'autant plus facile, même à l'ophthalmoscope, qu'il survient un trouble plus ou moins notable dans le corps vitré, toutes les fois

______

(1) La plupart des documents dont nous nous sommes servi pour la rédaction des maladies du corps vitré ont été puisés dans le *Traité des maladies des yeux* de Desmarres (2ᵐᵉ éd.).

qu'une des membranes profondes de l'œil est soumise à l'inflammation. Dans ces cas, la lumière projetée à travers la pupille éclaire fort mal les membranes du globe oculaire ; elle se trouve interceptée par des corpuscules flottants opaques, parcourant en tous sens, sous l'influence des mouvements de l'œil, le corps vitré, qui lui-même, dans ces conditions, perd souvent un peu de sa transparence. On ne voit alors qu'une masse jaunâtre, parsemée de taches opaques, qui interceptent la lumière et masquent l'aspect des membranes profondes. La nature de ces corpuscules varie avec celle de la membrane enflammée. Dans le phlegmon de l'œil, le corps vitré est infiltré de pus ; dans l'inflammation de l'iris ou de la choroïde, des exsudations provenant de ces membranes ont donné naissance à des filaments flottants ou fixes. Nous en parlerons plus loin.— Un brouillard plus ou moins épais s'étend alors au devant de la papille, qu'on ne peut même souvent percevoir. A mesure que l'inflammation des membranes, qui a donné lieu à ces troubles du corps vitré, commence à s'éteindre, le nuage qui masque le fond s'efface peu à peu, et le corps vitré devient de nouveau translucide. Le docteur Desmarres dit, dans son excellent *Traité sur la maladie des yeux*, 2e édition : « Après l'iritis plus particulièrement, la présence de ces corps mobiles, à peine appréciables autrement que par la teinte un peu nuageuse dont ils couvrent la papille, occasionne une myopie que les verres concaves rectifient parfaitement bien, et qui disparait vers la huitième ou la dixième semaine après que tout signe d'inflammation n'existe plus. » Est-ce bien la présence de ces corpuscules flottants, comme le pense le docteur Desmarres, qui serait la cause de la myopie; s'il m'était permis d'émettre une opinion différente de celle de cet ophthalmologiste distingué, j'attribuerais plutôt cette myopie au ramollissement du corps vitré, prouvé d'ailleurs, dans ces cas, par les corps opaques qui flottent dans son épaisseur. Nous avons vu, en effet, à la fin de l'article cataracte, que, dans la scléro-choroïdite postérieure, le corps vitré se ramollit, augmente de volume ; le globe de l'œil prend alors plus d'extension, et cet accroissement de dimension, dans son diamètre antéro-postérieur, produit une myopie. Or, dans l'iritis, s'il y a ramollissement du corps vitré, il y a nécessairement augmentation de son volume, allongement de l'axe de l'œil, et myopie momentanée, qui disparaît, dans ce cas, lorsque, l'inflammation de l'iris tombée, le corps vitré a repris sa consistance et son volume habituels dans l'état normal.

Le traitement de ces troubles du corps vitré est bien évidemment celui de la membrane dont l'inflammation a été la cause déterminante. Le corps vitré ne recouvre pas alors complétement sa transparence ; on se trouve bien ordinairement de l'administration à l'intérieur des préparations iodurées et de l'usage en collyre de l'iodure de potassium.

ARTICLE II.

Ramollissement du corps vitré, ou synchysis (du grec σύγχυσις, confusion).

Le diagnostic des corps flottants dans le corps vitré ramolli est en général chose facile : il n'est même pas utile, dans la majorité des cas, de faire usage de la lentille biconvexe, l'éclairage seul avec l'ophthalmoscope est suffisant. Il n'est besoin, pendant qu'on examine le champ de la pupille, que d'avoir soin d'imprimer à la tête du malade des mouvements brusques de latéralité. On voit alors flotter les corps dans l'aire brillante de la pupille éclairée par le miroir oculaire. Mais, dans certains cas, il devient très-difficile à l'observateur de constater la présence de corpuscules très-ténus, flottants ou non, qu'on rencontre parfois au milieu du corps vitré; certaines parties même de ce corps sont inaccessibles à notre investigation, et il devient impossible de constater son intégrité parfaite dans ces parties qui nous échappent. Elles sont situées derrière l'iris et le segment antérieur du globe oculaire, au niveau de la partie antérieure de la choroïde. Une partie accessible de ce corps sera d'autant plus bornée que la pupille sera plus étroite; de là le précepte de dilater autant que possible, à l'aide de l'atropine, l'ouverture irienne.

Nous ne saurions trop le répéter, chaque fois qu'on soupçonne l'existence d'un ramollissement du corps vitré, on doit imprimer à la tête du malade des mouvements brusques d'avant en arrière, ou latéralement; on peut aussi lui prescrire d'agiter vivement l'œil de bas en haut ou de côté latéralement, et de le porter de nouveau, après ces mouvements, sur le point fixe qu'on lui a enjoint de regarder. Il est permis de saisir alors la présence de corps flottants, dont on aurait, sans cette précaution, méconnu l'existence ; on les voit parfaitement se heurter les uns contre les autres, puis, ne pouvant se soustraire aux lois de la pesanteur, retomber plus ou moins lentement au fond de l'œil et disparaître. De leur mobilité relative on peut induire approximativement le degré de diffluence du corps vitré. Nous ne devons pas oublier toutefois que la présence d'une substance opaque dans le corps vitré à l'état sain paraît agitée de mouvements de latéralité, sous l'influence des mouvements brusques imprimés à l'œil observé ; d'autre part, une très-grande fluidité du corps vitré dans l'intérieur duquel n'existeraient pas des points opaques pourrait échapper à l'observateur muni du miroir oculaire, si on n'avait, pour reconnaître cette diffluence, un symptôme important dont nous avons parlé plus haut, et qui a été signalé, avons-nous dit, depuis longtemps déjà, sous le nom de *tremulus iridis,* par le professeur dont les écrits et les leçons ont eu sur les progrès de l'ophthalmologie une influence si heureuse, le docteur Velpeau, à qui la science, du reste, est redevable sous tant d'autres rapports.—Toutefois ce tremblement de l'iris ne se rencontre pas seulement dans le ramollissement du corps vitré ; il apparaît également dans l'hydrophthalmie, maladie dans laquelle existe une hypersécrétion de l'humeur aqueuse. On remarque souvent ce tremblement de l'iris à la suite de l'opération de la cataracte par abaissement ; on comprend, du reste, qu'il doit en être ainsi. Nous avons vu, en traitant de cette affection, qu'elle est souvent consécutive à une atrophie choroïdienne postérieure, qui s'accompagne, comme nous le savons, de ramollissement du corps vitré, d'où production de tremblement du diaphragme iridien. M. Desmarres a vu, chez un opéré de cataracte par abaissement, flotter pendant plus d'une année le cristallin dans la chambre postérieure ; il imprimait par son choc des mouvements fort étendus à l'iris. Le malade fut atteint d'amblyopie tout le temps que mit à se faire la résorption de la lentille.

Le synchysis s'observe également après l'opération de cataracte par extraction. Ici ce phénomène doit être attribué à la même cause d'abord, puis à une autre cause, qui est quelquefois le résultat d'un accident de l'opération, c'est-à-dire d'une évacuation d'une certaine partie du corps vitré. J'ai entendu dire à M. Desmarres, à sa clinique, que, dans une opération qu'il pratiquait sur les deux yeux d'un malade fort indocile, si ma mémoire me sert bien, sur l'un des yeux, une partie de l'humeur vitrée fut évacuée, et que néanmoins le résultat de l'opération fut plus favorable sur l'œil en partie vidé que sur l'autre, résultat qui toutefois, il faut bien le dire, peut n'être pas toujours aussi heureux.

Quelquefois l'iris est propulsé du côté de la chambre antérieure par le cristallin avec une force telle, que cette membrane peut venir toucher la cornée transparente. Chez certains malades, cet état de mobilité de l'iris modifie singulièrement la vision; dans d'autres, au contraire, il ne paraît pas avoir une influence bien sensible. Le cristallin peut être mû de deux mouvements oscillatoires variables, suivant les individus. Chez les uns, ce corps est mû d'un mouvement de translation suivant l'axe antéro-postérieur de l'œil; chez les autres, il se meut suivant un plan vertical quand le malade est debout, et suivant un plan horizontal quand le malade se place dans le décubitus dorsal. Cette mobilité très-grande dans le cristallin,

due au ramollissement du corps vitré, est telle, que
la lentille oculaire peut disparaître presque complétement derrière le segment inférieur de l'iris,
quand le malade se tient dans la station verticale,
et vient se replacer devant la pupille, quand la tête
est horizontale. S'il n'y a pas de lésion des membranes profondes de l'œil, la vision éprouve ce
singulier phénomène, que le malade est presbyte
quand la cataracte est au-dessous de l'iris, parce
qu'alors les rayons lumineux ne traversent plus la
lentille oculaire, et la vision deviendra normale
quand il se mettra la tête dans une position telle
que le cristallin occupe l'aire de la pupille.

Le cristallin peut être quelquefois assez mobile
pour passer de la chambre postérieure dans l'antérieure, sous l'influence d'une simple secousse de
la tête.

Revenons au diagnostic du synchysis; on pourra
l'établir plus facilement, si le corps vitré renferme
des exsudats pouvant se déplacer sous l'influence
des mouvements rapides imprimés spontanément
à l'œil.

Cette affection paraît jusqu'ici incurable. Il faut,
avant tout, combattre, autant que possible, l'affection des membranes profondes de l'œil sous la dé-

pendance desquelles se trouve l'altération du corps vitré dont nous parlons. Chez certains individus. la vue est profondément modifiée; chez d'autres, au contraire, elle n'éprouve pas un trouble aussi grand qu'on pourrait le penser de prime abord.

ARTICLE III.

Synchysis étincelant (présence de cholestérine dans le corps vitré).

C'est au docteur Desmarres que nous devons la première description de cette singulière maladie, caractérisée, suivant lui, « par l'apparition au fond de l'œil d'une multitude de paillettes brillantes, semblables aux feux d'un diamant, et cela sans aucune altération de la vue. » Il l'observa sur une malade qui avait été opérée successivement de la cataracte par abaissement sur chaque œil par deux chirurgiens de Paris. La malade n'avait retiré qu'un avantage à peu près insignifiant de ces deux opérations ; le peu de rayons lumineux pénétrant à travers un point très-limité de la pupille ne lui permettaient même pas de pouvoir se conduire seul. M. Desmarres l'opéra des deux yeux, en faisant une incision à la cornée et allant à la recherche des parties de fausses membranes masquant le champ de la pupille. C'est à la suite de ces deux nouvelles opérations, qui rendirent complétement la vue à la malade, que M. Desmarres constata, à l'aide de l'ophthalmoscope, la maladie à laquelle il donna le nom de synchysis étincelant. Cette observation, publiée dans le journal de M. Malgaigne, donna à ce dernier l'occasion d'émettre sur la nature de ces paillettes brillantes oscillant dans le corps vitré l'opinion, qui se vérifia plus tard, que ces corps brillants étaient constitués par de la cholestérine. M. Malgaigne se basait, pour émettre cette manière de voir, sur le fait qu'il avait observé de la présence de cholestérine dans les yeux de certains cadavres. Il supposait que la lumière était inégalement réfractée par les cellules de la membrane hyaloïde, moins tendues qu'à l'état normal par le ramollissement du corps vitré, ramollissement que prouvait parfaitement la mobilité des corpuscules brillants. Il émettait aussi une autre hypothèse, celle de la présence de corps flottants à l'état normal dans les liquides du globe oculaire. Cette opinion se trouverait corroborée de celle de M. Trouessart, professeur distingué de physique à la faculté des sciences de Poitiers, qui pense que certains phénomènes de la vision ne peuvent être expliqués que par cette hypothèse (1).

Quelque temps après ce premier fait, deux malades se présentèrent à la clinique de M. Desmarres, portant l'un et l'autre un synchysis étincelant. On fit une ponction à la chambre antérieure de l'œil de chaque malade ; on soumit à l'analyse une petite quantité du liquide retiré. M. Mialhe, qui fit cette analyse, constata la présence de la cholestérine. L'année suivante, M. Mialhe et M. Regnault la constatèrent de nouveau sur du liquide fourni encore par M. Desmarres.

Cette maladie est une de celles où l'emploi de l'ophthalmoscope est absolument nécessaire pour poser le diagnostic.

Examiné sept ans après, l'œil gauche de la première malade ne renfermait plus de cholestérine ; seulement la papille du nerf optique portait une

(1) *Recherches sur quelques phénomènes de la vision*, par Trouessart. (Brest, chez Édouard Anner, 1854.)

tache noire de pigment. Du côté externe, la choroïde est dépigmentée, et de plus il existe du même côté de la papille optique, et près d'elle, un staphylôme postérieur, scléro-choroïdite.

Cette observation vient encore à l'appui de la manière de voir du docteur Cusco, qui considère, ainsi que nous l'avons vu à l'article cataracte, la scléro-choroïdite comme entraînant nécessairement le ramollissement du corps vitré, partie de l'œil dont la vitalité paraît intimement liée à celle du segment postérieur de la choroïde.

M. Desmarres, dont la plume élégante et facile décrit si bien les maladies oculaires, s'exprime en ces termes :

« Avec l'ophthalmoscope, surtout lorsque la cholestérine est abondante, c'est un spectacle magnifique : de petits points lumineux très-brillants reflètent la lumière pour un instant seulement, parcourant avec une étonnante rapidité le champ rosé du fond de l'œil. Lancés de bas en haut dans le corps vitré par les mouvements que l'on ordonne, ils retombent à la manière du bouquet d'un feu d'artifice, le plus souvent en tournant sur eux-mêmes, s'éclairant et disparaissant alternativement. Quelques-uns recevaient la lumière diver-

sement colorée ; tous se cachent généralement derrière l'iris ; mais, si le malade tient l'œil immobile,
il n'est pas rare de voir des cristaux fixés sur des
filaments exsudatifs, attachés par un ou deux
points, se balancer à diverses profondeurs de la
cavité éclairée. Cela ressemble à des paillettes d'or
et d'argent fixées sur un ruban de soie brillante de
couleur blanche ou jaune et agitée par le vent. »

On a rencontré le synchysis étincelant après
des opérations de cataracte par l'aiguille ; dans ces
cas, il y avait eu des choroïdites peu intenses, et
qui ne paraissaient pas avoir une influence bien
fâcheuse sur la vision.

La cholestérine disparaît, chez certains malades,
après quelques mois ; chez d'autres, au contraire,
ce n'est qu'après onze ans, ainsi que cela s'est
présenté dans l'œil droit de la première malade
observée par M. Desmarres.

ARTICLE IV.

État jumenteux du corps vitré.

M. Desmarres a donné ce nom à un état particulier du corps vitré tel, qu'il rappelle, quant au trouble dont la transparence est affectée, l'aspect de *l'urine de jument*.

Ce n'est qu'à l'aide de l'ophthalmoscope que cet état peut être reconnu. Mais il est inutile de se servir de la lentille biconvexe; le miroir oculaire suffit seul, que la pupille soit ou non dilatée. Le fond de l'œil ne présente pas cette teinte rosée que nous lui connaissons depuis la découverte d'Helmholtz, mais il se montre avec une coloration rouge jaunâtre. L'aspect de ce liquide est trouble; on voit dans son intérieur s'agiter un nombre considérable de petits points interceptant la lumière dans un liquide qui lui-même ne la laisse passer que difficilement.

Quand, à l'aide du verre biconvexe, on cherche à préciser l'état de la papille, on n'arrive à la voir qu'incomplétement, et, suivant l'expression pittoresque de M. Desmarres, elle nous apparaît alors *comme la lune regardée pendant un épais brouillard*. Suivant le degré d'opacité, l'image de la papille est ou n'est pas perceptible. Dans certains cas, le peu de transparence du corps vitré est tel, que les rayons lumineux ne peuvent arriver jusqu'à la papille; certaines fois, par opposition, l'opacité du corps vitré est si peu marquée, qu'elle n'offre plus qu'un léger glacis étendu sur le fond de l'œil. C'est encore là une des difficultés du diagnostic, car il faut une grande habitude alors pour voir que la papille ne nous apparaît pas avec son aspect normal.

L'état jumenteux du corps vitré n'est point une maladie, mais le symptôme d'une lésion des membranes profondes de l'œil; aussi doit-on, quand on rencontre cet aspect du corps vitré, explorer l'œil avec le plus grand soin, afin de déterminer exactement la cause de cette lésion. L'iritis, la choroïdite et l'hypopyon postérieur sont le plus souvent les affections qui déterminent l'état particulier dont nous parlons. Si la transparence revient plus tard, ce qui arrive quelquefois, le corps vitré n'en conserve pas moins les stigmates de ces affections antérieures; nous voulons parler de la présence des exsudats, filaments mobiles, flocons opaques, dont il sera question dans le chapitre suivant. — L'état jumenteux de l'œil n'est indiqué par aucune rougeur des enveloppes extérieures de cet organe; on le rencontre souvent, mais pas toujours, dans l'atrophie choroïdienne postérieure, les exsudations sanguines, le décollement rétinien, et lorsque des cysticerques se trouvent dans ce corps.

Les symptômes que détermine cette affection sont une cécité plus ou moins complète, et quelquefois la perception de mouches volantes. Ce dernier symptôme ne se manifeste que lorsque les malades sont déjà en voie de guérison. Cette maladie, dont la connaissance est encore due à l'ophthalmoscope, était considérée autrefois comme une variété de l'amaurose. La durée de cette maladie est de quelques mois à plusieurs années. Ces corps microscopiques paraissent être de nature albumineuse ; ils sont en partie résorbés, ou, se soudant entre eux quelquefois, forment des filaments qui, par leur propre poids, descendent au fond de l'œil, et permettent alors d'explorer plus complétement la partie postérieure de cet organe, et de diagnostiquer la maladie qui a amené le trouble du corps vitré.

Le *traitement* est, bien entendu, celui de la maladie qui produit cet état du corps vitré. Lorsqu'il y a phlegmasie intense, on doit avoir largement recours à l'emploi des antiphlogistiques, si la constitution du malade le permet ; plus tard, lorsque l'inflammation a cédé, on se trouve bien de l'emploi des altérants : une partie d'iodure de potassium pour neuf d'eau distillée en collyre, lotions sur les paupières avec une solution du même sel au centième. Recommander en outre au malade d'éviter toutes les causes d'excitation générale ou locale ; suivre enfin les lois de l'hygiène la plus sévère.

ARTICLE V.

Corps flottants et autres opacités du corps vitré.

Ainsi que nous venons de le voir, l'état jumenteux du corps vitré ne guérit pas toujours complétement ; il laisse souvent à sa suite des opacités, sinon de nature, du moins de formes différentes ; ils siégent souvent à la partie antérieure du corps vitré. Quand le malade n'a pas été suivi, pendant sa maladie antérieure, par le chirurgien qu'il vient consulter, ce dernier ne pourra point constater la présence de l'état jumenteux du corps vitré ; mais le diagnostic des flocons albumineux que nous décrivons le mettra sur la voie du diagnostic de la maladie antérieure, dont il devra aller chercher avec le plus grand soin le point de départ dans les parties profondes des membranes de l'œil. On rencontre aussi dans le corps vitré des concrétions calcaires fixes. Dans son style *imagé*, et toutefois si précis, le docteur Desmarres parle de ces flocons dans les termes suivants : « Les flocons, les filaments et les autres opacités mobiles se déplacent, à la manière d'une dentelle légère ou d'une épaisse guipure noire, de la partie inférieure vers la partie supérieure de l'œil, puis retombent par leur propre poids, et masquent ainsi un moment une plus ou moins grande partie de la pupille en projetant leur ombre sur le fond de l'œil.

Symptômes. — Sensation de mouches volantes, accompagnée d'affaiblissement de la vue, d'autant plus marqué que la maladie qui a été le point de départ de l'affection est plus grave. Coïncidence de cette maladie avec la scléro-choroïdite postérieure, maladie si fréquente dans la myopie, ou chez les malades atteints antérieurement d'apoplexies rétinienne ou choroïdienne. Reproduction facile des mouches volantes chez quelques malades, par le fait de porter spontanément l'œil dans diverses directions, mouvement brusque qui déplace le corps étranger, qui vient alors flotter dans le champ de la pupille.

Diagnostic. — L'ophthalmoscope fait parfaitement reconnaître la présence de ces flocons ; il suffit pour cela de recommander au malade de porter brusquement l'œil dans différentes directions, puis de le tenir fixe pendant quelques minutes. Le chirurgien arrive au même résultat en imprimant avec la main des secousses rapides à la tête du malade. En examinant l'œil à l'aide de l'ophthalmoscope et de la lentille biconvexe, on voit parfois quelques-uns de ces flocons albumineux qui ne paraissent se détacher qu'incomplétement du fond de l'œil, soit à cause de leur propre poids, soit à cause des adhérences qu'ils ont contractées avec une espèce de liquide boueux que l'on voit flotter lourdement au fond de l'œil Desmarres). Ce corps simule un décollement de la rétine, quand on ne fait pas usage de l'ophthalmoscope pour examiner l'œil malade.

Le diagnostic différentiel des opacités du cristallin avec les corps flottants s'établira facilement en se rappelant que les opacités du cristallin ont une forme déterminée toujours la même pendant qu'on explore le fond de l'œil ; que les corps flottants se présentent, au contraire, chaque fois qu'on fait remuer l'œil du malade, sous une forme, ou tout au moins suivant une direction différente. Les flocons sont agités de mouvements variés dès que l'œil est fixe, tandis que les taches du cristallin ne se meuvent qu'avec l'œil, et sont immobiles quand il l'est lui-même.

Si on n'apporte pas assez de soin à l'examen oculaire, on pourra voir passer rapidement dans le fond de l'œil une tache blanchâtre qu'on pourrait prendre pour un corps flottant. Cette erreur pourrait être produite par la sensation que détermine le passage rapide, dans une direction déterminée de l'œil, soit de la papille du nerf optique, soit d'une tache de la choroïde dépourvue de pigment. Mais on verra que cette sensation est toujours produite quand l'œil est mû dans une direction déterminée, direction que suit toujours le corps blanc. D'autre part, l'examen attentif avec la lentille biconvexe fera bientôt reconnaître la papille ou la dépigmentation limitée de la choroïde.

Quel *traitement* instituer? tenter l'usage des altérants localement et à l'intérieur. Les cas dans lesquels ils pourraient avoir le plus de succès seraient

peut-être ceux où quelque maladie diathésique aurait été le point de départ de la lésion.

ARTICLE VI.

Du corps vitré obscur.

Dans certains cas, quelle que soit la somme de
rayons lumineux dirigés dans l'œil à l'aide du
miroir oculaire, le fond de l'œil reste complète-
ment sombre. M. le docteur Desmarres a imposé
le nom d'*obscur* à cet état du *corps vitré*.

Dans les états pathologiques où une masse considérable de sang s'est épanchée dans l'œil, il est
impossible, comme on le comprend bien du reste,
d'éclairer le fond de cet organe blessé par un instrument. Mais il est d'autres circonstances où, sans
lésion traumatique antérieure, sans épanchement
de sang dans le corps vitré, les rayons lumineux
qui y pénètrent sont absorbés par lui sans aucun
doute, car on ne peut parvenir, quelle que soit l'habitude de l'ophthalmologiste, à éclairer les mem-

branes profondes de l'œil. Cette hypothèse paraîtrait d'autant plus admissible, que, dans les cas
où on parvient à éclairer la partie postérieure de
l'iris en projetant les rayons lumineux dans cette
direction, on arrive à percevoir la rétine.

Le docteur Desmarres cite l'observation d'un
jeune homme dont l'œil gauche est affecté de cette
maladie. Cet œil a perdu beaucoup de ses facultés
visuelles ; toutefois il peut encore lire. On peut
voir la rétine dans le voisinage de l'*ora serrata*,
mais il est impossible d'éclairer le fond de l'œil.
Aucune trace d'hémorrhagie ne s'est jamais montrée dans le globe oculaire, dont le corps vitré est
probablement oblitéré par des exsudats très-com-
pacts et immobiles (Desmarres).

ARTICLE VII.

Épanchements de sang dans le corps vitré.

Ils semblent provenir, en général, de quelque
vaisseau rompu soit sur la rétine, soit sur la choroïde. On les rencontre parfois dans la diathèse
hémorrhagique.

Symptômes. — Cette maladie se caractérise par la présence d'un caillot sanguin placé à la partie la plus inférieure du globe oculaire. Ce caillot paraît être immédiatement en contact avec la partie postérieure du cristallin. Le fond de l'œil ne s'éclaire, dans ce cas, que très-difficilement, et parfois les rayons lumineux y pénètrent en quantité si minime, que la cavité oculaire reste complétement obscure. Il n'est pas toujours nécessaire de faire usage de l'ophthalmoscope pour constater la présence de ce corps ; à la vue simple, on peut parfois l'apercevoir. En projetant dans l'œil des rayons lumineux dans une direction telle, qu'ils viennent éclairer la partie postérieure de l'iris, le caillot présente l'aspect d'une belle surface rouge inégale. Un observateur placé à côté du chirurgien qui tient l'ophtalmoscope peut voir cette coloration rouge sans avoir besoin de regarder par l'ouverture de l'instrument.

Quand les blessures ont été assez graves pour déterminer un épanchement de sang complet dans la cavité oculaire, les rayons lumineux qu'on y projette ne peuvent éclairer le fond de l'œil.

Si un caillot peu volumineux s'est épanché dans cet organe, s'il siége derrière le cristallin et en bas, un des premiers phénomènes à noter est le trouble qui se manifeste dans le corps vitré, dont la non-transparence empêche de constater dans quelles conditions se trouve la papille, Après un espace de temps qui peut varier entre les limites de quinze à quarante jours, une portion du caillot se résorbe, le corps vitré redevient transparent, et on peut commencer à voir la papille et la rétine voilées encore par un nuage plus ou moins épais. Il est alors possible de reconnaître, à la présence d'un point brun noirâtre, l'endroit précis par lequel l'hémorrhagie s'est faite, si elle a eu pour point de départ la déchirure d'un vaisseau rétinien. Dans le cas où l'hémorrhagie ne provient pas de la choroïde, l'épanchement ne se fait pas alors par un vaisseau unique. On voit, dans ce cas, la rétine soulevée par une ecchymose plus ou moins large, qui le plus souvent a déchiré cette membrane. L'hémorrhagie provenant de la rétine est ordinairement plus considérable ; elle l'est beaucoup plus quand elle a pour point de départ la choroïde, ce qu'il est aisé de comprendre en songeant au nombre considérable de vaisseaux qui la composent.

Le sang est-il récemment sorti des vaisseaux ? le corps vitré revêt alors l'aspect de l'état jumenteux

que nous avons décrit plus haut. Quand l'épanchement a eu lieu depuis un certain temps, l'état
jumenteux est remplacé dans le corps vitré, devenu
moins trouble, par des flocons de nature albumineuse flottants au milieu de sa masse, en nombre
plus ou moins considérable.

Dans les hémorrhagies intra-oculaires, l'œil
présente, au début comme à la fin, l'aspect extérieur qu'il a d'habitude ; il ne rougit point, comme
on pourrait le penser.

Cette grave maladie ne s'accompagne pas ordinairement de douleurs ; le malade a perdu brusquement la vue de l'œil en éprouvant la sensation
de flammes lumineuses ; d'autres fois, si l'hémor-
ragie s'est produite la nuit, le malade n'en a pas
eu conscience, et il s'aperçoit en s'éveillant qu'il a
perdu la vue d'un œil ou des deux yeux. Parfois les
malades perçoivent encore des objets d'un gros
volume, mais ne peuvent lire même les grosses
lettres.

Nous avons eu, l'année dernière, dans notre service à l'Hôtel-Dieu, un malade qui avait éprouvé ce
phénomène successivement dans chaque œil. Il
n'entra à l'Hôtel-Dieu que quelques mois après

avoir été déjà traité en ville. Nous ne pûmes constater la présence de caillots sanguins ; mais il persistait dans chaque œil des corps flottants, plus nombreux et plus volumineux dans l'œil gauche que dans l'œil droit. En imprimant à la tête du malade de brusques mouvements de latéralité, on voyait parfaitement, sans l'aide de la lentille biconvexe, avec l'ophthalmoscope simplement, de nombreux corps flottants s'élançant dans le corps vitré ramolli du fond de l'œil, dans le champ de la pupille ; puis on les voyait retomber par leur propre poids. La fig. 3, pl. V, montre l'aspect de la papille au moment où les corps flottants sont encore derrière l'ouverture irienne. Le corps vitré présentait l'aspect jumenteux, et la papille n'a pu être perçue pendant le séjour du malade à l'hôpital. Nous étions évidemment en présence de corps flottants consécutifs à une hémorrhagie intrà-oculaire. Le malade nous racontait, en effet, qu'ayant perdu l'œil droit d'une manière brusque, il perdit tout à coup l'œil gauche au moment où il se promenait dans une rue de Poitiers. Les papilles étaient dilatées, peu mobiles ; les phosphènes manquaient dans les deux yeux.

Ce malade, qui a demandé sa sortie quelque temps après, ne nous a pas fait de visite depuis longtemps. Il n'habite plus Poitiers.

Le pronostic de cette affection est d'autant plus grave que l'épanchement sanguin a été plus abondant. Si le caillot est peu volumineux, il se résorbe, comme nous l'avons dit précédemment ; mais la vue reste encore faible pendant un certain temps. Cette affection est sujette à récidive. L'œil est presque toujours perdu, si l'épanchement s'est fait dans le voisinage de la *macula lutea*.

Le traitement est évidemment celui des épanchements sanguins en général, subordonné à la constitution de l'individu.

ARTICLE VIII.

Ossification du corps vitré.

M. le docteur Sichel a plusieurs fois rencontré l'ossification du corps vitré ; il cite un certain nombre d'observations de ce phénomène dans son *Iconographie ophthalmologique*.

Il dit avoir rencontré ce phénomène coïncidant tantôt avec l'ossification du cristallin, tantôt avec celle de la rétine. Parfois le cristallin n'est pas ossifié, quand le corps vitré présente ce singulier phénomène ; mais, dans tous les cas, la rétine est toujours concurremment ossifiée. L'ossification du corps vitré est beaucoup plus rare que celle de la rétine, qui paraît du reste toujours précéder celle de la vitrine. Le *siége de l'ossification* du corps vitré se trouve sur un plan antérieur à celui de la rétine ; parfois elle se continue avec celle de cette membrane. La surface convexe de la partie postérieure du corps vitré ossifié est alors emboîtée dans la surface concave de la rétine. La partie antérieure de l'ossification du corps vitré se continue sous la forme d'un anneau dont les bords enchâssent quelquefois la circonférence du cristallin, présentant lui aussi le même phénomène d'ossification. Parfois le cristallin est résorbé en totalité ou en partie ; on trouve alors en arrière de ses débris et de l'iris une plaque osseuse de forme irrégulièrement circulaire, représentant le corps vitré, situé en avant de la rétine, envahie elle-même par l'ossification. La rétine présente alors un aspect réticulé plus spongieux que celui du corps vitré, qui présente du reste un caractère semblable. Dans les deux parties de l'œil, on rencontre des corpuscules osseux et des canalicules absolument comme dans une ossification complète. La cartilaginification paraît précéder, d'après les recherches de MM. Robin et Sichel, l'ossification du corps vitré. Le même phénomène paraît exister pour la rétine. Dans les parties les plus dures, on rencontre des portions membraneuses, fibreuses ou cartilagineuses, dans lesquelles le microscope a fait reconnaître du tissu fibreux, du cartilage ou du fibro-cartilage. (Sichel, observation 147.)

On comprend que de semblables désordres doivent s'opposer à la pénétration des rayons lumineux dans le fond de l'œil; et lorsqu'on observe, à l'aide de l'ophthalmoscope, un œil dans ces conditions avant qu'il soit atrophié, ce qui arrive ordinairement, circonstance qui pourrait mettre sur la voie du diagnostic, on comprend, disons-nous, très-bien que l'ophthalmoscope soit impuissant en cette circonstance et ne donne qu'un résultat négatif.

ARTICLE IX.

Cysticerques du corps vitré (1).

Une des plus curieuses applications de l'ophthalmoscope au diagnostic des maladies oculaires est sans contredit le fait de la découverte d'un être organisé au milieu du corps vitré de l'œil humain.

M. Grœfe, de Berlin, a le premier découvert, dans la vitrine humaine, le *cysticerque du tissu cellulaire* (*cysticercus cellulosæ*). C'est, parmi les entozoaires qu'on rencontre dans les différentes parties du globe oculaire, celui qui se présente le plus souvent à l'observateur.

Le cysticerque ne se rencontre pas seulement dans le corps vitré, il peut occuper d'autres parties de l'œil ; mais il est doué alors d'une mobilité en rapport avec la consistance ou la disposition des parties qu'il occupe. Il se meut librement dans la chambre antérieure, mais il est doué d'une mobilité moindre dans le corps vitré. Situé entre la rétine et la choroïde, il peut encore moins se mouvoir, et

____

(1) *Voir* Sichel, *Iconographie;* Desmarres, *Traité des maladies des yeux,* 2ᵉ édit.

finit enfin par être frappé d'immobilité complète sous les paupières et la conjonctive. Là il s'entoure d'un kyste pseudo-fibreux, ayant pour point de départ l'irritation qu'il produit en se logeant au milieu de parties qui le compriment à mesure qu'il s'accroît en volume.

Chez l'homme, cet helminthe n'a pas été encore rencontré dans le tissu cellulaire de l'orbite ; on le trouve fréquemment, au contraire, dans celui du porc.

Mais, avant de faire l'historique de cette singulière maladie, nous pensons qu'il n'est pas hors de propos d'entrer dans quelques détails ayant pour but de bien caractériser la véritable nature du cysticerque, son mode de développement étudié par les auteurs modernes, renvoyant, pour de plus amples détails, au *Traité de zoologie médicale* de *Paul Gervais* et *Van Beneden* (chez Baillère, 1859), ouvrage dans lequel nous puisons les documents qui nous servent pour la rédaction de la note suivante (1).

(1) ORDRE DES CESTOÏDES.

Les cestoïdes, ou vers rubanés, ayant pour type le plus commun le *ténia*, sont des vers caractérisés par leur corps multiarticulé,

C'est au docteur de Grœfe, de Berlin, que revient, comme nous l'avons dit plus haut, la priorité de la découverte de cette affection singulière,

précédé d'une tête ou partie en suçoir, le plus souvent armé de crochets et de ventouses. Ce ne sont pas des animaux simples dans l'acception du mot ; ils doivent être considérés plutôt comme des agrégations d'individus qui, réunis ainsi en société sous l'aspect « d'un ver unique, sont plus spécialement chargés, l'un » d'assurer la demeure de la colonie tout entière, et les autres » de remplir la fonction de reproduction » (VAN BENEDEN).

Cette classe renferme des individus neutres qui prennent un développement isolé. Maintenus dans des conditions spéciales, ils ne produisent point d'anneaux ou individus générateurs. De ce nombre sont les *hydatides*, ou vers cystiques, qu'on avait classés dans un groupe différent de celui des cestoïdes, et qui représentent ces derniers dans leur état agame. Cet état avait été considéré par certains zoologistes comme une maladie du ver, qu'ils considéraient comme atteint d'hydropisie. Placé dans un milieu différent, ces cestoïdes neutres éprouvent des transformations successives, caractérisées d'abord par la perte de leur poche vésiculaire, puis par la formation de nouveaux individus prenant alors successivement naissance par *voie agame*, et venant se placer à la partie postérieure du *cestoïde*. On leur donne le nom de cucurbitains; ce ne sont, en somme, que les articles des *botryocéphales*, *ténias*, etc. Leur forme et leur structure anatomique ne ressemble en rien à celle des êtres d'où ils émanent. Ils sont doués de sexes. Seule, ou encore enkystée dans la partie de l'animal où elle se trouvait placée, *l'hydatide*, quittant le milieu où son évolution était incomplète pour passer dans le canal intestinal caractérisée par la présence d'hydatides dans le corps vitré et sous la rétine. Ce n'est qu'à l'aide de

d'un animal omnivore ou carnivore, continue son développement, et passe à l'état de strobile après avoir revêtu celui de *scolex*.

Ces recherches nous permettent de relier aujourd'hui entre elles les diverses formes sous lesquelles peut se présenter, avant d'arriver à son entier développement, un seul et même *ver cestoïde*.

États divers et transformations des vers cestoïdes.

Cette étude a pour but de nous montrer les phases variées par lesquelles doivent passer les *vers hydatiques* ou *ténias agames* pour arriver à l'état de *ténias véritables* ou sexués. Cette étude est d'une trop haute importance au point de vue de l'hygiène en général, et de la prophylaxie en particulier des maladies oculaires caractérisées par la présence des *cysticerques* dans cet organe, pour ne pas entrer dans quelques détails sur le sujet que nous traitons.

Nous décrirons successivement les embryons ou *proto-scolex*, les hydatides ou *deuto-scolex*, enfin les *strobiles* ou *ténias rubanés*, et en dernier lieu les *cucurbitains* ou *ténias désagrégés* en *proglottis*.

1° *Embryons des cestoïdes.*—Un très-grand nombre d'œufs, très-petits et contenus dans une coque cornée, se rencontrent dans les *ténias* et les autres espèces de *vers cestoïdes*. Grâce à ces différentes qualités, ces œufs peuvent conserver facilement leur vitalité, quel que soit le milieu où les jette le hasard. Il n'existe qu'un embryon dans chaque œuf; il est court, dépourvu d'articulations, et se trouve, en général, muni déjà de trois paires de crochets l'ophthalmoscope qu'a pu être faite la découverte de cet helminthe dans les profondeurs du

au moment où il va éclore. Tel est l'embryon *hexacanthe*, ou *ver cestoïde* à l'état de *proto-scolex*.

Quel que soit le concours de circonstances par lesquelles un de ces *proto-scolex* arrive dans le corps d'un animal, une fois dans ce milieu nouveau, l'être qui vient d'éclore met en usage les crochets dont l'a doué la nature pour progresser dans la profondeur des tissus. Cette larve cherche un endroit propice à son développement ultérieur, et, suivant les circonstances, devient un *cestoïde complet*, ou bien reste, sans changer de forme, pendant un temps plus ou moins long, parfois même indéfiniment, avec les qualités d'un être *agame*, c'est-à-dire dépourvu de sexes et inhabile à la reproduction sexipare.

2° *Etat hydatique des cestoïdes*, ou *deuto-scolex*. — Nous avons supposé, dans le paragraphe précédent, l'œuf placé et venant d'éclore dans une partie du corps d'un animal, partie soit musculaire, soit viscérale, soit séreuse, etc. Cet embryon né de l'œuf du cestoïde donne naissance, par voie agame, à un nouvel être engaîné dans sa propre mère. Semblable à une larve dans la capsule ou dans le cocon sous lequel elle va passer son état de chrysalide, l'hydatide s'enkyste dans les parties constituantes du sujet envahi. Demeurant, aussi elle, agame tant qu'elle restera dans les conditions où nous la supposons placée, cette larve ou chrysalide du cestoïde peut néanmoins augmenter de volume. Cette augmentation se fait aux dépens de la partie postérieure de son corps, qui se transforme en une ampoule pleine de liquide séreux, dans laquelle le nouvel être s'invagine. Telle est la forme *hydatique du cestoïde* ou *hydatide*.

globe oculaire. On était loin d'y soupçonner la possibilité de sa présence, bien que Sœmmering

De ce *scolex* ou *cestoïde hydatiforme* peuvent provenir de nouveaux êtres, mais par gemmation seulement. On rencontre en effet, dans une même vésicule, non-seulement des hydatides à une seule tête, mais encore des hydatides qui, renfermées dans une même vésicule, ont plusieurs têtes.

Les helminthologistes modernes ont fait, de celles qui n'ont qu'une seule tête, un genre séparé auquel ils donnent le nom de cysticerques (G. *Cysticercus Rudolphi*).

De même que beaucoup d'autres genres de vers, dont le cadre de notre ouvrage ne nous permet pas de faire la description, les cysticerques se transforment en vers rubanés dans l'intestin du vertébré supérieur qui se nourrit de l'animal où s'était enkysté le cysticerque dont nous parlons. Le même phénomène se présente lorsqu'on fait parvenir directement des hydatides dans le tube intestinal d'un animal, où ces vers doivent devenir rubanaires.

Il était d'une haute importance pour la science de démontrer par des expériences positives, et cette démonstration a été donnée d'une manière péremptoire, que des hydatides, animaux agames, se transformaient en ténias pourvus d'un appareil reproducteur, et produisaient des œufs en nombre considérable. Ces faits, bien observés aujourd'hui, renversent complétement l'un des derniers arguments sur lesquels se basait la théorie de la génération spontanée.

3° *État strobilaire des vers cestoïdes.*—Nous venons de voir que les *vers cestoïdes*, au moment de leur éclosion, représentaient une

eût déjà trouvé un cysticerque dans la chambre
antérieure de l'œil d'une jeune fille , comme nous

sorte d'embryon *agame* , auquel on a donné le nom de proto-
scolex.

L'hydatide, sorte d'*embryon modifié* , aussi elle *agame* , porte le
nom de *deuto-scolex*. On donnera à la modification suivante de
ce ver le nom de strobile.

On nomme ainsi la transformation de l'hydatide en vertu de
laquelle elle est formée par des articulations qui se succèdent et
s'agrégent les unes aux autres. Chacune de ces articulations représente un individu chargé seulement de la fonction de reproduction. Nous arrivons ainsi à la formation du *ténia* ou du
botryocéphale, composés l'un et l'autre d'une tête à laquelle succèdent les innombrables anneaux soudés successivement les uns
aux autres.

4° L'*état proglottien*, ou essentiellement propagateur, porte
aussi le nom de *proglottis*. Il se scinde alors en ses divers éléments : 1° en articulations chargées de la fonction de reproduction : chacune d'elles porte le nom de *cucurbitain*, et se trouve
expulsée au dehors dans le but de propager les œufs ; 2° en tête
de botryocéphale ou ténia, seule ou suivie encore d'une certaine
longueur du strobile demeurant dans le tube digestif. De ces
diverses parties naîtront encore de nouvelles chaînes de proglottis, douées, comme la précédente, de la faculté de se diviser
en *cucurbitains* portant des œufs.

Les mots *scolex*, *strobile*, *proglottis* et *cucurbitain* nous représentent donc : le scolex ou *larve agame* ; le *strobile*, l'animal
arrivé à son *degré de perfection*, mais composé d'anneaux mul-

l'avons dit plus haut. (*Voir* la thèse de de la Calle
(Rignoux, imprimeur, Paris, 1856); on y trou-

tiples, représentant chacun une organisation indépendante, et le
cucurbitain, ou animal fractionnaire, chargé de la reproduction.

Nous voyons donc dans les cysticerques une singulière organisation, qui change de forme toutes les fois qu'elle change de
sujet.

Il est très-facile de répéter les expériences qui établissent la
vérité de ces transformations : il suffit de faire avaler des cysticerques pisiformes de lapins à des chiens, dans l'intestin desquels on trouvera, au bout de soixante-cinq jours, des ténias de
30 à 39 pouces de long, ainsi qu'il résulte des expériences publiées dans la thèse de G. Le Wald (août 1852).

Organisation des cysticerques.— Ils portent, comme les ténias
dans lesquels ils se transforment, une couronne de crochets en
même nombre qu'eux : circonstance qui a suggéré la pensée de
l'identité qui pouvait exister entre le cysticerque de la souris et
le ténia du chat. Les cysticerques portent quatre ventouses.
Dans le ténia de l'homme se trouve au milieu d'elles un *rostel-
lum* armé d'une couronne de crochets et muni de faisceaux de
fibres musculaires destinés à les mouvoir.

Van Beneden et Paul Gervais s'expriment ainsi : « Les segments des *cestoïdes téniadés* sont toujours distincts, et ils se détachent généralement à l'époque de la maturité. » (*Voir* page 239.)

Ténia, ver solitaire.— Comme tous les ténias, sa tête est armée
d'une couronne de crochets placée au milieu de quatre ventouses. Ce ver, à l'état complet (strobile), peut avoir plusieurs
mètres de longueur. Chaque *proglottis* ou *cucurbitain* renferme
des milliers d'œufs. Van Beneden et Paul Gervais remarquent, à

vera un grand nombre d'observations de cysticerques, empruntées pour la plupart à de Grœfe.)

ce propos, que « un seul œuf qui parvient à sa destination, c'est-
à-dire qui s'introduit passivement dans le corps d'un animal et
réussit à y éclore, produira bientôt des centaines d'individus, s'il
se transforme en hydatide polycéphale ; et lorsque ces hydatides
passeront dans le corps de ces animaux, où ils doivent compléter
leur développement, le nombre des individus produits, ou plutôt
celui des œufs, deviendra pour ainsi dire incalculable, puisque
chaque ténia strobilaire donne à son tour plusieurs centaines de
proglottis ou *cucurbitains,* chargés eux-mêmes d'autant de milliers
d'œufs. On resterait effrayé d'une pareille puissance de multipli-
cation, si on ne savait combien les chances de vie en sont contre-
balancées par la grande destruction des cucurbitains et de leurs
œufs, ou par la stérilité des hydatides, qui restent le plus souvent enkystées dans le parenchyme des organes et n'arrivent
point à leur état générateur. »

L'homme, par sa nourriture omnivore, peut contracter le
germe de trois sortes de cysticerques : le *ténia solium* et le *ténia
nana,* en sa qualité de carnivore, et le *ténia medio-canellata,* en
sa qualité de phytophage.

Le ténia solium habite l'intestin grêle de l'homme, tandis qu'on
le trouve à l'état de cysticerque dans les tissus du cochon. La
plupart de nos organes peuvent renfermer ce ver sous forme de
cysticerque ou scolex : tels sont le cerveau, les parois du cœur,
nos muscles, l'œil, etc. Le fait est bien prouvé aujourd'hui, le
ténia commence son évolution dans le corps du porc et la termine complétement dans l'intestin grêle de l'homme. Quelquefois un certain nombre de cysticerques, ingérés dans l'estomac

Les symptômes que présente cette affection sont ceux attribués à l'amaurose, nom qui était si

humain, peuvent ne pas se fixer sur la surface interne du petit intestin, mais perforer le tube digestif, et arriver, après une série de pérégrinations successives, à se loger dans différents viscères de l'individu.

En dehors de l'intestin grêle de l'homme, seul lieu dans lequel, nous l'avons dit précédemment, l'hydatide cestoïde du ténia peut passer de l'état de scolex à celui de strobile ou ver rubanaire, il conserve sa forme et peut vivre ainsi plusieurs années. L'homme peut, ainsi qu'on en a rencontré quelques exemples, se trouver atteint de *ladrerie.*

Destinés à mourir sans sortir de l'état agame, les cysticerques, perdus hors de la sphère où ils pouvaient se développer, laissent après leur mort, dans le corps de l'individu qu'ils habitaient, des petites tumeurs de nature particulière. Dans les ouvertures cadavériques, on en rencontre quelquefois; elles renferment, au milieu de granulations de nature calcaire, un certain nombre de crochets ayant appartenu à ces parasites.

Parmi les divers auteurs qui ont rencontré de ces cysticerques dans l'espèce humaine, les uns les ont trouvés dans le cerveau, les autres dans l'arachnoïde, dans les ventricules cérébraux ; mais l'observation qui se rapporte le plus directement à notre sujet est celle de Sœmmering, qui reconnut la présence d'un *cysticercus cellulosœ* dans la chambre antérieure de l'œil d'une jeune fille de 10 ans. Chez cette enfant, la vue ne fut troublée qu'au moment où le ver se présenta devant le champ de la pupille. Il fut extrait avec succès, vivant encore, et présentant le volume d'un pois, par le docteur Schott.

souvent, avant la découverte de l'ophthalmoscope, le voile derrière lequel se cachait notre ignorance de la cause produisant l'amblyopie.

Signes fournis par l'ophthalmoscope. — L'entozoaire à l'état de repos se rencontre, dans le corps vitré,

Il n'est plus douteux aujourd'hui que le ténia soit engendré par le *cysticercus cellulosæ*. Les expériences de Kuchenmeister le prouvent très-bien.

Certaines professions, celle de boucher, de charcutier, l'usage de certains pays dans lesquels on a l'habitude de manger un mélange de viandes cuites auxquelles on ajoute de la viande de porc crue, etc., sont donc des conditions favorables à l'introduction dans le corps humain de germes pouvant donner naissance au ténia, s'ils arrivent et restent dans l'intestin grêle ; mais demeurant sous forme de *cysticercus cellulosæ*, si, par l'intermédiaire de leurs crochets, ils ont pu se créer une voie détournée et pénétrer dans d'autres parties du corps. — Il paraîtrait que l'hydatide qui donne naissance au ténia solium peut aussi se rencontrer dans la chair de bœuf. La crainte d'introduire des vers de ce genre dans l'économie doit mettre en garde contre l'emploi trop fréquent de la méthode russe, d'après laquelle on donne aux enfants atteints de diarrhée incoercible, de la viande crue hachée.

Tout ce que nous venons de dire précédemment, relativement aux transformations successives du *cysticercus cellulosæ*, peut paraître ne se rattacher que de loin à notre sujet. Toutefois nous avons cru devoir procéder ainsi, afin d'écarter tous les doutes qui peuvent s'élever sur l'origine des cysticerques, dont la présence a été constatée dans l'œil humain.

sous la forme d'une sphère, présentant, suivant les
cas, une coloration variable, tantôt grise, parfois
bleuâtre; dans d'autres circonstances, offrant une
teinte verdâtre. Si on cherche, comme on doit
toujours le faire dans tout examen ophthalmoscopique, comme point de repère, la papille du
nerf optique et les vaisseaux rétiniens, il pourra
se présenter deux circonstances : ou le cysticerque sera placé dans le corps vitré, ou il sera
situé, soit en arrière de la rétine, soit dans l'épaisseur de cette membrane. Quand il siége dans le
corps vitré, son volume, variable du reste, peut
masquer complétement la papille; mais il n'en
sera pas ainsi des vaisseaux rétiniens, qui, cachés
seulement au niveau du corps du cysticerque,
sembleront émerger de sa circonférence. Quand le
cysticerque sera situé derrière la rétine, les vaisseaux nés de la papille seront visibles dans toute
l'étendue du fond de l'œil; seulement, au niveau de
l'hydatide, on verra les vaisseaux rétiniens s'in-
curver en passant au-dessus de la tumeur, pour
aller reprendre leur direction au delà du corps
de l'entozoaire. D'après les docteurs de Grœfe et
Liebreich, il est toujours enveloppé d'une membrane transparente, à travers laquelle on peut

constater la présence et les mouvements de l'helminthe.

Un caractère certain et qui a toujours mis de Grœfe sur la voie, c'est la présence constante de fausses membranes flottant dans l'intérieur du corps vitré, toutes les fois qu'un cysticerque occupait les milieux de l'œil. Les membranes se distinguent des corps flottants par leur étendue plus considérable ; on ignore jusqu'à ce jour quel est leur point de départ.

ARTICLE X (1).

Corps étrangers dans le corps vitré.

On peut toujours, à l'aide de l'ophthalmoscope, reconnaître dans le corps vitré la présence de corps étrangers venus du dehors, tels que morceaux de fer chez les ouvriers mécaniciens, fragments de capsules de fusil, des grains de plomb, chez les chasseurs, etc. Ces corps étrangers peuvent être libres dans le corps vitré, ou adhérents à quel-

(1) *Voir* Desmarres, Follin, Liebreich.

ques-unes des membranes de l'œil : quand ils sont libres, on les aperçoit comme les corps flottants dont nous avons déjà parlé ; en imprimant des mouvements à la tête du malade, on les voit s'élancer de bas en haut, et retomber par leur propre poids au fond de l'œil, lorsque ce dernier revient au repos. Une fausse membrane, d'autant plus épaisse qu'elle est moins récente, enveloppe ordinairement ces corps venus de l'extérieur, et qui pénètrent dans l'œil soit par la sclérotique, soit par la cornée transparente et l'iris, soit en traversant le cristallin.

Quand ce dernier a été blessé, il est urgent de dilater immédiatement la pupille à l'aide de l'atropine, et de procéder à la recherche du corps étranger en ponctionnant la sclérotique. L'œil est fixé par un aide, qui le maintient avec une pince à griffes placée sur la partie interne de la conjonctive. Le chirurgien éclaire le fond de l'œil avec l'ophthalmoscope, tenu de la main gauche, et va de l'autre main, armée de l'instrument nécessaire, pince ou crochet, à la recherche du corps étranger.

L'œil du malade n'est pas toujours sauvé par cette opération ; mais on a la chance, si la vue n'est pas conservée, de prévenir la fonte purulente de l'œil, et souvent même son atrophie. Quand ce résultat se produit, c'est ordinairement par une marche lente, et avec accompagnement de névralgies excessivement douloureuses. Desmarres et Jœger fils ont sur ce sujet la même manière de voir.

En présence d'une affection qui peut entraîner des conséquences aussi graves, quelle doit être la conduite du médecin? S'abstenir, dans l'espérance de voir le corps étranger s'envelopper de fausses membranes et s'enkyster dans la cavité oculaire, serait une faute, car cette terminaison heureuse se présente très-rarement. Opérer l'extraction, malgré l'incertitude du résultat, qui se termine toujours ou presque toujours par la perte de la faculté de voir, est, en somme, le moyen le plus rationnel, et que doit toujours choisir le médecin, malgré la grande responsabilité qu'il assume.

L'instrument d'Helmholtz sera encore d'un grand secours au chirurgien dans les cas où, après la réclinaison ou l'abaissement du cristallin dans le corps vitré, il devra aller à la recherche de ce corps étranger. On sait qu'à la suite des opérations de cataracte par abaissement, des irido-choroïdites se développent souvent, qu'elles sont accompagnées de douleurs névralgiques atroces. On sait aussi que ces névralgies résistent, dans la majorité des cas, à l'emploi de tout traitement médical, quelque bien dirigé qu'il soit. Il ne reste qu'une chance de salut au malade, dont la vie est parfois épuisée si on ne le délivre de ces épouvantables souffrances : c'est l'extraction du cristallin. On agira, en cette circonstance, comme nous l'avons dit dans le paragraphe précédent, en parlant de l'extraction des corps étrangers venus du dehors. Dans cette dernière circonstance, comme dans la précédente, le malade perd la vue de l'œil opéré.

D'après Liebreich (1), quand un corps étranger, venu de l'extérieur de l'œil, pénètre dans cet organe, il trace son passage par une traînée d'aspect bleuâtre. Quand on regarde l'œil à la lumière incidente, cette trace devient d'un aspect noirâtre, si on observe l'œil par transparence. A l'extrémité de la traînée tracée par le corps étranger, on l'aperçoit lui-même, mais enveloppé, dans la majorité des cas, par un nuage gris-bleuâtre. Il est bien rare qu'il soit possible d'apercevoir le corps étranger sans l'intermédiaire d'une légère couche exsu-

(1) Traduction de MM. Warlomont et Testelin.

dative. Liebreich a pu aller ainsi à la recherche d'un grain de grenaille, et une autre fois il a extrait un fragment de capsule d'arme à feu.

CHAPITRE V (1).

Lésions pathologiques de la choroïde.

Nous allons considérer. avec Liebreich, successivement : 1° *les altérations des vaisseaux de la choroïde ;* 2° celles de *l'épithélium du pigment et de la lame élastique de la choroïde ;* 3° *les exsudations de cette membrane.*

ARTICLE PREMIER.

Altérations pathologiques de l'appareil circulatoire.

Une des grandes difficultés de l'application de l'ophthalmoscope à l'étude des maladies de l'œil se rencontre certainement dans l'étude de la choroïde.

(1) Liebreich, traduction de MM. Warlomont et Testelin.

Quand on a examiné un certain nombre de fois cette membrane sur des individus dont les yeux étaient à l'état normal, mais dont les cheveux n'avaient pas la même coloration, on voit déjà une différence des plus notables. Comparez la choroïde normale d'un individu brun à celle d'un individu très-blond : chez le premier, la choroïde se présente avec ses *vasa vorticosa* parfaitement dessinés par les taches de pigment qui sont déposées entre les contours de ces vaisseaux ; dans l'œil du second, vous ne trouverez rien de semblable : le fond de l'œil offrira un aspect rose uniforme. Que de nuances, même à l'état normal, entre ces deux extrêmes ! Si nous cherchons à préciser la forme et la direction des vaisseaux de cette membrane, quand on peut les apercevoir, nous verrons qu'elle varie, sous ce rapport, chaque fois qu'on examine un individu nouveau.

La choroïde à l'état physiologique peut nous présenter trois sortes d'aspects fort différents, variations dues à la coloration plus ou moins sombre du pigment. Est-il peu coloré ? les vaisseaux peuvent alors ne pas nous apparaître. Si la teinte de l'épithélium pigmentaire est plus foncée, les parois des vaisseaux nous semblent dessiner très-nettement leur trajet de couleur rose. Parfois ces vaisseaux nous paraîtront d'une coloration rouge brun, à parois mal accusées.

De *l'abondance* plus ou moins grande du pigment dépend encore l'aspect de la choroïde, quant au nombre et à la disposition de la trame vasculaire à laquelle on donne le nom de *vasa vorticosa*. Ainsi, la couche de pigment disséminée sur le stroma de la choroïde est-elle peu abondante ? les vaisseaux se montrent à nous jusque dans leurs ramifications les plus fines. La forme du réseau, variable, du reste, suivant les sujets, se montre à nos yeux sous la forme de mailles plus ou moins irrégulières, contenant une quantité variable de pigment dans leurs interstices. Si la couche de pigment est plus épaisse et plus étendue, elle nous masque une série de vaisseaux que nous pourrions voir dans l'œil d'une autre personne soumise à l'observation. En conséquence, les mailles intervasculaires nous paraissent beaucoup plus larges et circonscrivent des espaces dans lesquels on ne peut, à travers la teinte sombre qu'ils présentent, discerner les vaisseaux de petit calibre.

On comprend facilement que le calibre des vaisseaux doit nous apparaître parfois singulièrement modifié, suivant qu'il est recouvert par une quantité plus ou moins abondante d'épithélium pigmentaire, et il faudra bien se garder de considérer comme pathologique la forme d'un vaisseau dont le diamètre pourra paraître rétréci dans certains points : c'est que souvent (et c'est par comparaison qu'on arrivera, en général, à élucider la question), c'est que, disons-nous, souvent une certaine quantité de pigment pourra recouvrir le vaisseau sur un des côtés de son trajet. D'autres fois, au contraire, une hypérémie relativement considérable pourra siéger sur un vaisseau, sans qu'il nous soit permis de constater cette lésion, si le vaisseau est voilé à nos regards par une grande quantité de pigment obscur.

Passons à l'étude des lésions pathologiques qui ont leur siége sur les vaisseaux, étude rendue facile par l'emploi de l'ophthalmoscope.

1° Augmentation simultanée du diamètre des artères et des veines.

On perçoit facilement cette lésion, parce qu'ordinairement elle est isolée sur un point de la choroïde; elle ne s'étend pas à toute la surface du stroma, et l'on peut alors juger par comparaison et voir qu'au delà du point où cette dilatation existe, les artères et les veines, dont on peut suivre ultérieurement le trajet, sont beaucoup plus étroites en dehors de la sphère pathologique. Ce phénomène se rencontre ordinairement dans le voisinage d'un centre inflammatoire de la choroïde; on le perçoit également dans la scléro-choroïdite postérieure, quand surtout cette lésion n'est pas très-ancienne. Or, dans ce dernier cas, le pigment choroïdien, qui se trouve, à l'état normal, *en plus grande abondance*, et qui offre un aspect plus sombre sur le pôle postérieur de l'œil, nous permet, par son absence ou par sa coloration plus claire, de constater la présence de vaisseaux artériels et veineux plus volumineux que dans un autre point de la membrane dont il s'agit.

2° Augmentation du diamètre des veines seules.

Cette dilatation des veines existe surtout dans les affections chroniques, non-seulement de la choroïde, mais encore des autres membranes de l'œil. Si le pigment choroïdien .n'est pas d'une teinte trop foncée, s'il n'est pas répandu en trop grande abondance sur le stroma, on peut reconnaître cette lésion plus facilement dans la région de l'équateur du bulbe oculaire que dans la partie postérieure, où parfois néanmoins on peut constater aussi cette même lésion.

Afin de bien préciser cette dilatation veineuse, le chirurgien doit examiner l'œil du malade, en lui conseillant de le porter le plus possible en haut, puis en bas, et de le diriger un peu en dehors.

Lorsqu'on examine un œil même à l'état normal, on aperçoit alors une différence énorme entre le calibre des veines dans la région équatoriale et celui du fond de cet organe. Pour arriver à mieux différencier entre eux les états physiologique et pathologique, il est important de chercher des points de comparaison : on les trouvera dans la papille et dans les vaisseaux de la rétine. Ainsi il est fort important, pour le médecin qui débute dans l'étude de l'ophthalmoscopie, de répéter souvent la manœuvre précédente sur des yeux normaux : il examinera donc le calibre des veines dans la région équatoriale de l'œil ; il tâchera d'apprécier leur diamètre, relativement à ceux de la papille ou des vaisseaux rétiniens. Quand il sera bien exercé à cet examen, il reconnaîtra facilement ensuite, en observant un œil frappé de dilatation veineuse de la choroïde, que le rapport qui existe entre le diamètre des veines et la papille de cet œil est plus grand que celui qu'il est possible de constater à l'état normal entre les mêmes parties. On doit aussi savoir qu'à l'état physiologique les veines présentent un volume énorme au niveau de leur point d'émergence. Il n'y a, du reste, en cela rien qui doive nous surprendre, car, en ce point, toutes les ramifications d'un *vortex* sont venues s'aboucher en deux troncs principaux placés à côté l'un de l'autre.

3° Oblitération veineuse complète.

Les veines se trouvent, en général, oblitérées dans une étendue restreinte de la choroïde. Il est bien rare qu'on rencontre cette lésion étendue à toute la surface de cette membrane. Quand elle est partielle, elle siége en général au voisinage de points de la choroïde recouverts d'exsudations. Parmi les cas assez rares qui ont été observés, Liebreich, entre autres, a noté les particularités suivantes : la choroïde était dépourvue de sang dans une grande partie de son étendue ; il y avait une différence très-marquée dans le voisinage des parties normales et de celles qui étaient altérées. La coloration sombre du pigment permettait, grâce au peu d'épaisseur de la couche, d'observer les vaisseaux choroïdiens de gros calibre ; ils suivaient une marche régulière en décrivant un réseau dont les mailles étaient d'une couleur mate brun de café ; la lumière du vaisseau, au niveau des points oblitérés, présentait une couleur d'un blanc jaune, tandis que, sur les vaisseaux qui avaient conservé leur perméabilité, elle présentait un aspect rouge brun.

On se rend très-bien compte de l'aspect que doit prendre la choroïde atteinte de cette affection, en étendant sur une lame de verre une membrane choroïde isolée de la rétine et de la sclérotique, et dont les vaisseaux ont été, par cette préparation, privés de sang. En éclairant cette lame de verre par la lumière d'une flamme renversée, on se met dans des conditions d'observation à peu près analogues à celles de l'œil. On arrive encore bien mieux à ce résultat en éclairant une choroïde placée dans le microscope solaire et en en prenant l'image daguerrienne d'après le procédé de Cusco.

4º Taches de sang extravasé des vaisseaux choroïdiens.

Le sang qui s'échappe des vaisseaux de la choroïde peut rester, s'il est en petite quantité, au niveau de la surface de cette membrane, où il se présente sous la forme de petites taches rouges, uniformes lorsqu'on les voit au début, qui, soumises aux lois de la résorption, se scindent en plusieurs autres plus petites, deviennent plus pâles après un temps variable, puis finissent par disparaître complétement en laissant à leur place une partie de la choroïde dépourvue de pigment. S'interpose-t-il entre la choroïde et la rétine? il soulève alors cette dernière membrane et donne lieu au décollement de la rétine, que nous décrirons plus loin. Quand cette membrane n'offre pas une résistance suffisante à la masse sanguine sortie des vaisseaux choroïdiens, elle se déchire, et le sang s'épanche alors dans le corps vitré, qu'il trouble, et dans lequel il amène les désordres que nous avons décrits précédemment.

Le stroma de la choroïde peut quelquefois aussi être imbibé de sang ; mais cette imbibition ne peut être constatée que bien rarement. Cependant Liebreich dit qu'il a pu, dans certaines contusions de l'œil, constater une tache de sang placée sur une tache pigmentaire plus étendue qu'elle. La tache sanguine était par conséquent circonscrite de toutes parts par le pigment choroïdien. Quand la résorption avait eu lieu, à la place de l'imbibition sanguine, restait une tache jaune sale circonscrite encore par les mêmes parties du pigment qui n'avaient pas été envahies par le sang. Dans plusieurs circonstances il fut facile à Liebreich de reconnaître que cette tache persistait toujours avec le même aspect et la même étendue pour chaque œil observé. Dans d'autres cas, où il était possible de constater la même lésion, le malade se rappelait avoir reçu antérieurement une contusion sur le globe oculaire.

ARTICLE II.

*Lésions pathologiques de l'épithélium pigmentaire et
de la lame élastique de la choroïde.*

Nous avons vu déjà l'influence considérable
qu'exerce sur l'aspect de l'œil la couche pigmentaire, eu égard aux variations qu'elle présente
quant à son abondance, quant à sa coloration, et
enfin suivant qu'elle est étendue uniformément sur
le stroma de la choroïde, ou qu'elle ne s'y trouve
accumulée que par places plus ou moins grandes.

Quand il s'agit d'observer les moindres détails
du pigment, il est très-urgent de faire usage d'un
grossissement très-considérable. On peut apprécier
ainsi les moindres détails des cellules pigmentaires;
cet examen peut être poussé assez loin même pour
permettre d'arriver jusqu'à la précision nécessaire
aux *observations histologiques* (Liebreich). On peut
alors distinguer dans les cellules isolées de l'épithélium, non-seulement la forme, mais encore le volume et la position du noyau. Il est indispensable

alors, et on le comprendra facilement, que l'œil de l'observateur soit placé juste au point de la vision distincte.

Parmi les cellules pigmentaires qu'on aperçoit, les unes sont pour ainsi dire vides, tandis que d'autres paraissent remplies, au delà de leur capacité, de granulations noires qui masquent complétement l'aspect des parties au devant desquelles elles se trouvent placées. Préciser avec certitude si les cellules qui présentent cet aspect sont ou ne sont pas altérées est chose fort difficile souvent, pour ne pas dire toujours.

Toutefois l'expérience a démontré qu'au niveau de la choroïde enflammée se trouvent, dans toute l'étendue de la lésion, des plaques composées de cellules altérées elles-mêmes ; cette altération se caractérise par l'absence de pigment, tandis que, par opposition, on trouve une masse considérable de cellules chargées de pigment accumulées autour des plaques choroïdiennes, qui sont alors comme bordées par un liseré noir, suivant les inégalités de contours de ces places malades.

On trouve souvent, dans des yeux parfaitement normaux, des accumulations de cellules de pigment formant des taches d'un noir de jais, et pouvant prendre des formes très-variées. Liebreich a rencontré sur la choroïde une tache noire de la largeur de la papille, à forme anguleuse, et pourtant l'œil dont la choroïde portait cette tache était complétement sain. D'autres fois, au bord interne de la papille se trouve un croissant de pigment dans la concavité duquel est inscrite une étendue plus ou moins grande de la circonférence de la papille. Nous avons rencontré plusieurs fois cette disposition. La fig. 2, pl. IV, représente une tache en forme de croissant que nous avons dessinée, à l'Hôtel-Dieu de Poitiers, sur l'œil d'un de nos internes dont la vue se trouve dans d'excellentes conditions. Nous devons faire observer que ce jeune homme est très-brun, a les cheveux fort noirs, et que chez lui la couche pigmentaire de la choroïde est très-marquée. Ces taches semblent ne pas persister toujours, car, en examinant l'œil dont nous venons de parler trois mois environ après le premier examen, nous n'avons plus retrouvé cette tache de pigment. D'autres fois, cette tache noire circonscrit complétement la papille dans toute l'étendue de sa circonférence, et l'anneau qu'elle forme ainsi autour du nerf optique peut avoir même une largeur égale au diamètre de la papille de ce nerf.

ARTICLE III.

Exsudats choroïdiens (1).

Les exsudations de la choroïde peuvent suivre différentes marches. D'après les auteurs modernes, et Liebreich entre autres, elles peuvent s'arrêter au stroma de la membrane et s'y infiltrer simplement. Elles peuvent aussi marcher d'arrière en avant, se répandre entre le stroma de la choroïde et la face postérieure de la rétine, qui, suivant la quantité de l'exsudat, pourra être simplement soulevée ou bien déchirée, et alors l'exsudation pourra se répandre à la surface antérieure seulement de la rétine, ou bien même s'infiltrer dans le corps vitré, si l'exsudation est plus considérable. Enfin cet épanchement exsudatif pourrait se faire d'avant en arrière, c'est-à-dire entre la face antérieure de la sclérotique et la face postérieure de la cho-

(1) *Voir* Liebreich, traduction de Warlomont et Testelin. (*Traité des maladies des yeux* de Mackensie.)

roïde ; dans ces cas, cette membrane et la rétine qui la tapisse immédiatement sont repoussées vers le corps vitré, à travers lequel on perçoit une saillie globuleuse sur laquelle se trouve tendue la rétine.

L'aspect des exsudats varie suivant leur épaisseur : lorsque l'exsudation est très-fine, on voit comme un simple glacis, assez semblable à la teinte bleuâtre de la rétine, étendu sur la place malade. Il est d'autant plus apparent que la teinte générale de la choroïde est moins claire. On le différenciera de la rétine par ce fait que cette membrane donne l'aspect d'un glacis général étendu sur toute la surface interne de l'œil, tandis que l'exsudat très-fin n'existe que dans une étendue limitée.

Quand les exsudations sont épaisses, elles sont plus facilement appréciables ; toutefois un doute se présente alors. Ces exsudations d'un blanc opaque masquent les parties au devant desquelles elles se trouvent, et il serait alors possible de les confondre avec les taches dues à la *dénudation* de la choroïde. On s'aidera alors, pour élucider la question, des caractères suivants : les taches exsudatives forment *une certaine saillie et présentent une légère coloration bleuâtre ou grisâtre; les vais-*

seaux de la choroïde, au niveau du point où la tache interrompt brusquement leur vue, se trouvent gorgés de sang ; la présence en nombre plus ou moins considérable de cellules pigmentaires saines ou déjà altérées empêchera de confondre ces taches avec celles produites par une *choroïdite atrophique*, avec laquelle se trouve incompatible l'existence de cellules épithéliales.

Après avoir fait, avec Liebreich, dans les lignes qui précèdent, l'anatomie pathologique des diverses altérations qui peuvent atteindre les éléments de la choroïde, nous pouvons aborder maintenant la description des différentes maladies qui peuvent envahir cette membrane. Qu'il nous soit permis toutefois, avant d'entamer cette question, de dire quelques mots des travaux actuels de la science, depuis la découverte d'Helmholtz, travaux qui ont complétement rayé du cadre nosologique le mot *amaurose*. Cette courte digression, qui semble devoir nous écarter de notre sujet, y ramènera naturellement, car nous allons voir que, dans l'état actuel de la science, presque toutes les affections, sinon toutes, auxquelles on donnait antérieurement le nom d'*amaurose* doivent être rapportées à différentes formes de la choroïdite que nous allons bientôt décrire. Telle est du moins l'opinion de notre ancien collègue d'internat, aujourd'hui chirurgien distingué des hôpitaux de Paris, M. le docteur Follin. Pour lui, et son opinion est basée sur un grand nombre de faits, les lésions de la choroïde produisent presque seules les troubles de la vue auxquels on avait imposé autrefois le nom d'*amaurose oculaire* (1).

Pour les anciens ophthalmologistes, le mot amaurose (du grec ἀμαύρωσις, obscurcissement) était synonyme de *perte de la vue*, sans qu'on se donnât la peine de spécifier quelles parties du globe oculaire étaient atteintes dans cette lésion. Plus tard, on attribua l'amaurose à la paralysie du nerf optique ; mais bientôt les autopsies vinrent montrer que, dans certaines amauroses, les milieux de l'œil, paraissaient intacts, tandis que, sur le trajet du nerf optique ou à son point d'émergence dans le tissu cérébral lui-même, existaient des lésions qui avaient altéré le nerf lui-même, ou la substance nerveuse du cerveau au niveau des racines de ce nerf. Dans d'autres circonstances, le cerveau était à l'état

---

(1) *Voir* les *Leçons* de Follin sur l'ophthalmoscope.

normal, et l'œil présentait au contraire des altérations de ses milieux. On fit alors deux grandes
classes d'amauroses, les amauroses cérébrales et
les amauroses oculaires.

Mais, avant la découverte du professeur de Heidelberg, on s'était lancé dans une série d'hypothèses pour expliquer les causes de l'amaurose
oculaire, et il devait en être ainsi, d'après les habi-
tudes de l'esprit humain, qui a soif d'explication
et répugne, en face des données d'un problème, à
faire l'aveu de son ignorance. Aussi vit-on bientôt
naître les amauroses spinale sthénique, spinale
organique, abdominale, etc., dont on cherchait
les symptômes dans l'injection de tels ou tels vaisseaux situés sous la conjonctive.

Néanmoins, des recherches nécroscopiques importantes avaient fait connaître déjà l'altération de
certaines membranes de l'œil, telles que celles de
la rétine, de la choroïde, de la sclérotique; mais
il fallait établir par des signes perçus durant la vie
les rapports qui existaient entre les symptômes
donnés par l'examen de l'œil et les lésions cadavériques. L'ophthalmoscope est venu éclairer cette
étude d'un jour tout nouveau, et, grâce aux nombreuses recherches faites depuis quelques années,

l'étude des maladies de la cavité oculaire entre aujourd'hui dans une large voie de progrès.

D'autres travaux ont été faits dans le même sens par un autre chirurgien des hôpitaux de Paris, M. Cusco. En effet, nous avons vu précédemment, en analysant les travaux présentés dans la thèse inaugurale du docteur Dubarry, nous avons vu, disons-nous, combien la choroïde tenait sous sa dépendance les lésions des parties importantes de l'œil. Nous savons déjà qu'à l'altération de la partie antérieure de la choroïde correspond l'opacité du cristallin ; qu'à l'altération de la partie postérieure de la choroïde était lié le ramollissement du corps vitré. Ces lésions ne sont pas les seules qui se trouvent placées sous l'influence des altérations choroïdiennes. D'après le docteur Follin, ces altérations jouent également un grand rôle dans celles de la rétine et de la choroïde. Mais la majorité des lésions auxquelles on donnait, avant Helmholtz, le nom d'amauroses, sont dépendantes d'inflammations de la choroïde.

Nous allons maintenant décrire les différentes formes de choroïdite ; faisons observer toutefois qu'elle se présente le plus souvent sous la forme chronique.

On distingue trois variétés de choroïdite (1) : 1° la *choroïdite* congestive ; 2° la *choroïdite* exsudative ; 3° et la *scléro-choroïdite* postérieure, ou plutôt *atrophie choroïdienne.*

Symptômes généraux de la choroïdite. — Si on ne fait pas usage du miroir oculaire pour diagnostiquer cette maladie, les symptômes généraux fournis par l'examen de l'œil à l'extérieur sont loin de présenter des caractères infaillibles pour faire diagnostiquer cette maladie. Au début, les malades se plaignent de diminution notable dans la vision ; ils se figurent qu'un voile vient s'interposer entre leurs yeux et l'objet qu'ils regardent. Ce voile a d'autant plus d'épaisseur que la maladie est plus avancée, et que, par conséquent, la compression de la rétine est plus grande. Plus tard, les malades se plaignent de ne voir les corps qu'à travers une couche sombre. Ils perçoivent la sensation de mouches volantes ; le globe oculaire devient douloureux ; le malade se plaint d'élancements dans cet organe, qu'il a peine à mouvoir parfois.

Les vaisseaux de la conjonctive s'injectent de plus en plus ; la marche des vaisseaux conges-

(1) *Voir* Follin, *Leçons* faites à la Charité.

tionnés paraît être parallèle à celle des muscles droits; en les examinant avec soin, on les voit se bifurquer et s'infléchir lorsqu'ils sont arrivés à une distance de deux à trois millimètres de la circonférence de la cornée, et puis aller s'anastomoser entre eux et former des arcades vasculaires au pourtour de la cornée. La compression des nerfs ciliaires, par l'injection des vaisseaux, rend la pupille paresseuse; elle se dilate alors, le globe oculaire est altéré dans sa forme et dans sa consistance, qui augmente.

Choroïdite congestive.

La congestion de la choroïde est une affection très-commune; elle se rencontre chez beaucoup d'individus dont la vue n'est pas abolie entièrement, mais chez lesquels se succèdent de temps à autre des poussées congestives entraînant avec elles une diminution notable dans la faculté de voir. Quand elles sont moindres, la vue revient à peu près au degré où elle se trouvait avant la dernière poussée. Cette affection se rencontre souvent chez les individus affectés d'hémorrhoïdes fluentes à l'habitude, dont le flux a été supprimé ; chez les femmes atteintes d'aménorrhée. Il n'est pas rare de rencontrer la congestion de la choroïde chez les sujets soumis à une constipation opiniâtre. Dans toutes ces circonstances, le sang reflue du côté du cerveau, et peut se porter avec trop d'intensité vers la choroïde ; de sorte que la vue, dans un court espace de temps, passe d'un état assez normal à une cécité presque complète. Hâtez-vous, dans ces cas, de rappeler par les moyens appropriés le flux hémorrhoïdal ou menstruel ; combattez la constipation à l'aide de purgatifs dont l'action se porte principalement sur le système des vaisseaux hémorrhoïdaux, l'aloès par exemple, et vous verrez promptement l'obscurcissement momentané de la vue faire place à une perception plus nette des objets ; mais il est de la plus haute importance de conseiller au malade de mettre en usage tous les moyens hygiéniques ayant pour but de prévenir le retour trop fréquent de ces congestions vers la choroïde ; elle finirait par subir rapidement des altérations qui détermineraient la perte complète de la vue.

Symptômes fournis par l'ophthalmoscope.

Il est une précaution que l'observateur doit toujours prendre chaque fois qu'il se sert de l'ophthalmoscope : c'est d'éviter de soumettre l'œil de l'observé pendant un temps très-long à l'éclat brillant de cet appareil. Sous l'influence d'une grande concentration de rayons lumineux dans l'intérieur de l'œil, les membranes internes se congestionnent, et leur aspect n'a plus cette teinte rose caractéristique de l'état normal, mais elles présentent une coloration rouge assez intense. Toutefois, il faut bien le dire, cette rougeur n'atteindra jamais celle qu'on rencontre dans la choroïdite congestive, qui se présente à notre observation sous l'aspect d'une rougeur foncée uniformément répandue sur la choroïde, en tout semblable à la rougeur de la conjonctive oculaire congestionnée par une vive inflammation.

On peut, avec le grossissement ordinaire, constater très-bien l'injection de la choroïde ; mais, pour discerner des détails beaucoup plus fins, il faut se servir du verre biconvexe n° 12. On voit

alors la choroïde sillonnée par des vaisseaux tor-
tueux, auxquels le sang qui les remplit donne un
aspect turgescent ; on se croirait en présence d'une
des plus fines injections de laboratoire poussée
jusque dans les dernières ramifications des vaisseaux choroïdiens (Follin). Cette injection se constate facilement surtout sur la choroïde des individus à cheveux blonds, chez lesquels le pigment
se trouve en petite quantité. Chez les bruns, l'abondance beaucoup plus considérable de pigment ne
permet pas de constater cette injection avec autant
de facilité.

ARTICLE IV.

Choroïdite exsudative.

L'inflammation de la choroïde ne conserve pas
toujours la forme congestive que nous venons de
décrire ; elle se transforme quelquefois en choroïdite exsudative, maladie bien plus grave que la
précédente. Contre cette affection les ressources
de l'art sont en général frappées d'impuissance.

Toutefois il est une forme de cette choroïdite qu'il est possible d'enrayer au début, de guérir même dans certains cas : c'est la choroïdite exsudative due à la diathèse syphilitique.

Dans la choroïdite exsudative, les exsudations sécrétées entre la rétine et la choroïde sont de deux sortes : les unes composées d'exsudats solides de lymphe plastique, les autres formées d'éléments liquides. Ces dernières seront décrites à l'article décollement de la rétine.

L'exsudation de lymphe plastique ou coagulable qui s'épanche, dans cette affection, entre la rétine et la choroïde, occupe une surface d'étendue très-variable ; parfois elle s'épanche sur toute la surface de la choroïde, et nous apparaît à travers la rétine transparente comme un voile léger. D'autres fois cette exsudation se limite à des places très-restreintes, qui justifieraient parfaitement le nom de *choroïdite exsudative pointillée*, qu'on pourrait donner à cette affection.

Variables par leur consistance, ces exsudations passent par tous les degrés, depuis l'état liquide jusqu'à l'état osseux, après avoir revêtu même la forme cartilagineuse. Chose singulière, ces exsudats épanchés entre la rétine et la choroïde n'impri-

ment aucune modification à ces deux membranes ;
la coque osseuse ou cartilagineuse, représentant
une capsule hémisphérique, est tapissée intérieurement par la rétine, et recouverte sur sa convexité
par la choroïde. On peut facilement détacher ces
deux membranes de leurs adhérences au nouveau
produit d'exsudation. Son extension sur une grande
surface a fait penser à certains auteurs, Sichel
entre autres, qu'il pouvait se faire une transformation de même nature dans la rétine, maladie qu'il a
traitée sous le nom d'ossification de cette membrane, mais qui, d'après M. Follin, semblerait ne
pas exister. Ce n'est pas dire néanmoins que, lorsqu'on rencontre ces nouveaux produits ostéo-carti-
lagineux, la rétine et la choroïde se trouvent
exemptes de lésions. On les trouve bien parfois
décollées, séparées l'une de l'autre, déchirées
même en certaines places. Elles ont perdu de leur
épaisseur dans certains cas, ou ont été soumises
à la résorption dans quelques points. Sous le coup
d'une atrophie partielle, la choroïde se dévascula-
rise, son pigment est altéré dans sa structure intime
et dans sa disposition sur le stroma choroïdien.
Mais toutes ces altérations ne prouvent en aucune
manière que l'une ou l'autre des membranes aient

été soumises aux lois de l'ossification ou de la transformation cartilagineuse.

On peut facilement constater les altérations du pigment choroïdien en faisant l'autopsie d'un œil. Il suffit, pour cela, d'avoir la précaution de soulever très-doucement la rétine pour la détacher de la choroïde ; on aperçoit alors des parties de la choroïde complétement dépourvues de pigment, tandis qu'au niveau d'autres points de cette membrane il s'est accumulé en quantité beaucoup plus considérable qu'à l'état normal.

Quand la diathèse syphilitique porte son action sur le globe oculaire, si la choroïdite exsudative est légère, on voit au début, à travers la transparence de la rétine, dont les vaisseaux conservent la même netteté quant à leur aspect, ce qu'il est facile de constater par la comparaison des deux yeux, on voit, disons-nous, un léger exsudat opalin s'étendant de la circonférence de la papille dans la direction de l'*ora serrata*.

Quand l'exsudat est plus épais, la vue perd de sa netteté en proportion de l'étendue et de l'épaisseur de la couche de lymphe coagulable.

Traitement.—Nous l'avons dit précédemment, si l'affection, prise au début, est liée à l'existence de la diathèse syphilitique, en mettant énergiquement en usage la médication dirigée d'ordinaire contre cette diathèse, on a chance de voir la marche du mal s'enrayer. Dans les autres cas, les ressources de l'art restent en général impuissantes.

Choroïdite exsudative pointillée (1). — Dans cette forme de la choroïdite, on trouve disséminées sur la face antérieure de la rétine des taches assez épaisses, mais peu larges, qui donnent à la choroïdite un aspect pointillé. Ces taches sont blanchâtres. Lorsqu'elles s'étendent en largeur, elles finissent par recouvrir la surface de la choroïdite d'un nuage épais. Lors même qu'elles sont isolées, leur épaisseur est assez notable, ce que l'ophthalmoscope peut faire reconnaître. Il suffit pour cela d'incliner le miroir de façon à éclairer obliquement l'exsudat. La partie qui se trouve opposée au point où les rayons obliques frappent la surface de l'exsudat paraît ombrée.

Concurremment avec la choroïdite exsudative marche une autre affection à laquelle les ophthalmologistes ont donné le nom de *macération de pigment;* elle est caractérisée par l'accumulation de

(1) *Voir* Liebreich, Follin.

taches brunes ou noirâtres de pigment à la base
des exsudats plastiques que nous venons de décrire.
On dirait que, sous l'influence du liquide sécrété
dans la choroïdite exsudative, le pigment aurait subi
un commencement d'altération, caractérisée par
son décollement des points de la choroïde auxquels
il adhérait, et qu'à mesure que le liquide sécrété
aurait pris de la consistance et se serait élevé,
sous forme d'exsudats épais, par l'accroissement de
nouvelles couches, le pigment aurait été refoulé
dans les intervalles et à la base des exsudats. Une
seconde forme d'altération du pigment, et qui
paraît succéder à son déplacement, est sa décoloration : de brun-noirâtre, ou même noir qu'il était,
il prend la couleur jaune orangé, teinte à travers
laquelle on aperçoit encore les vaisseaux choroïdiens.

Cette *macération du pigment* peut ne pas rester
limitée à certaines parties de la choroïde, mais
s'étendre à toute la surface de cette membrane.
Puis, à mesure que celle-ci s'atrophie, les taches
de couleur jaune orangé, dues à la macération du
pigment et à son changement de couleur, pâlissent
davantage encore, et finissent par être remplacées
par des taches blanches, fournies par l'aspect de la

sclérotique, que ne voile plus la choroïde atrophiée.

Dans les yeux affectés de choroïdite exsudative,
on rencontre souvent des amas de pigment donnant
lieu à des taches très-noires, à forme irrégulière,
par opposition aux taches blanches formées par les
exsudations, ou bien par l'atrophie choroïdienne.
Des vaisseaux sanguins très-développés, ou des
hémorrhagies partielles, se présentent aussi à
l'examen ophthalmoscopique; ils ont leur siége
entre les exsudations ou en arrière d'elles. Le docteur Guépin, de Nantes, vient de proposer l'emploi
de la santonine dans le traitement des exsudats
choroïdiens. Nous extrayons du *Journal des con-
naissances médicales*, de M. Caffe (30 avril 1860),
l'article suivant :

Ophthalmies internes; iritis, choroïdites, rétinites, exsudats
plastiques; traitement par la santonine, substance photographique.

« Mon excellent et honorable ami le docteur Guépin, de Nantes, me communique la note suivante :
» Un savant Italien, ayant adressé, il y a quelque

temps, une note à l'Institut sur des effets visuels de la santonine avec une observation d'amaurose guérie par ce médicament, le docteur Guépin, de Nantes, qui depuis longtemps étudie la santonine et qui l'a administrée à près de 80 malades atteints d'affections oculaires, vient d'en adresser une autre à cette compagnie savante. Ses résultats ne concordent point avec ceux du savant Italien, mais ils sont cependant très-intéressants au point de vue thérapeutique.

» La santonine, dit le docteur Guépin, est une substance *photographique* qui passe au jaune par son exposition au soleil comme dans l'intérieur du corps humain.

» Elle s'associe très-bien à l'atropine, aux altérants et aux autres moyens employés contre les maladies internes de l'œil. Seule et associée, elle donne d'excellents résultats dans des affections accompagnées d'exsudats plastiques, iritis simples, iritis avec choroïdites, choroïdites et rétinites.

» Ce sera une révolution, nous écrit le confrère, dans ma pratique et aussi probablement dans celle de bien d'autres. Jugez-en, nous dit-il, par quelques faits :

» Un capitaine au cabotage devient aveugle par

suite d'une *irido-choroïdite* avec exsudations. La maladie a été arrêtée, mais elle a laissé des traces cruelles, des exsudats, les uns visibles, les autres visibles seulement à l'ophthalmoscope. Cette maladie s'était développée sous l'influence de la syphilis.

» Tous les autres moyens thérapeutiques ayant épuisé leur action, le malade est soumis à la santonine : deux paquets par jour de deux décigrammes chaque.

» Après le premier paquet, urines jaunes ;

» Après le second, vision jaune.

» Quelques jours plus tard, la vision est sensiblement améliorée.

» Une femme est atteinte d'une double iritis ; elle ne souffre plus, mais il y a des exsudats plastiques qui vont de l'iris à la capsule, et les deux pupilles dilatées sont irrégulières.

» Après la première dose de santonine, les urines deviennent jaunes.

» Après la seconde, la vision est jaune.

» A la quatrième, il y a amélioration.

» Alors, dans l'œil le plus malade, le docteur Guépin emploie l'atropine concurremment avec le traitement général à la santonine, et trois exsudats plastiques sur cinq sont décollés de la capsule du cristallin.

» L'état si grave que laissent après elles les choroïdites avec exsudat est aussi généralement amélioré par la santonine, surtout au moyen d'un traitement dans lequel la santonine est associée aux agents connus.

» Les affections rétiniennes avec exsudat sont, dit-il, celles qui m'ont créé le plus d'embarras et que j'ai vaincues le plus difficilement.

» Souvent la santonine donne des maux de tête, surtout chez les malades qui ont eu des choroïdites très-graves.

» Souvent elle donne presque des envies de vomir chez ceux qui ont eu des affections iridiennes.

» Si j'étais encore, ajoute notre confrère en terminant, chargé des salles 12, 12 *bis* et 13, je ne m'arrêterais pas aux maladies oculaires, je voudrais toucher aux maladies encéphaliques et aux maladies des séreuses avec exsudations plastiques, en associant la santonine aux ammoniacaux d'une part, et à l'iodure de potassium de l'autre.

» CAFFE. »

ARTICLE V (1).

Choroïdite atrophique. — Scléro-choroïdite posté-
rieure. — Staphylôme postérieur.

Définition.—Cette affection est caractérisée, suivant certains auteurs, le docteur Desmarres entre
autres, par une lésion située sur le côté externe
de la papille du nerf optique, lésion due à un
amincissement en ce point de la sclérotique et de
la choroïde, tel qu'il donne lieu à une déformation du globe oculaire. Vu à l'extérieur, l'œil présente à l'autopsie une saillie conique au niveau
de la demi-circonférence externe du nerf optique.
À l'intérieur de l'œil existe, au même niveau, une
dépression à concavité antérieure.

(1) *Voir* Follin, Desmarres, *loco citato*, — et la thèse du docteur Romain Noizet, *Du staphylôme postérieur*, Paris, mars 1858.
Nous avons reproduit, autant que possible, les opinions et la
théorie mécanique du staphylôme émises avec un rare talent
par M. Romain Noizet.

Cette affection, dont les détails anatomiques avaient été décrits par Scarpa, fut étudiée avec soin par le docteur Sichel. Mais les travaux importants sur cette maladie ne datent que de la découverte d'Helmholtz. Cette question a surtout été éclairée par les travaux de Arlt, de Graëffe, de Ed. Jœger.

Le degré de fréquence de cette maladie est très-considérable, car, sur mille amblyopiques, les statistiques donnent quatre cent vingt individus (près de moitié) affectés de choroïdite atrophique.

Il résulte de la définition de cette maladie que le diamètre antéro-postérieur de l'œil s'accroît de plus en plus, à mesure que la maladie fait des progrès. Il suit de là, par conséquent, un trouble dans la vision, confirmé, du reste, par les faits : les individus qui ne sont pas myopes le deviennent, ceux qui l'étaient déjà voient cette maladie se développer chez eux de plus en plus. Toutefois cette myopie progressive pourrait fort bien n'être pas produite par l'allongement du diamètre antéro-postérieur de l'œil, par le fait *seul* de la formation du staphylôme ; mais elle pourrait bien aussi être due à une autre influence, celle dont nous avons parlé en rendant compte des tra-

vaux de **M.** le docteur Cusco. D'après ce chirurgien distingué (*voir* l'article cataracte), toutes les
fois qu'il existe une choroïdite atrophique postérieure, nous savons que le corps vitré se ramollit
et augmente consécutivement de volume. Ces deux
causes réunies peuvent bien contribuer au développement ou à l'augmentation de la myopie chez
les individus atteints d'atrophie choroïdienne.

Comme première conséquence du staphylôme
postérieur, on constate donc en premier lieu la
myopie ; mais une deuxième conséquence découle
de la présence du staphylôme au côté externe de
la papille, c'est la difficulté à mouvoir l'œil facilement et la tendance fatale de cet organe à se
porter en dedans. Aussi est-il possible de prévoir
l'existence d'une atrophie choroïdienne chez un
myope dont les yeux sont très-convergents et qui
porte des verres très-forts. Si, en outre, la sclérotique présente une teinte bleuâtre à convexité très-
marquée au niveau de l'angle externe de l'œil,
lorsque le malade regarde fortement en dedans,
les grandes présomptions qu'on pourrait avoir
sur l'existence de l'affection que nous décrivons se
changeront bien vite en certitude à l'aide de l'examen ophthalmoscopique. Cette affection s'accom-

pagne ordinairement de la perception de mouches volantes et d'un commencement de photophobie.

Signes fournis par l'ophthalmoscope. — Cette maladie est l'une de celles dont le diagnostic s'établit le plus facilement à l'aide du miroir oculaire. Comme elle siége, au début, près du côté externe de la papille du nerf optique, c'est toujours vers ce point que doit être dirigé l'examen. On trouve alors une tache blanche en forme de croissant, embrassant par sa concavité la demi-circonférence externe de la papille, tache qui devient plus considérable suivant le degré plus avancé de la maladie, et qui finit par envahir complétement tout le pourtour de la papille.

Dans le *premier degré*, en examinant l'œil à l'aide de la lentille biconvexe (image renversée), on constate d'abord la transparence des milieux de l'œil, puis on trouve au niveau du bord interne (c'est en réalité l'externe) de la papille une tache d'un blanc mat, présentant, comme nous venons de le dire, la forme d'un croissant, dont les deux cornes se terminent, l'une à l'extrémité supérieure, l'autre à l'extrémité inférieure du diamètre vertical de la papille. La partie la plus large de la tache présente une forme conique, dont la base concave repose sur la papille, et dont le sommet est dirigé vers la *macula lutea*. Les contours des vaisseaux artériels et veineux qui émergent de la papille n'ont pas subi d'altération, et semblent encore intacts dans leur structure. La coloration du fond de l'œil à sa partie postérieure reste la même, excepté au niveau de la demi-circonférence interne (externe en réalité) du nerf optique où siége la tache caractéristique. Les artères et les veines qui émergent du centre de la papille n'éprouvent aucune déviation ; elles se dirigent, comme à l'état normal, vers l'*ora serrata*. La transparence de la rétine persiste ; la *tache jaune*, quand on peut la voir, n'a pas subi d'altération.

En examinant l'œil à l'aide de l'image renversée (ophth. de Jœger, grossissement de 24 diamètres), on constate que la papille est d'un jaune plus rouge qu'à l'état normal. La tache en forme de croissant se distingue de la papille non-seulement par sa forme, mais par sa coloration, qui est d'un blanc mat.

Dans un degré plus avancé de la maladie, la tache augmente d'étendue; son sommet à cône tronqué s'éloigne davantage du centre de la papille, et se dirige toujours en dehors et en bas, tandis que les deux cornes du croissant restent invariablement à la même place.

Dans cette forme de la choroïdite atrophique, qu'on peut considérer comme le *second degré*, la blancheur nacrée de la tache, sur laquelle viennent se réfléchir les rayons lumineux, donne à la papille du nerf optique une teinte d'un gris mat. Les contours de cette tache varient suivant la marche de la maladie; une courbe assez régulière la termine, quand l'atrophie choroïdienne ne fait pas de rapides progrès; elle est, au contraire, déchiquetée sur les bords, lorsque la lésion se développe plus rapidement.

Les vaisseaux qui émergent de la papille pour se répandre sur la rétine ont donc à traverser deux surfaces de coloration différente : la tache d'un *blanc nacré* que nous venons de décrire, et la rétine, à travers laquelle on aperçoit les parties saines de la choroïde, d'un rose plus ou moins sombre, suivant l'individu observé. Cette teinte, relativement plus foncée, de la choroïde donne lieu à une illusion d'optique à laquelle on doit s'attendre de prime abord: c'est que, pendant leur trajet sur la tache blanche, les vaisseaux rétiniens nous paraissent situés sur un plan plus rapproché que lorsqu'ils traversent la teinte sombre de la choroïde, qui nous semble située sur un plan plus postérieur. Il suit de cette différence de coloration entre les deux parties du vaisseau qu'on observe, qu'il paraît pénétrer dans l'épaisseur des tissus sous-jacents au moment où il quitte la tache blanche pour arriver sur le fond rose de la choroïde. Il n'en est rien toutefois : c'est une pure illusion d'optique.

Tant que l'atrophie choroïdienne ne s'est pas étendue jusqu'à la *macula lutea*, point vers lequel elle tend toujours à marcher, dans le premier et le second degré que nous venons de décrire, les malades conservent encore une assez bonne vue. On pourrait considérer cet état comme une modification du *punctum cæcum*, qui occuperait alors une plus grande surface qu'à l'état normal. Mais si la tache fait des progrès et si elle s'avance jusque dans le voisinage de la *tache jaune*, la vision des malades est troublée; ils se plaignent de la perception de *mouches volantes* au moment où ils lisent. La réflexion de la lumière sur la tache blanche de l'atrophie choroïdienne donne lieu, en outre, à des reflets diversement colorés, dont l'éclat fatigue beaucoup le malade.

Dans un degré plus avancé de la maladie, une nouvelle tache, de forme conique également, se développe au côté interne de la papille. Les cornes de ce nouveau croissant sont dirigées vers celles de la tache décrite dans les cas précédents. Ces deux taches finissent bientôt par se confondre, et la papille se trouve circonscrite de tous côtés par une large plaque blanche à bords déchiquetés. Le siége de la papille n'est indiqué alors que par sa teinte légèrement rosée, qui contraste avec la blancheur nacrée de la tache que nous décrivons. C'est toujours sur le côté externe de la papille que siége la partie la plus étendue de la tache. L'aspect brillant qu'elle présente est dû à la réflexion des rayons lumineux sur la sclérotique. La choroïde atrophiée et dépourvue de pigment à ce niveau n'absorbe aucun des rayons lumineux, qui tous traversent la rétine, membrane, nous le savons déjà, translucide comme une glace sans tain.

D'après Liebreich, de Berlin, on rencontre souvent, à la circonférence de la lésion, des petites taches blanches, dues également à l'atrophie choroïdienne, semblables à des îlots ; elles sont plus petites que la première tache décrite, et réfléchissent la lumière avec moins d'intensité qu'elle ;

circonstance due à la présence de la choroïde, qui n'a pas encore été complétement détruite à leur niveau. Leur surface est d'une couleur grisâtre. Elles se concentrent vers le pourtour de la grande tache, à laquelle elles donnent une forme déchiquetée ; cette forme irrégulière indique, nous le savons déjà, une marche rapide de la maladie.

Lorsque les progrès de cette altération s'arrêtent, le contour de la tache principale devient régulier; il ne présente plus de dentelures ; ses bords sont nettement accusés par du *pigment*. Quand la maladie est ancienne, on rencontre assez souvent, sur la grande tache, du pigment nouvellement déposé. Il est situé *en arrière de la rétine*, siége parfaitement indiqué par les vaisseaux rétiniens, qu'on voit passer en avant de ces dépôts pigmentaires.

Des deux taches placées l'une au côté externe de la papille et l'autre au côté interne, et dont la réunion constitue la large plaque blanche dans laquelle se trouve comprise la papille, des deux taches, disons-nous, l'une est souvent placée sur un plan plus antérieur que l'autre. On le comprendra facilement en se rappelant que, la sclérotique amincie et poussée d'avant en arrière par le corps vitré ramolli et augmenté de volume, la force qui en résulte cède sous l'influence de cette pression, pression qui rencontrera une résistance nécessairement inégale, suivant le degré d'amincissement de la sclérotique au niveau de l'une ou de l'autre partie de la tache.

Sa blancheur éclatante contraste avec le fond rose des autres parties de l'œil restées saines, et fait ressortir d'une manière très-nette les vaisseaux de la rétine au niveau de l'atrophie choroïdienne : leurs plus fines subdivisions nous apparaissent alors, tandis qu'elles ne sont plus appréciables pour nous, lorsqu'elles arrivent sur le fond rose de l'œil. On pourrait, au premier abord, croire à une hypérémie de la rétine en ce point, erreur dont il faut se défendre, et qui n'est due qu'à une illusion d'optique. Cette illusion s'étend, du reste, aux branches plus volumineuses des vaisseaux de la rétine. Fortement colorés, à contours très-nets et très-apparents au niveau de la tache blanche, ces vaisseaux changent d'aspect quand ils arrivent sur le fond sombre de l'œil. Il semble alors qu'ils s'enfoncent dans l'épaisseur des couches profondes, ou dans les dépôts de pigment accumulés au pourtour de la tache blanche.

Il est une autre erreur également, qui, au début des études ophthalmoscopiques, a pu tromper plusieurs ophthalmologistes. En effet, la tache blanche qui entoure la papille du nerf optique a paru aux premiers observateurs comme une partie saillante, et on la rapportait alors à une exsudation. Il devait en être ainsi, car, dans la cavité oculaire, les parties qui sont le moins éclairées doivent nous sembler situées sur un plan plus éloigné que celles sur lesquelles la lumière frappe avec intensité. Cela arrive bien quelquefois, il est vrai; mais, dans le cas qui nous occupe, la tache blanche, au lieu de faire relief dans la cavité oculaire, est souvent située sur un plan bien plus éloigné. En effet, la sclérotique amincie vient former une cavité supplémentaire dont le relief se traduit à l'extérieur, à côté du nerf optique, par une teinte bleuâtre. Depuis qu'on a pratiqué un grand nombre de nécropsies, on a pu rectifier ce qu'il y avait d'erroné dans la manière de voir des premiers observateurs.

Lésions secondaires.—Les lésions que nous venons de décrire n'existent pas toujours seules dans la scléro-choroïdite postérieure ; elles s'accompagnent souvent de lésions secondaires, qui entraînent aussi elles la perte de la vue, perte qui n'arrive pas toujours fatalement, quand la tache blanche due à l'atrophie choroïdienne n'atteint pas la *tache jaune*, mais passe au-dessous d'elle. On a observé quelques cas de ce genre où la vue était conservée.

Les lésions secondaires portent sur plusieurs parties de l'œil. Nous allons les passer successivement en revue.

Altération du pigment. — Nous avons vu précédemment que ses granulations changeaient de place, qu'elles venaient se déposer sur les contours de la tache blanche, et s'y accumulaient en grande quantité. Les taches pigmentaires qu'on rencontre à ce niveau sont en effet très-noires, et paraissent dues à la réunion d'un grand nombre de granulations en ce point. Si la tache est limitée par une courbe régulière, les granulations pigmentaires, réunies sous forme d'une longue bande noire, en suivent les contours. Les limites de la tache blanche sont-elles formées par une ligne irrégulière ? c'est dans les espaces compris entre les dentelures de cette courbe que le pigment vient s'accumuler. Lorsque la tache n'est pas très-étendue, on ne trouve pas ordinairement à sa surface de dépôt pigmentaire ; mais, si elle occupe un espace très-étendu, du pigment de nouvelle formation, représentant des taches d'une coloration plus ou moins noire, vient interrompre par places plus ou moins régulières la blancheur mate du staphylôme. Ces dépôts ont toujours lieu en arrière de la rétine, car on voit les vaisseaux rétiniens passer en avant de ces taches et continuer leur marche vers *l'ora serrata*.

Dans un degré avancé de la maladie, *la choroïde* ne conserve pas non plus son état normal en dehors de la tache caractéristique. Les vaisseaux de cette membrane s'engorgent, paraissent plus clairs, tandis que les espaces situés entre les *vasa vorticosa*, recouverts d'une plus grande quantité de pigment, présentent une coloration plus sombre, de teinte violette ou bleuâtre. Ces effets sont liés à la macération du pigment en ces points.

La rétine elle-même finit par être atteinte dans sa structure. Peu à peu les vaisseaux qui la sillonnaient diminuent de nombre et de volume et finissent par disparaître. De petits exsudats grisâtres se déposent sur plusieurs points de cette membrane, aussi bien au niveau de la tache blanche qu'en dehors de ses limites. Ces exsudations ne peuvent être confondues avec des taches staphylomateuses, car elles sont situées sur la partie antérieure de la rétine, ce qu'il est facile de constater par la situation des vaisseaux rétiniens qui passent en arrière de ces taches.

Les altérations que nous venons de décrire ne sont pas toujours en relation directe avec la plus grande étendue de la tache blanche. On doit les considérer plutôt comme des altérations concomitantes survenues dans la sphère du staphylôme. Dans la période la plus avancée de cette maladie, on constate une altération des milieux de l'œil, *corps vitré* et *appareil cristallinien*. Intimement liée à la présence du staphylôme postérieur, l'altération du corps vitré se caractérise par un ramollissement de sa substance, dont nous avons déjà fait mention à l'article cataracte. Ce ramollissement, général ou partiel, suivant les cas, se reconnaît facilement à la présence de corpuscules, de filaments mobiles et flottants au milieu du corps vitré. L'ophthalmoscope les fait parfaitement constater. (*Voir* l'article synchysis.) Ces phénomènes sont très-bien perçus par les malades ; quelques-uns même rendent parfaitement compte de la marche de cette altération, qui semble se développer d'arrière en avant, et du centre à la périphérie. Les autopsies confirment de tout point l'observation des malades dans ces circonstances ; le corps vitré prend une teinte différente de celle qu'on constate à l'état normal. M. Desmarres lui a imposé l'épithète heureuse d'*état jumenteux du corps vitré*. (*Voir* ce mot.)

Il est une autre lésion qui marche parallèlement au développement du staphylôme ; c'est une opacité ayant son siége au pôle postérieur du cristallin. Nous avons vu, à l'article cataracte, que telle n'est pas l'opinion du docteur Cusco. Tout en accusant la présence d'une tache en ce point, l'ophthalmoscope pourrait néanmoins induire en erreur, car souvent cette tache présente l'aspect d'un reflet de la cornée transparente : illusion d'optique dont rend parfaitement compte le siége de l'opacité dans le voisinage du centre de rotation du globe oculaire. Cette opacité se trouve, dans les couches corticales postérieures, exactement au niveau du pôle postérieur du cristallin, près de la capsule. On lui donnait autrefois le nom de *cataracte capsulaire centrale postérieure*, ou *cataracte pyramidale postérieure*. Nous en expliquerons la formation en décrivant l'anatomie pathologique du staphylôme postérieur.

A marche lente, cette forme de cataracte peut rester longtemps stationnaire, et de sa présence on ne doit nullement induire le développement futur d'une opacité complète du cristallin. Toutefois, dans beaucoup de circonstances, si la lésion primitive du corps vitré entraîne la formation d'une cataracte au pôle postérieur de la lentille, elle présente toujours un fort petit volume, une dureté notable, et sa densité la plus grande se trouve située à la partie postérieure du cristallin. Ces données sont le résultat de recherches anatomiques.

Une cataracte ordinaire peut coïncider avec le ramollissement du corps vitré ; mais, dans ces cas, nous savons, d'après les travaux du docteur Cusco, que cette cataracte est liée à la présence d'une atrophie choroïdienne antérieure, et nullement due à l'existence du staphylôme postérieur, qui n'entraîne avec lui que le ramollissement du corps vitré, toujours d'après l'opinion de M. le docteur Cusco.

Souvent le staphylôme postérieur, qui seul, lorsqu'il atteint un degré avancé, peut entraîner la perte de la vue, se complique d'autres lésions dont la présence amène d'une manière encore plus certaine ce fâcheux événement. Ce sont des exsudats de lymphe plastique, des hémorrhagies produisant des ecchymoses étendues sur les membranes intra-oculaires, des décollements de la rétine, précédés d'hydropisies sous-rétiniennes, des choroïdites avec macération du pigment.

Anatomie pathologique du staphylôme postérieur.

Aspect extérieur de l'œil.—Son volume a toujours pris de l'accroissement. C'est surtout sur le diamètre antéro-postérieur de l'œil qu'on peut facilement constater ce fait. Sa longueur, qui varie, à l'état normal, entre 23 et 24 millimètres, s'étend, dans le staphylôme postérieur, depuis 28 millimètres jusqu'à 32 millimètres 1/2. Sur l'œil d'une vieille femme de 86 ans, morte à l'hôpital général de Poitiers, à la fin du mois de mars 1860, nous avons recueilli un œil qui avait 39 millimètres de longueur. Les diamètres horizontal et vertical ne mesuraient que 23 millimètres. Rarement ces deux diamètres atteignent des dimensions différentes de celles des mêmes diamètres pris sur des yeux normaux. Dans cette lésion, l'œil affecte le plus souvent une forme ovoïde; d'autres fois, et assez fréquemment même, il prend une forme pyriforme.

Staphylôme. — Quand la tumeur staphylomateuse est unique, ce qui arrive le plus souvent, elle se trouve toujours située au niveau de la demi-circonférence externe du nerf optique; cette tumeur présente ordinairement une forme sphérique, dont le centre paraîtrait se confondre avec celui de la tache jaune. On comprend que le nerf optique, placé dans le voisinage de cette tumeur, doit subir souvent des altérations dans son siége et dans sa texture même. C'est ce qui arrive dans certains cas, où le nerf optique se trouve refoulé en dedans par le développement successif du staphylôme; dans d'autres circonstances, on l'a trouvé sous la forme d'un cylindre, présentant un diamètre beaucoup plus petit que celui du nerf optique à l'état normal, et n'étant relié à sa gaîne, dont il était séparé par le fait de l'atrophie qui le frappait, que par de légers tractus de tissu cellulaire. Dans le troisième degré de la maladie, nous avons vu qu'une nouvelle tache blanche se montrait au côté interne du nerf optique. Dans ces cas-là, on trouve à l'autopsie une nouvelle tumeur correspondant à cette tache; mais elle est toujours

moins volumineuse que la tumeur staphylomateuse située au côté externe du nerf optique. Dans
toutes les autopsies faites avec soin, connues jusqu'à ce jour, qu'il y ait deux ou plusieurs tumeurs
autour du nerf optique, celle qui offre le volume
le plus considérable est toujours la tumeur qui
s'est développée la première, et qui a constamment
son siége au côté externe du nerf optique.

La partie de la sclérotique aux dépens de laquelle s'est formée la tumeur staphylomateuse est
loin d'avoir conservé l'épaisseur que présente
cette membrane à l'état normal. Au niveau de la
tumeur, l'enveloppe fibreuse de l'œil s'est tellement amincie, qu'elle peut être comparée, pour son
épaisseur, à celle d'une feuille de papier, d'autres
fois même à celle d'une membrane hydatique.

Quant à la coloration que présente le staphylôme,
elle varie avec le degré de la maladie. Sa couleur
est ordinairement bleuâtre, mais d'une teinte inégale, présentant des marbrures qui sont d'une
nuance d'autant plus foncée que la tumeur existe
depuis plus longtemps. On n'est pas encore bien
fixé sur la cause de cette coloration de la tumeur
en bleu; on ne peut l'attribuer à la présence de
vaisseaux variqueux, car la choroïde atrophiée à

ce niveau est dépourvue complétement ou presque complétement de vaisseaux sanguins. Cette coloration serait-elle due, comme le croit Hasner, à la réflexion sur la sclérotique des rayons bleus, tandis que les rayons jaunes et rouges traverseraient cette membrane? (Romain Noizet.)

Passons maintenant à l'examen de l'œil vu par sa face interne; nous ne mentionnons pas ici les autres lésions que présente le globe oculaire vu à l'extérieur, lésions qui ne sont pas constantes, et qui sont, dans certaines circonstances, des opacités de la cornée, d'autres fois des cataractes, une hydrophthalmie, etc.

Afin d'étudier le staphylôme avec soin, il faut inciser la sclérotique avec des ciseaux, suivant l'équateur de l'œil, de manière à le séparer en deux hémisphères, l'un antérieur, l'autre postérieur. Cet hémisphère postérieur, siége, nous le savons déjà, du staphylôme, peut être examiné de deux manières, soit en recevant directement la lumière du côté de la cavité oculaire, soit par transparence. Quand on veut l'examiner de cette dernière façon, on y arrive sans déformer la calotte postérieure de l'œil, en la plaçant dans une plaque de liége percée d'une ouverture représentant un cône tronqué. La base de cette ouverture doit avoir un diamètre un peu plus grand que le diamètre équatorial de l'œil, tandis que le diamètre du sommet tronqué de ce cône doit être un peu plus petit que celui de l'œil. On introduit facilement l'hémisphère postérieur du globe oculaire dans cette plaque de liége ainsi préparée, puis on la place entre l'œil de l'observateur et la lumière solaire ou celle d'une lampe. On voit alors par transparence les *vasa vorticosa* de la choroïde se dessiner parfaitement et venir s'arrêter au niveau de la tache staphylomateuse. Quand la rétine n'a pas contracté d'adhérences au niveau de la tache, on peut l'enlever avec précaution en la saisissant avec une pince et la coupant avec des ciseaux courbes au niveau du nerf optique, auquel elle adhère intimement.

On retrouve, en examinant l'œil intérieurement et à la lumière directe, les taches que nous avons déjà décrites dans les trois degrés du staphylôme postérieur. A chacune des tumeurs observées, quand on examine l'œil à l'extérieur, correspond une tache blanche; elle est unique et située au côté externe du nerf optique, quand il n'y a qu'une tumeur. On retrouve à l'autopsie les caractères que nous avons remarqués déjà à l'ophthalmoscope.

Cette tache varie d'étendue suivant le degré où on la rencontre. Dans le premier degré, étroite et présentant la forme d'un croissant dont la concavité embrasse la demi-circonférence externe du nerf optique, elle est plus large dans le second degré, tandis que, dans le troisième, une nouvelle tache, embrassant la demi-circonférence interne de la papille, vient se joindre à celle qui existait déjà du côté externe, pour la circonscrire entièrement dans une tache morbide. Cette tache, présentant une coloration d'un blanc nacré, contraste avec l'aspect de la papille, qui présente une coloration jaune rougeâtre. Quelquefois, cependant, la tache située auprès de la papille présente une couleur jaune sale. Les contours de cette tache sont assez nettement dessinés, quand la maladie subit un temps d'arrêt dans sa marche; on les trouve, au contraire, irrégulièrement masqués, interrompus par de nouvelles poussées de la tache, si on peut s'exprimer ainsi, représentant des déchiquetures dans les intervalles de la base desquelles s'accumulent un grand nombre de granulations pigmentaires : ce phénomène se présente quand la maladie est en voie de progrès. Au niveau de la tache, les membranes de l'œil, altérées dans leur structure, ont contracté entre elles des adhérences plus ou moins intimes, et leur réunion n'offre en somme , comme nous l'avons dit au début, qu'une épaisseur très-minime, correspondant à la tumeur que l'on trouve à l'extérieur de l'œil. Ce serait se tromper , toutefois, que de croire que la tache vue à l'ophthalmoscope corresponde à toute l'étendue de la tumeur staphylomateuse constatée à l'extérieur. Cette tache blanche, vue à l'aide de l'instrument d'Helmholtz , est représentée sur le cadavre par une bande blanche n'occupant qu'une partie très-restreinte de la cavité formée par le staphylôme. A la partie la plus saillante de ce dernier répond la tache jaune, et partout, excepté au niveau de la tache blanche caractéristique, il présente , à très-peu de chose près , la même coloration que le reste de l'œil. Quand tout le staphylôme revêt un aspect blanchâtre, c'est qu'il y a eu consécutivement une atrophie choroïdienne à ce niveau.

Sclérotique. — Cette membrane est d'autant plus altérée au niveau du staphylôme, que ce dernier présente un volume plus considérable; mais elle offre toujours, à des degrés variables toutefois et toujours proportionnels au volume de la tumeur, une distension transparente, flasque et molle,

ayant perdu la plus grande partie de son épaisseur ; à ce point que, dans certaines circonstances,
si le malade porteur de cette affection eût vécu
quelque temps encore, tout donnait à penser que
l'œil se serait déchiré au niveau de ce point (Von
Ammon). Nous savons déjà que le staphylôme
comprend, dans son développement, la *macula
lutea*, et le plus grand degré d'amincissement de
la sclérotique se trouve situé au niveau même de
cette tache. Quant à la choroïde, elle ne contracte
ordinairement d'adhérences qu'au niveau de la
tache blanche, que l'ophthalmoscope nous indique
si nettement. Sous l'influence de ces altérations,
la structure de la sclérotique conserve néanmoins
les caractères de membrane fibreuse.

Jœger, à l'aide de très-belles préparations, a parfaitement indiqué l'altération à laquelle sont soumis
les vaisseaux artériels dans la maladie que nous
étudions. Toutefois rappelons succinctement leur
disposition à l'état normal, afin de nous rendre un
compte exact de ce qui arrive à l'état pathologique.
Les artères ciliaires longues naissent de deux vaisseaux principaux, situés sur les parties latérales du
nerf optique : l'un en dedans de ce nerf, l'autre en
dehors. Ce dernier est ordinairement le plus volu-

mineux. Ils marchent dans la direction du plan horizontal, passant par le diamètre antéro-postérieur de l'œil, et pénètrent dans la sclérotique, le vaisseau dirigé du côté nasal, tout près de la papille et à peu près dans le même plan ; l'autre vaisseau, dirigé du côté de la tache jaune, pénètre dans la sclérotique à une distance un peu plus grande du nerf optique. Le point où ce vaisseau passe de l'extérieur à l'intérieur de la membrane fibreuse est situé en dehors de ce nerf, et un peu au-dessous du plan horizontal indiqué plus haut. Au moment où elles pénètrent dans la sclérotique, quelquefois à une petite distance avant d'arriver à cette membrane, les deux artères dont nous parlons se bifurquent l'une et l'autre, et se divisent en rameaux qui s'anastomosent réciproquement entre eux, pour enlacer dans *un cercle artériel* la papille du nerf optique. De la circonférence de ce cercle partent des ramuscules qui, semblables à des rayons, se dirigent vers le nerf optique, centre de ce cercle, dans lequel ils pénètrent tous.—C'est sur la déformation de la partie externe du cercle sclérotidien que porte toute la lésion artérielle, décrite la première fois par Jœger, dans le staphylôme postérieur. Afin de bien se rendre compte de la disposition qui constitue l'altération pathologique, nous pouvons considérer la circonférence artérielle qui entoure la papille comme formée par la réunion de deux arcs de cercle (d'une demi-circonférence chacun), l'un situé en dedans de la papille, l'autre en dehors. C'est sur l'arc externe que porte toute la lésion, caractérisée par deux phénomènes : 1° *l'augmentation de calibre de l'arc artériel;* 2° l'éloignement de cet arc de la papille, éloignement qui a lieu suivant la direction du rayon passant par le plan horizontal mentionné plus haut, et se rendant à la partie moyenne de cet arc. Ce rayon est, par conséquent, plus long qu'à l'état normal.

Choroïde.—Cette membrane est entraînée par la sclérotique dans l'altération que cette dernière subit quant à sa forme ; comme la sclérotique, la choroïde acquiert une étendue plus grande en superficie pour venir doubler le staphylôme ; elle n'acquiert cette nouvelle dimension qu'aux dépens de son épaisseur. Mais, différant de la membrane fibreuse, qui, en devenant de plus en plus mince, conserve sa texture, la choroïde, tout en s'amincissant elle aussi, subit successivement diverses altérations. Elles portent leur action d'abord sur la couche superficielle du pigment, celle dans laquelle le microscope indique la présence de cellules hexagonales. Cette couche disparaît d'abord au niveau de la tache blanche reconnue par l'ophthalmoscope; bientôt, dans certains cas, cette dépigmentation s'étend à toute la surface du staphylôme. Il y a seulement, au début, macération du pigment au niveau de la tache caractéristique; la couche qui revêt la surface antérieure des *vasa vorticosa* disparaît ensuite sur les points voisins, de sorte que les vaisseaux de la choroïde ne sont plus recouverts en avant de granulations pigmentaires; on les trouve seulement alors dans les espaces intervasculaires, où elles bordent encore les contours des vaisseaux; puis, enfin, elles finissent par disparaître même de ces espaces, et les vaisseaux rampent seuls sur le stroma choroïdien. Si on veut détacher la choroïde de la sclérotique, on le peut facilement, loin du staphylôme; mais, à mesure qu'on s'approche de son voisinage, des adhérences de plus en plus intimes s'établissent entre les deux membranes, et au niveau de la tache blanche la séparation n'est plus possible : les vaisseaux choroïdiens ont subi une atrophie telle, qu'ils ne présentent plus aucune trace de leur existence. On ne trouve plus, à la place de la choroïde, qu'une couche légère de tissu cellulaire. Il y a donc eu fusion complète entre ces deux membranes ; entre elles n'existe *aucune exsudation*, *aucun dépôt de lymphe plastique*. On a quelquefois trouvé une oblitération des vaisseaux ciliaires rampants entre la sclérotique et la choroïde, et, dans certaines circonstances, une ténuité plus grande des nerfs ciliaires.

Quant à la *rétine*, cette membrane conserve pendant longtemps encore son intégrité ; on peut, au début de l'affection, isoler complétement cette membrane et la détacher de la choroïde, même au niveau de la tache blanche. Quand le staphylôme ne présente encore qu'un développement moyen, la rétine a bien subi un peu d'amincissement, mais elle est tout aussi transparente qu'à l'état normal. Les vaisseaux qui émergent de la papille et se rendent sur la rétine ne paraissent avoir subi aucune altération ; ils passent au devant de la tache blanche sans être modifiés en ce point dans leur structure. La tache jaune, entraînée par la rétine dans la distension que subit cette membrane, s'éloigne un peu du nerf optique ; plus tard, lorsque le staphylôme arrive à sa période ultime, la rétine, de plus en plus amincie, altérée dans sa texture, dont les parties constituantes ont revêtu le caractère fibro-plastique, contracte des adhérences avec les deux autres membranes et forme avec elles la tache blanche, de sorte qu'alors les trois membranes n'en forment plus qu'une seule très-mince en ce point. Des lésions secondaires se développent aussi sur d'autres parties de la rétine; mais elles sont dues à des inflammations de cette membrane consécutives au staphylôme. Ce sont des complications qui se caractérisent par la présence d'exsudations, de décollement de la rétine, etc.

Corps vitré. — Nous savons déjà que le corps vitré perd sa consistance normale, qu'il est plus diffluent. Quand on divise la membrane hyaloïde, il se présente sous l'aspect d'un liquide d'une limpidité aqueuse; d'autres fois il ressemble à du mucus. Cette liquéfaction du corps vitré a une marche constante; elle débute par la partie postérieure du globe oculaire et envahit de proche en proche toute la masse de la vitrine, gagnant du terrain d'arrière en avant, et ne s'arrête qu'au niveau d'une zone peu étendue, située à la partie antérieure, dans le voisinage du corps ciliaire.

Cristallin. — Dans un degré avancé du staphylôme, on rencontre fréquemment une cataracte ayant son siége au pôle postérieur du cristallin, dans l'épaisseur même des couches corticales, tout près de la capsule. On comprendra facilement la présence d'une opacité du cristallin en ce point, si on tient compte des troubles qui doivent se manifester dans la nutrition de la lentille, nutrition subordonnée elle-même à celle du corps vitré. D'après Jœger, on sait que plusieurs courants de nutrition traversent la capsule du cristallin pour entretenir la vie dans la lentille. On peut les considérer comme suivant trois directions principales : un courant postérieur médian, traversant le corps vitré pour se rendre au pôle postérieur du cristallin ; un courant antérieur médian, pénétrant par le pôle antérieur du même corps, et des courants de nutrition latéraux, arrivant par la circonférence de la capsule. Or nous savons que le corps vitré étant altéré dans sa structure, dans la maladie que nous étudions, le courant de nutrition postérieur du cristallin qui traverse le corps vitré doit s'altérer comme lui ; de là résulte la formation d'une cataracte au pôle postérieur du cristallin. Mais, les courants antérieurs et latéraux ne subissant aucune altération, cette cataracte se concentre au pôle postérieur. Cette interruption dans le courant postérieur entraîne la dureté de la cataracte, puisque le courant latéral de retour est libre. D'après le docteur Noizet, quand la cataracte est complète, elle est petite et dure. Mais parfois il peut se faire qu'il y ait une cataracte simplement coïncidente avec le staphylôme postérieur ; d'après le docteur Cusco, il y aurait alors atrophie choroïdienne antérieure.

Muscles de l'œil.— Arlt, qui seul a étudié l'état des muscles dans le staphylôme postérieur, a constaté un épaississement du tissu musculaire siégeant surtout sur le muscle droit interne, sur le muscle oblique inférieur et sur le muscle ciliaire.

Symptômes.— Ayant, comme Jœger, admis trois degrés dans la description des lésions anatomiques que présente le staphylôme postérieur, nous suivrons, avec le docteur Romain Noizet, nécessairement la même marche pour décrire les symptômes.

Dans le staphylôme postérieur au premier degré, les symptômes observés au début sont ceux que l'on rencontre dans la simple fatigue de l'accommodation (asthénopie). Ils se caractérisent par la fatigue des yeux après un court travail ; bientôt il survient du larmoiement, et si le malade continue son travail, une tension pénible ne tarde pas à se manifester dans le globe oculaire. Nous devons noter une circonstance particulière : c'est que cette maladie se rencontre presque toujours chez des individus atteints de myopie. Lorsqu'ils éprouvent les premiers symptômes de cette affection, ils se figurent que les verres de leurs lunettes sont trop faibles ; ils en changent une première fois, n'éprouvent pas d'amélioration dans leur état, se croient obligés d'acheter de nouveaux verres, et fatiguent encore leurs yeux par des efforts d'accommodation, qui restent tout à fait infructueux et deviennent même nuisibles ; car l'emploi des verres biconcaves n'apporte aucun soulagement à la myopie liée à l'existence du staphylôme postérieur. L'œil devient alors douloureux, il se congestionne ; les objets lui paraissent récouverts d'un léger nuage qui souvent masque leurs contours. C'est alors que les malades viennent consulter le médecin, qui sera bientôt mis sur la voie du diagnostic par le fait seul que l'individu se plaint de myopie croissante. S'il était déjà atteint de cette affection, tous les doutes seront bientôt levés par l'emploi de l'ophthalmoscope, instrument avec lequel on constatera le premier degré du staphylôme postérieur. Quand le malade se livre à la lecture, les lignes ne lui paraissent pas parfaitement droites ; les caractères paraissent obscurs en certains points ; ils sont déviés, en apparence, de leur position, semblent recouverts parfois d'un brouillard plus ou moins épais. Si on se donne la peine de mesurer la tache aveugle, elle paraît plus grande qu'à l'état normal ; on peut arriver même à faire décrire par le malade la forme qu'affecte la tache blanche qui entoure le nerf optique (Desmarres).

Dans le deuxième degré, les symptômes précédents se sont accrus avec rapidité ; les myopes, qui, nous venons de le dire, sont presque exclusivement atteints de cette affection, voient leur myopie s'accroître et ne recevoir aucun soulagement de l'emploi de verres biconvexes d'un numéro de plus en plus fort. Parfois, lorsque le staphylôme vient se surajouter au globe oculaire d'un individu atteint de presbytie sur les deux yeux, l'un d'eux, celui atteint de staphylôme postérieur, devient myope. On comprend alors les troubles que doit apporter dans la vue la présence d'une semblable lésion. En général, dans le deuxième degré, les malades conservent la faculté de voir. Ils se plaignent seulement de fatigue, de douleur dans le globe oculaire, et d'un raccourcissement incessant de la vue. La pupille est ordinairement contractile, mais en général elle reste dilatée.

Dans le troisième degré, il y a continuation de la marche progressivement envahissante de la maladie jusqu'à ce qu'elle soit arrivée à sa dernière période. Mais insensiblement les lésions secondaires décrites dans les pages précédentes sont venues modifier le cachet primitif de la maladie, et les symptômes de lésions autres que ceux fournis par le staphylôme semblent masquer le point de départ de cette altération pathologique. A ce degré, les malades se plaignent rarement du raccourcissement de leur vue. Depuis longtemps, en effet, ils ne cherchent plus à distinguer les détails minutieux des objets; ils ne font pas non plus usage de lunettes biconcaves, à cause des douleurs qu'ils en éprouvent. Ils sont frappés d'un amoindrissement considérable de la faculté visuelle, due à une myopie rapidement progressive, myopie que ne peut en aucune façon corriger l'emploi de verres convergents; et, de plus, il leur est impossible de voir les objets placés même très-près de leurs yeux. A ces désordres de la vue, vient s'ajouter une photophobie intense, due au reflet des rayons lumineux sur la tache blanche de la sclérotique, recouverte par une choroïde atrophiée et dépourvue de pigment. Ils ont, en outre, la sensation toute subjective de phantasmes lumineux ou de points noirs, phénomènes en apparence fort opposés, et néanmoins dus à la même cause, *la distension de la sclérotique*. Nous savons, en effet, qu'à un moment donné, dans le deuxième comme dans le troisième degré, le nerf optique peut être, par les progrès du staphylôme, éloigné de sa gaîne, et n'être plus en rapport avec la sclérotique que par l'intermédiaire de cloisons fibreuses peu épaisses. D'autre part, la *lamina cribrosa*, tiraillée elle-même par le fait de la distension du pôle postérieur de la sclérotique, peut amener des effets diamétralement opposés, suivant que les parties constituantes du nerf optique sont comprimées ou soumises à une traction. Les malades voient aussi leur vue troublée par la perception de mouches volantes ou d'un brouillard épais, symptômes qui peuvent fort bien n'être pas le résultat d'hallucinations de la part du globe oculaire, mais être dus à l'existence d'un ramollissement du corps vitré, venant compliquer, comme conséquence fatale, le staphylôme postérieur. Or nous savons que, dans ce cas, le corps vitré est troublé par la présence de corpuscules que le malade ou le médecin, grâce à l'ophthalmoscope, peuvent très-bien distinguer, corpuscules nageant dans le corps vitré ramolli, au moment où l'observé imprime des mouvements au globe oculaire.

Le malade éprouve une autre sensation dont le médecin peut aussi contrôler l'exactitude ; c'est une sensation de tension dans la partie profonde de l'œil. En touchant avec le doigt le globe oculaire lésé, on le trouve plus dur qu'à l'état normal. C'est qu'alors la sclérotique, comprimée de dedans en dehors par l'augmentation de volume du corps vitré ramolli, n'a pas encore cédé suffisamment pour ramener la consistance de l'œil à l'état normal. Nous avons vu précédemment, à l'article cataracte, qu'à un temps donné, l'œil sera au contraire plus mou qu'à l'état physiologique ; c'est qu'alors le staphylôme, plus développé, permet au corps vitré ramolli de flotter dans une cavité plus grande. Nous savons déjà combien Roux redoutait ces deux sensations, quand il avait une cataracte à opérer par extraction.

Marche, durée, pronostic.

Tant que la maladie est bornée à une petite tache blanche semi-lunaire, dont les cornes n'atteignent pas encore les extrémités du diamètre vertical de la papille, elle peut rester longtemps stationnaire et ne pas fatiguer beaucoup le malade, si surtout il ne se livre pas à un travail réclamant une fatigue constante de l'organe de la vue. C'est une affection à marche essentiellement chronique, tant qu'elle n'a pas dépassé le deuxième degré. Si le malade est docile et suit exactement les soins hygiéniques réclamés par l'état de sa vue, le médecin pourra maintenir pendant longtemps l'affection dans une période stationnaire. Nous devons dire toutefois ici que jamais la lésion reconnue à l'ophthalmoscope ne suit une marche rétrograde ; la tache, une fois formée, persiste toujours, et on peut en retrouver constamment les traces. Mais on pourra l'empêcher d'envahir de nouveaux points, si le malade veut bien s'astreindre à éviter les fatigues provoquées par les efforts d'accommodation, efforts qui ont pour résultat de produire une tension musculaire, qui entraîne après elle une stase sanguine très-nuisible à l'organe déjà congestionné. L'emploi de verres convergents dans le but de modifier la myopie, dont sont atteints presque tous les malades affectés de staphylôme, est aussi très-nuisible. En effet, l'emploi de verres biconcaves augmente le pouvoir de réfraction des yeux atteints de myopie, rend cette affection plus marquée et augmente beaucoup la gêne de la circulation dans les vaisseaux sanguins.

Quand le mal reste stationnaire, la papille présente une coloration rose ; fait-il des progrès ? on voit alors la papille s'injecter vivement ; il en est ainsi de la rétine et des vaisseaux de la choroïde, membrane qui présente alors l'aspect que nous avons décrit en parlant de la choroïdite congestive. Si une nouvelle recrudescence se manifeste dans la maladie, elle se traduit par la formation de petites taches blanches, semblables à des îlots, qui viennent interrompre, sous forme de franges, le contour régulier qu'affecte la tache blanche quand le staphylôme subit un temps d'arrêt dans sa marche. Entre ces franges, dans les anfractuosités qu'elles forment, le pigment refoulé semble s'accumuler par juxtaposition de granulations successivement détachées. Ce phénomène se présente surtout quand la maladie est soumise à de nouvelles exacerbations.

Nous avons décrit précédemment les nombreuses complications qui venaient se surajouter à la présence du staphylôme, quand il entrait dans sa période ultime ; ce sont :

1° Le ramollissement du corps vitré, ou *synchysis* : nous avons vu, en décrivant cette maladie, qu'elle était caractérisée par la présence de corps flottants dans l'humeur vitrée liquéfiée, mobilité que l'observateur et le malade perçoivent facilement, quand ce dernier imprime des mouvements brusques à l'œil affecté ;

2° L'épanchement séreux sous-rétinien, ayant pour résultat de décoller la rétine de ses adhérences à la choroïde ;

3° Les épanchements sanguins sous la rétine, s'étendant quelquefois dans le corps vitré luimême, et donnant lieu à l'aspect décrit par M. Desmarres sous le nom d'*état jumenteux du corps vitré* ;

4° Parfois une cataracte peu volumineuse au pôle postérieur du cristallin ;

5° Rarement enfin on rencontre comme complication le staphylôme antérieur.

Le staphylôme postérieur peut attaquer indistinctement les deux yeux ; ils peuvent être atteints l'un et l'autre en même temps de cette affection. Toutefois il arrive que si, sous l'influence de certaines professions, l'un des yeux est plus exercé que l'autre à faire des efforts d'accommodation, c'est lui qui sera malade exclusivement, ou le plus malade, si les deux yeux sont atteints à la fois.

Quant au pronostic de cette affection, on peut le considérer comme beaucoup moins grave qu'on aurait pu le croire, quand l'ophthalmoscope est venu nous montrer cette maladie. Dans les deux premiers degrés, un traitement bien dirigé peut enrayer, sinon faire rétrograder la marche du mal. Mais quand la papille est entourée complétement de la tache blanche, dans le troisième degré enfin, les malades ressentent dans les yeux des douleurs qui les empêchent de se livrer à un travail assidu ; mais ils ne sont, en somme, atteints de cécité que lorsque la rétine décollée a été refoulée par un épanchement séreux, et encore cette cécité n'est-elle pas, en général, assez profonde pour priver le malade complétement de la lumière.

Diagnostic. — Nous avons vu plus haut que l'existence du staphylôme postérieur pouvait être soupçonnée rien qu'à l'inspection de l'œil de l'individu, sans faire usage de l'ophthalmoscope. Il suffit de savoir que le malade qu'on observe est myope, pour être déjà mis sur la voie. Il y a, en outre, ordinairement agrandissement de la chambre antérieure de l'œil ; les méridiens de cet organe ont presque toujours un diamètre plus grand qu'à l'état normal. Mais le diagnostic est bien vite établi, si l'on fait usage de l'ophthalmoscope. Nous avons toujours, du reste, un point de repère facile à trouver : c'est la papille du nerf optique , au côté externe de laquelle nous devons toujours chercher la tache blanche , tache caractéristique de cette maladie. Cette opinion , que partage M. Noizet avec plusieurs auteurs , n'est pas admise par le docteur Cusco, comme nous le dirons plus loin.

Diagnostic différentiel. — Le staphylôme postérieur ne pourra être confondu avec la myopie portée à un degré très-avancé ; car, dans cette dernière affection , les verres concaves la corrigent sans fatiguer le malade , tandis que , dans le staphylôme, ces verres, non-seulement ne remédient pas au raccourcissement de la vue, mais encore ils provoquent une fatigue excessive des yeux atteints de staphylôme postérieur. La tache blanche ne se trouvera pas non plus dans la myopie simple.

Le *glaucome* ne sera pas non plus confondu avec l'affection que nous étudions ; ces deux maladies marchent d'abord rarement ensemble. Dans chacune d'elles existe toutefois, autour de la papille, une altération qui la circonscrit. Mais, dans le glaucome, l'exsudat forme autour du nerf optique une bande de coloration jaune-claire, sorte d'anneau qui l'entoure déjà presque complétement, même dans un degré peu avancé de cette affection ; tandis que, dans la scléro-choroïdite postérieure, la tache d'un blanc mat a en général la forme d'un croissant, dont la ligne convexe qui forme la limite la plus éloignée de la papille s'écarte d'autant plus de la base concave touchant la circonférence du nerf optique, que la maladie est arrivée à un degré plus avancé.

Quand la décoloration du fond de l'œil sera due à une atrophie résultant de choroïdite, on la différenciera facilement de la tache blanche du staphylôme, qui, elle, est parfaitement circonscrite.

Etiologie. — Cette affection est plus fréquente qu'on ne le pensait autrefois ; on en jugera par les chiffres suivants : Jœger pense que , sur 3 à 400 individus atteints de maladies oculaires, 60 ou 80 sont affectés de staphylôme postérieur. Sur 1,170 yeux de cadavres , examinés au microscope , 23 étaient atteints de cette affection.

L'expérience prouve aujourd'hui que le staphylôme se développe dans l'âge de la puberté. Lorsqu'on le rencontre dans un âge plus avancé , c'est que la maladie existait depuis longtemps , et restait stationnaire , si on lui reconnaît le caractère du premier ou du deuxième degré. Il y a presque toujours , pour ne pas dire constamment , coïncidence de la myopie avec le staphylôme postérieur.

Les professions dans lesquelles se développera de préférence cette affection seront précisément celles où on réclamera des yeux un travail exagéré, telles que celles de graveurs , horlogers , hommes de lettres , etc.

Si , comme cela paraît mis hors de doute par l'observation de tous les jours , la *myopie* est une affection *héréditaire, il devra en être ainsi* du staphylôme postérieur , que la première affection précède toujours.

Comme causes prédisposantes de cette affection, on trouve toutes les maladies antérieures de l'appareil oculaire qui ont eu pour effet de provoquer des efforts d'accommodation , dont le résultat final aura été le développement de l'amincissement de la sclérotique à sa partie postérieure : telles sont les ophthalmies des nouveau-nés , les ophthalmies liées au vice scrofuleux et les accidents consécutifs qu'elles entraînent : raccourcissement des muscles droits , taches de la cornée transparente , opacité congéniale du cristallin , etc.

Nature du staphylôme.—Nous allons passer successivement en revue , avec M. Romain Noizet, l'opinion de la plupart des auteurs sur cette affection , et présenter sa théorie sur la formation du staphylôme.

Von Ammon rapporte le point de départ du staphylôme à une inflammation de la choroïde. Il s'exprime ainsi dans son journal (année 1832): « Il est évident qu'il se fait au début une exsudation entre la sclérotique et la choroïde , puis une disparition de l'épanchement , avec résorption de ces deux membranes ; la choroïde, où siége l'inflammation primitive , étant plus vasculaire , disparaît la première , puis la sclérotique s'amincit ; il peut en

être de même entre la choroïde et la rétine, et
résorption analogue. »

Telle est aussi l'opinion de Sichel quant à cette
affection, à laquelle il donne le nom de *staphylôme
choroïdien postérieur*. La choroïde contracte des
adhérences avec la sclérotique à l'hémisphère postérieur, souvent en même temps avec la rétine,
selon le degré auquel celle-ci a participé à l'inflammation, ou selon que la face postérieure ou antérieure de la choroïde a été davantage affectée. Les
portions enflammées de ces membranes adhèrent
entre elles, se ramollissent plus ou moins, se distendent et s'amincissent, par suite de la pression
que leur fait subir la congestion choroïdienne, et
parce que les contractions des muscles oculaires
poussent incessamment le corps vitré vers l'adhé-
rence amincie et devenue le point de moindre résistance ; cette partie se soulève et forme enfin un
staphylôme sur le côté externe, à l'entrée du nerf
optique ; le plus souvent, un autre staphylôme plus
petit se forme du côté interne.

Arlt explique la formation du staphylôme postérieur par l'exagération d'activité des muscles interne et externe du globe oculaire, agissant pen-

dant trop longtemps pour produire les efforts nécessaires à l'accommodation prolongée.

Sous cette influence se produisent deux phénomènes pathologiques :

1° Augmentation du diamètre antéro-postérieur de l'œil et dilatation de son pôle postérieur ;

2° Inflammation des membranes.

Voici, du reste, à l'aide de quelles considérations il tend à prouver cette manière de voir :

Il admet que les enfants, soit par mauvaise habitude, soit afin de mieux éclairer l'objet fin qu'ils regardent, le placent très-près du globe oculaire, et répètent souvent cette action, soit dans les manufactures, soit dans les études. Chaque fois que les choses se passent ainsi, sous l'influence des efforts d'accommodation auxquels les yeux se livrent, les muscles droits et obliques, ainsi que le muscle ciliaire, se contractent trop fréquemment et avec une trop grande énergie. Sous l'influence de ces contractions, le pôle postérieur doit être repoussé en arrière et revenir à la place qu'il occupait d'abord, lorsque la contraction cesse. La sclérotique, tant qu'elle reste saine, revient sur elle-même avec d'autant plus d'énergie, qu'elle a été repoussée avec plus de force en arrière. Mais, avant la puberté, cette membrane n'est pas toujours douée d'une résistance suffisante pour conserver son élasticité première, sous l'influence d'une contraction trop forte et trop fréquemment répétée des muscles qui entrent en action pour produire l'acte de l'accommodation. La membrane fibreuse de l'œil finit par céder un peu ; elle ne revient plus à la place qu'elle occupait antérieurement, et il se forme consécutivement, vers l'âge de la puberté, une tumeur au pôle postérieur de l'œil. Une conséquence inévitable de cette lésion, c'est la gêne qu'apporte à la circulation sanguine la compression qui s'établit sur les vaisseaux dans l'intérieur du bulbe, compression qui persiste même quand la contraction musculaire a cessé. De là résulte une exhalation de sérosité hors des vaisseaux. Le liquide séreux nouvellement exhalé envahit le corps vitré et les chambres postérieure et antérieure du globe oculaire ; la chambre antérieure, sous l'influence de cette cause, acquiert un plus grand volume ; le corps vitré prend lui-même des dimensions plus grandes et finit par se liquéfier. Mais si le muscle ciliaire est assez fort, l'iris et ce muscle opposeront une barrière en avant, et tous les désordres se manifesteront plutôt du côté du corps vitré et de la partie postérieure de la sclérotique ; la pression sera par conséquent plus forte à la partie postérieure de l'œil ; il en résultera une gêne dans les veines ciliaires postérieures, et la circulation de retour sera entravée, en même temps qu'une pression plus forte s'exercera sur le staphylôme et provoquera une augmentation de volume dans cette déformation. Il est évident, d'après ce qui précède, que l'inflammation de la sclérotique et de la choroïde ne se présente, dans cette affection, que comme un épiphénomène.

M. le docteur Desmarres attribue la distension mécanique à l'action des muscles droits internes, doués d'une énergie plus grande que les autres muscles de l'œil. Sous l'influence de cette contraction agissant sur la partie interne de l'œil, protégé par l'épaisseur de ce muscle, l'effort se transmet au côté externe, moins bien préservé ; la sclérotique, pressée de dedans en dehors, finit par céder, et le staphylôme se produit.

Se basant sur les résultats fournis par les dissections, Jœger, d'après Noizet, rappelle que des deux vaisseaux qui pénètrent dans la sclérotique, pour venir s'anastomoser en formant un cercle artériel autour de la papille, le plus fin est en dedans du nerf, et le plus volumineux en dehors et un peu en bas; puis, tenant compte de l'observation exacte qu'il a faite, c'est que, dans le staphylôme posté-rieur, l'arc artériel, situé en dehors de la papille, est plus volumineux et plus éloigné du centre du nerf optique qu'à l'état normal. Considérant, d'autre part, que les cellules polygonales du pigment de la choroïde sont détruites au niveau du staphy-lôme, Jœger, comparant, en outre, ce qui se passe, dans cette circonstance, avec les processus d'exsu-dation de la choroïde ou de la sclérotique, en conclut que le *staphylôme postérieur* est le résultat d'une inflammation de la sclérotique ou d'un pro-cessus exsudatif ayant lieu autour de l'artère sclé-rotidienne postérieure. Dans cette hypothèse, l'altération de la choroïde n'est encore qu'un ré-sultat secondaire.

De Grœfe pense que le staphylôme postérieur est le résultat d'une inflammation chronique de la choroïde, à laquelle participerait la sclérotique; aussi donne-t-il à cette affection le nom de *scléroctico-choroïditis-posterior*.

Ruete paraît exprimer une opinion semblable.

En résumant les diverses opinions des auteurs,

nous voyons que le staphylôme postérieur serait, en définitive, le résultat d'une choroïdite, d'après Sichel ; d'une sclérotite, d'après Jœger ; d'une distension mécanique, d'après Arlt. Desmarres l'attribue à la même cause, sans faire intervenir toutefois les mêmes agents musculaires ; de Grœfe, enfin, croit le staphylôme produit par une sclérochoroïdite.

La théorie que nous allons maintenant décrire est celle proposée par M. Romain Noizet, et qu'il a exposée avec beaucoup de talent dans son excellente thèse inaugurale (1).

Un fait d'observation admis par tous les ophthalmologistes est le suivant : sur dix yeux atteints de myopie exagérée, neuf présentent l'altération à laquelle on donne le nom de *staphylôme postérieur*. On peut conclure de là, avec M. Noizet, que « la myopie et le staphylôme postérieur doivent procéder du même phénomène physiologique ; le mécanisme de l'une s'applique à l'autre, et suffira pour expliquer ses signes ; ce phénomène physiologique n'est autre évidemment que l'accommodation. »

(1) Romain Noizet, *Du Staphylôme postérieur*, thèse, Paris, mars 1858.

A quel âge la myopie se déclare-t-elle? vers l'âge de la puberté, dans la majorité des cas. A quel âge exige-t-on, en général, une plus grande activité de l'appareil d'accommodation des yeux ? c'est évidemment aussi à l'époque de la puberté. N'est-ce pas, en effet, à cette époque de la vie, et certainement plus encore à cette époque qu'à toute autre, que les jeunes gens sont obligés de faire le plus souvent usage de l'appareil de la vision, a quelque classe de la société qu'ils appartiennent, soit qu'ils apprennent des métiers dans lesquels la vue s'exerce sur des objets d'un très-petit volume, soit qu'ils fassent leurs études en travaillant pendant trop longtemps, et souvent sous l'action d'une lumière insuffisante? Or, à cet âge, où la *sclérotique n'est pas encore consolidée complétement*, on exige des yeux les plus fréquents et les plus grands efforts d'accommodation; de là doit résulter, sous l'influence de cette pression constante de dedans en dehors sur une sclérotique peu résistante encore : 1° l'allongement du diamètre antéro-postérieur de l'œil, d'où production de la myopie; 2° la transformation staphylomateuse de la sclérotique, si la cause qui d'abord a produit la myopie persiste pendant un temps plus ou moins long. —

Ces efforts prolongés d'accommodation doivent, pour produire la myopie et le staphylôme, s'exercer nécessairement sur les yeux d'individus qui n'ont pas encore dépassé l'âge de la puberté. En effet, à un âge plus avancé, alors que la sclérotique *a acquis toute sa résistance normale*, les mêmes efforts d'accommodation produisent, lorsqu'ils sont longtemps prolongés : 1° une myopie stationnaire, ou bien, chose qui paraît de prime abord contradictoire, une fatigue entraînant la faiblesse des yeux, et même 2° la presbyopie. Arlt a, du reste, très-bien rendu compte de ce phénomène de la manière suivante : dans la période de la vie où la sclérotique possède toute sa résistance fibreuse, il faudrait la soumettre à des efforts considérables pour qu'elle cédât en un point quelconque de son étendue. Or, qu'arrive-t-il aux muscles chargés de se contracter avec énergie et fréquence pour produire le phénomène de l'accommodation ? c'est que ces muscles, exerçant leurs efforts contre une puissance qu'ils sont inhabiles à vaincre, se fatiguent d'abord, d'où affaiblissement de l'appareil oculaire sous l'influence de la fatigue du bulbe ; et, s'il y a prolongation des efforts, les muscles se fatiguent à ce point qu'ils ne peuvent plus se contracter suffisamment pour maintenir au globe oculaire sa forme normale ; son diamètre antéro-postérieur se raccourcit alors, et la presbyopie se déclare.

Les causes que nous avons énumérées précédemment ne sont pas les seules qui, avant la puberté, prédisposent l'œil à contracter la myopie, et, par suite, le staphylôme postérieur. A la suite, en effet, de plusieurs maladies oculaires qui se développent de préférence dans l'enfance, telles que les maladies scrofuleuses de la cornée, la cataracte congéniale, les ophthalmies des nouveau-nés, etc., l'œil reste souvent couvert de taches sur la cornée ou sur le cristallin, taches qui ne permettent pas aux rayons lumineux de pénétrer dans l'œil en quantité suffisante. Les efforts constants que font les enfants mettent incessamment en action les muscles destinés à produire l'accommodation. Il y a donc constamment efforts de dedans en dehors sur une sclérotique peu résistante encore, et bientôt prédisposition à la myopie, et consécutivement au staphylôme postérieur.

En résumé, les conditions dans lesquelles se trouve l'œil dans les circonstances sus énoncées ont pour résultat final de provoquer des *efforts d'accommodation*.

Passons maintenant à l'analyse des puissances musculaires mises en jeu pour produire cet effort, et cherchons les lésions pathologiques qui peuvent en dériver.

Au moment où l'appareil d'accommodation doit être mis en jeu, entrent en contraction les muscles suivants : les muscles droits et les muscles obliques, ainsi que l'orbiculaire des paupières d'un côté, et de l'autre le muscle ciliaire de Brucke et de Bowmann. (*Voir* la description, page 6.) Sous l'influence de tous ces muscles, moins le muscle ciliaire, le bulbe est soumis à une pression qui s'exerce sur une zone assez étendue de sa surface. Les parties antérieures et postérieures de l'œil, seules, ne sont pas soumises à cette pression directement. On comprend facilement que, sous l'influence de cette pression circulaire, le diamètre antéro-postérieur de l'œil augmente de longueur ; mais cette augmentation a seulement lieu aux dépens du pôle postérieur de l'œil. Pour M. Romain Noizet, « le but direct de l'action musculaire consiste plutôt à rendre complétement rigide la coque de l'œil par la pression intus et extrà et par la stase sanguine obligée, de manière à constituer la membrane fibreuse dans un état de tension tel, qu'elle puisse offrir une surface d'appui fixe pour le jeu du muscle ciliaire et la précision de l'image rétinienne, et de manière, en outre, à favoriser l'état de turgescence des procès ciliaires, état que le muscle interne assure principalement par la contraction d'une partie de ses fibres. »

Le premier temps de l'acte physiologique de l'accommodation consiste donc, d'après M. Noizet, dans le maintien de la sclérotique dans une tension constante à l'aide des muscles droits, obliques et orbiculaires des paupières. Le deuxième temps aurait lieu au moment où, sur le pôle antérieur de l'œil, se manifeste une puissance venant lutter contre la pression de dedans en dehors ; cette puissance est formée par le muscle ciliaire et les procès ciliaires, comme agents actifs, et le cristallin, remplissant un rôle purement passif. Telles sont les puissances mises en jeu quand l'œil veut voir de près ; mais, aussitôt que l'appareil de la vision reprend sa situation normale, la contraction précédente de tous les muscles énumérés n'a plus lieu, et l'état de tension passager dans lequel se trouvaient les muscles externes, le muscle de Brucke, ainsi que les liquides et membranes intra-oculaires, cesse d'exister tout à coup, pour se reproduire de nouveau, si l'œil a besoin encore de voir des objets très-fins. Tant que cet état d'éréthisme des puissances auxquelles est soumis le globe oculaire ne dépasse pas les limites physiologiques, aucun phénomène pathologique ne se présente. Mais si on réclame trop souvent de l'œil ces efforts d'accommodation, des lésions pourront se manifester prochainement.

Le mécanisme à l'aide duquel elles se produisent s'explique facilement. Sous l'influence des contractions musculaires destinées à produire l'acte de l'accommodation, les vaisseaux sanguins sont toujours gorgés de sang ; la circulation veineuse ou de retour ne se fait qu'incomplétement, d'où résulte dans la cavité oculaire une accumulation de liquides. L'œil devient douloureux lorsqu'il est soumis à un effort musculaire même léger ; dans ces conditions, en effet, les procès ciliaires, constamment maintenus dans une sorte d'éréthisme, augmentent de volume, et les nerfs ciliaires sont facilement comprimés entre eux et les puissances musculaires extra-oculaires. Si des lunettes à verres concaves sont employées alors, la douleur augmente, car les efforts d'accommodation doivent être encore plus grands. A la longue, la même cause persistant toujours , une quantité plus ou moins considérable de sérum s'exhalera des vaisseaux sanguins et produira un trouble dans les humeurs de l'œil , exhalation à laquelle succédera bientôt la dureté du globe oculaire , qu'on percevra facilement par le toucher.

La membrane fibreuse de l'œil sera donc soumise à une pression de plus en plus considérable de dedans en dehors, et bientôt à la myopie qui s'était d'abord déclarée succédera l'apparition du staphylôme postérieur. Les autopsies ont prouvé qu'il siége au pôle postérieur de l'œil , et que le volume le plus considérable se trouve dans la direction de l'axe optique.

Considérons maintenant, avec M. Romain Noizet, les effets de la contraction des muscles externes de l'œil sur cet organe , et, pour mieux fixer les idées, étudions ces effets, les seuls qui expliquent bien la production du staphylôme. (*Voir* la fig. 1re, pl. VII, que nous empruntons à la thèse de M. Noizet.)

Soit , sur une coupe horizontale du globe de l'œil , PP' l'axe optique , et MN l'équateur. Traçons les deux parallèles AB , CD ; ils représenteront une zone ABCD , dans l'étendue de laquelle s'exerceront les puissances musculaires externes de l'œil. Sur le parallèle **AB**, situé à 6 millimètres en moyenne de la circonférence de la cornée, viendront se fixer les muscles droits. Ils se dirigent de là vers la partie externe du trou optique, en s'appuyant sur la surface courbe que représente la zone **ABCD**. La ligne **CD**, située en moyenne à 6 millimètres de la circonférence externe et supérieure du nerf optique, représentera la ligne d'insertion des muscles obliques. Ces six muscles sont reliés à l'aponévrose oculaire, qui les étreint comme dans une gaîne. Lorsqu'il y a a contraction simultanée de toutes ces puissances musculaires, leur pression est répartie uniformément sur le globe oculaire par l'aponévrose, de sorte que l'œil se trouve étreint, au niveau de la zone **ABCD**, comme dans une vaste sangle qui soutient en ce point la sclérotique contre la pression intra-oculaire. Les pôles antérieur et postérieur de l'œil sont, comme on le voit sur la figure, dépourvus de semblable soutien.

Rappelant cette loi de physique relative à l'égalité de pression dans les liquides, en vertu de laquelle « toute pression exercée en un point quelconque d'un liquide se transmet sur tous les autres points, dans tous les sens et avec la même intensité, » nous voyons que, sous l'influence des contractions des muscles externes de l'œil, la pression qu'ils exerceront sur la zone ABCD sera transmise avec la même intensité sur les deux pôles de l'œil. Mais cette pression sera détruite au pôle antérieur par l'activité de la résistance que présenteront le muscle de Brucke, les procès ciliaires, la zone de Zinn et l'appareil cristallinien. Cette pression s'exercera donc seulement sur le pôle postérieur.

Le pôle postérieur est représenté sur la figure par l'arc de cercle SKD, interrompu en un point pour l'insertion du nerf optique. La direction de la pression intra-oculaire sur chaque point de la sclérotique sera représentée par la perpendiculaire abaissée sur la tangente en ce point, c'est-à-dire par le rayon de la sphère mené à ce point. La sclérotique, en chaque point du pôle postérieur, est donc comprise entre deux puissances, la pression intérieure, transmise par le liquide incompressible, et le tissu cellulaire de l'orbite, offrant une résistance incomparablement plus faible; la sclérotique sera donc nécessairement entraînée de dedans en dehors. Protégées par la membrane fibreuse de l'œil, seule capable de résistance, la choroïde et la rétine ne subiront aucune altération dans leur texture tant que le staphylôme n'aura pas marché vers sa période ultime.

Afin de se rendre compte du point de la sclérotique qui doit supporter une pression plus forte que les autres, considérons ce qui se passe dans une corde horizontale retenue par deux points fixes et supportant une pression constante, la pression atmosphérique par exemple. La corde peut être, si l'on veut, représentée par son axe, ligne horizontale comme elle, et considérée comme formée par la réunion de plusieurs lignes droites juxtaposées les unes à côté des autres ; l'action de la pesanteur sur chaque point d'intersection de cette ligne brisée sera représentée par une perpendiculaire abaissée en ce point. Cette corde supportera donc le poids d'une série de verticales comprises entre les deux points fixes. Mais chaque point de cette corde ne sera pas sollicité par le même poids ; il sera d'autant plus considérable qu'il sera plus éloigné des deux points fixes.

Or, le point supportant la pression maximum sera situé au milieu de la ligne comprise entre deux points fixes.

Appliquons le même raisonnement au pôle postérieur de la sclérotique, et cherchons quel est le point de cette courbe supportant la pression maximum. Nous pouvons considérer encore la courbe sclérale comme formée par la réunion d'une infinité de lignes droites infiniment petites ; la pression intra-oculaire pourra être représentée par une série de perpendiculaires abaissées sur chacune de ces lignes ; la pression maximum sera encore, la géométrie le prouve facilement, située à égale distance des deux points fixes CD. Or, ce point correspond précisément à l'extrémité de l'axe optique PP' ; la pression devient de moins en moins considérable à mesure qu'elle se rapproche de chaque point fixe. Ceci est vrai pour chaque arc de cercle du pôle postérieur qui ne passe pas par le *foramen opticum* ; mais de nouvelles conditions se présentent, si on considère un arc de cercle passant par ce point. Là, il y a interruption de la sclérotique pour permettre au nerf optique de pénétrer dans le globe oculaire ; les adhérences établies entre ce nerf et la sclérotique qui lui forme une gaîne, ne présentent pas une résistance aussi considérable que la membrane fibreuse elle-même ; mais l'arc de cercle passant par le *foramen opticum* se trouve subdivisé en deux autres arcs secondaires : l'un externe , ayant son point fixe au point D, et l'autre à l'union de la sclérotique avec la partie externe du nerf optique ; l'autre arc, plus petit, a son point fixe au point C, et l'autre au niveau de l'union de la sclérotique avec la partie interne du nerf optique. Considérons la pression sur l'arc de cercle externe : sous l'influence de la pression intra-oculaire, les deux points fixes auront à subir une traction à laquelle ils n'auront pas l'un et l'autre la même résistance à offrir. Le point D, qui est représenté par la continuité de la sclérotique, est fixé invariablement pour ainsi dire, tandis que le point représenté par l'intersection de la sclérotique et de la partie externe du nerf optique, formé de tractus fibreux qui séparent les uns des autres les filets nerveux pour constituer la *lamina cribrosa*, ne présente qu'une résistance incomparablement moins grande ; mais, d'autre part, nous avons vu que l'extrémité postérieure de l'axe optique correspondait au voisinage de ce point, sur lequel s'exerçait la pression intra-oculaire maxima. Le point qui devra céder le premier sous l'action de cette force sera donc situé à l'union de la sclérotique avec la partie externe de la circonférence de la papille. (Nous avons vu précédemment que c'était, en effet, en ce point qu'il fallait chercher la tache blanche du staphylôme au premier degré de développement.) Soumis à cette force, les tractus fibreux de la *lamina cribrosa* seront tiraillés ; les fibres nerveuses le seront elles-mêmes, pourront être, en outre, comprimées entre plusieurs tractus tendus outre mesure, et il en résultera, comme phénomènes perçus par le malade, des phantasmes lumineux, ou des points noirs dans le champ de la vision.

Considérons maintenant le second arc, situé entre le point C et la partie interne du nerf optique ; il est plus petit d'abord que le premier arc de cercle. La traction s'exercera encore sur les deux points fixes : l'un, C, est représenté encore par la continuité de la membrane fibreuse, et reste à peu près invariable ; le second est représenté par l'union de la même membrane avec la partie interne du nerf optique. C'est encore ce point qui devra céder le premier des deux sous l'action de la pression intra-oculaire ; mais la pression sur le côté interne de la papille, étant plus éloignée de l'extrémité postérieure de l'axe optique, point maximum de pression, ne cédera nécessairement qu'après que la partie externe du nerf optique aura été entraînée en arrière. Nous avons sur la fig. 1re, pl. **VII**, représenté, d'après **M.** Noizet, une coupe passant par le centre de la coupe du nerf optique, parce que c'est à l'union de la sclérotique avec l'extrémité du diamètre transverse de la circonférence du nerf optique que s'exerce la traction maxima. Considérant, en effet, la série des autres arcs de cercle passant par le *foramen opticum*, on verra que la sclérotique sera interrompue, dans la circonférence de chacun de ces cercles, au niveau du nerf optique. Mais cette interruption ne sera pas la même partout ; en effet, elle sera de moins en moins grande, à mesure que le cercle s'éloignera du diamètre transverse du nerf optique. La traction sera d'autant moins considérable que l'ouverture de la sclérotique sera moins grande. Cette traction ira donc en diminuant insensiblement jusqu'à l'extrémité du diamètre vertical de la papille. Or, si nous représentons la traction, en chaque point de la sclérotique au niveau du *foramen opticum*, par une ligne droite, nous verrons que la plus grande longueur se trouvera dans le prolongement du diamètre transverse de la papille ; que la longueur de chaque ligne représentant la traction ira, en diminuant, de ce diamètre transverse vers chaque extrémité du diamètre vertical, où elle sera représentée par une ligne infiniment petite. Si nous réunissons toutes ces lignes, représentant la force de traction en divers points, autour du *foramen opticum*, nous arrivons à trouver une courbe représentant celle de la tache blanche au premier degré, qui, nous le savons, a la forme d'un croissant à convexité externe, dont la concavité, dirigée du côté du nerf optique, embrasse la partie externe de la papille, et dont les deux cornes viennent aboutir à l'extrémité du diamètre vertical de la papille. La choroïde est soumise à un mouvement de locomotion analogue à celui de la sclérotique, qui, mise à nu dans ces points, donne lieu à la formation de ces croissants brillants et très-étroits qu'on rencontre quelquefois au niveau de la demi-circonférence externe de la papille..

Mais nous avons besoin, pour l'explication de la tache blanche caractéristique, d'un autre phénomène aussi constant que la pression intra-oculaire au pôle postérieur : c'est le trouble qui survient dans la circulation sanguine. Nous savons que l'artère sclérotidienne externe pénètre dans la sclérotique dans le voisinage immédiat de la gaîne qu'elle forme au nerf optique, pour aller s'anas-

tomoser avec l'artère sclérotidienne qui pénètre
du côté interne du nerf; nous savons, de plus,
que ces deux vaisseaux se bifurquent chacun
à leur entrée dans le globe oculaire; que leurs
branches de bifurcation s'anastomosent entre elles
pour former un anneau artériel autour de la papille ; nous savons, en outre, que les rameaux qui
émergent de ce cercle artériel se dirigent vers le
centre, pour pénétrer dans le nerf optique. Or, au
niveau des points où la sclérotique subit la pression la plus considérable, les branches nées de ce
cercle artériel sont comprimées, la circulation sanguine est entravée, et la choroïde, au niveau des
mêmes points, est, aussi elle, lentement altérée
dans sa nutrition ; il s'établit alors des adhérences
entre elles et la sclérotique, et on voit apparaître
consécutivement la macération du pigment superficiel, s'accompagnant de l'atrophie du stroma
pigmentaire intersticiel et cellulo-vasculaire, lésions
caractéristiques des altérations survenues dans la
nutrition de la choroïde. D'autre part, les branches
artérielles émergentes s'atrophiant sous l'influence de la pression intra-oculaire qui entraîne
dans son mouvement de translation excentrique
par rapport à la papille, l'arc artériel sclérotidien

s'éloigne de plus en plus du centre du nerf optique, puis son calibre augmente par le fait de l'atrophie des rameaux qui en partaient : explication qui se trouve parfaitement en rapport avec les lésions anatomiques dont l'étude a été si bien faite par Jœger à l'aide d'admirables préparations anatomiques.

Nous voyons parfaitement, d'après ce qui précède, que la saillie du pôle postérieur de l'œil et la tache blanche caractéristique du staphylôme sont dues à une même cause, *la distension*, provoquée par la pression intra-oculaire déterminée par les efforts de l'appareil d'accommodation, efforts trop fréquemment et trop longtemps mis en jeu.

M. Cusco, avec lequel nous avons eu occasion de nous entretenir dernièrement à Paris, est loin de partager l'opinion de **M.** Romain Noizet sur le siége constant du staphylôme au voisinage du nerf optique. Nous avons vu, dans la belle collection que nous a montrée le chirurgien de la Salpêtrière, des yeux atteints de staphylôme au niveau de chaque extrémité du diamètre horizontal du globe oculaire. Ces yeux présentaient beaucoup plus d'étendue dans le diamètre transverse que dans le

diamètre antéro-postérieur. Nous-même, nous
avons eu l'occasion de rencontrer plusieurs fois
sur des yeux de vieillards morts à l'hôpital
général de Poitiers le staphylôme siégeant ailleurs
qu'au niveau du nerf optique. Nous avons fait, il
y a un mois à peine, en présence de M. le docteur Hollard, professeur distingué à la faculté des
sciences de Poitiers, l'autopsie de l'œil droit d'un
vieillard âgé de 76 ans, atteint d'un staphylôme
siégeant environ à un centimètre du nerf optique,
sur le côté externe de l'œil ; au niveau de ce staphylôme, de couleur bleuâtre, la sclérotique était fort
amincie. Examiné par sa face interne, l'œil présentait, sur la concavité de la tumeur que nous
décrivons, une atrophie de la rétine et de la choroïde, avec dépigmentation de cette dernière membrane.

Pour M. Cusco, si nous nous rappelons bien
son opinion, le staphylôme de la sclérotique serait le résultat d'une atrophie choroïdienne en
ce point, atrophie qui n'aurait pas, comme dans la
théorie de M. Romain Noizet, pour lieu d'élection
la partie postérieure de la sclérotique située au
pourtour du nerf optique.

Traitement du staphylôme postérieur.

Le traitement de cette affection se déduit nécessairement des considérations précédentes. Nous avons vu que, sous l'influence des efforts trop souvent et trop longtemps prolongés de l'appareil d'accommodation, la circulation sanguine intra-oculaire était gênée ; d'où congestion des vaisseaux sanguins, et consécutivement formation du staphylôme.

La première indication à remplir est donc de suspendre complétement tout effort d'accommodation, s'abstenir, par conséquent, de lire à une lumière trop vive, et, mieux encore, de suspendre l'usage de toute lecture, laisser les yeux s'exercer en champ libre.

L'état de congestion du globe oculaire sera combattu par les dérivatifs dirigés sur le tube digestif et l'emploi fréquemment répété d'instillations dans l'œil d'une solution d'atropine. Nous avons déjà donné la formule ; nous la reproduisons d'après les doses indiquées par M. Desmarres :

Eau distillée, dix grammes ;

Sulfate neutre d'atropine, deux centigrammes.

Mêlez.

On instille, quatre à cinq fois chaque jour, quelques gouttes du liquide précédent dans l'œil malade. C'est un excellent moyen dans cette maladie, car, d'après les observations de Warthon Jones, nous savons que la belladone, dont l'atropine représente parfaitement les propriétés, a pour effet de faire contracter exclusivement les fibres radiées de l'iris. Il paraîtrait, du reste, qu'un autre résultat de cette substance, très-favorable dans cette maladie, serait de déterminer un effet astrictif sur les artères d'un petit calibre, d'accélérer, par conséquent, la circulation en diminuant le volume de ces artères. Les molécules constituantes des membranes se trouvent aussi soumises à une résorption plus active, sous l'influence des mouvements de composition et de décomposition accélérés par une circulation plus active.

Si des douleurs notables se développaient dans le globe oculaire et s'accompagnaient de tension dans cet organe, avec céphalalgie, les émissions sanguines locales, et générales même, devront être mises en usage. Il faudrait, bien entendu, comme dans tous les cas, tenir compte du tempérament de l'individu, et baser l'activité du traitement sur la force de résistance du malade.

Il est une précaution fort importante, et à laquelle les malades doivent se soumettre absolument : c'est de supprimer l'usage des verres concaves, qui ne feraient que surajouter une nouvelle fatigue, en provoquant de plus grands efforts de la part de l'appareil d'accommodation.

On peut espérer, en tenant compte des conseils précédents, de suspendre pendant longtemps la marche du staphylôme postérieur; et si cette affection n'a pas dépassé le premier degré, on peut avoir l'espérance de l'arrêter complétement.

Tout en tenant compte des préceptes précédents, si l'opinion de **M.** le docteur Cusco est vraie, comme on est porté à le penser en présence de la collection de pièces anatomiques qu'il conserve, il y aurait aussi lieu de combattre, par les moyens appropriés, la flegmasie choroïdienne, point de départ du staphylôme.

ARTICLE VI (1).

Apoplexie de la choroïde.

L'*hémorrhagie* des *vaisseaux choroïdiens* est souvent un des accidents qui viennent compliquer l'état congestif de la choroïde. Les malades se plaignent, quelques jours avant l'accident, d'avoir la tête lourde, d'éprouver une certaine tension dans l'œil, accompagnée quelquefois de douleur, de trouver leur vue plus trouble ; puis tout à coup, à la suite d'un effort violent, d'un mouvement de colère, de vomissements, etc., le malade perd subitement la vue. Les choses ne se passent pas toujours ainsi ; l'hémorrhagie se fait quelquefois pendant la nuit, et le malade ne s'aperçoit de sa cécité qu'à son réveil. L'accident n'est pas toujours aussi grave, et parfois la vue est conservée en partie ; mais, en portant l'œil dans certaines directions, le malade ne perçoit que la moitié du corps qu'il

(1) *Voir* Desmarres, Follin.

fixe, ou bien un voile noir semble s'interposer entre l'objet et l'œil du malade porté dans une direction déterminée.

L'ophthalmoscope vous instruit bien vite de la lésion que vous pouviez soupçonner, mais qu'il est, en général, facile de constater à l'aide de cet instrument. L'hémorrhagie peut se présenter sous trois formes, qu'il sera possible de diagnostiquer. Elle peut se produire entre la choroïde et la rétine, sous forme d'épanchement en nappe; ou bien, si l'épanchement présente une certaine épaisseur, la rétine peut être seulement soulevée, décollée, ou, dans d'autres circonstances, elle peut être perforée, et il y a alors épanchement de sang dans le corps vitré.

Le diagnostic s'établit, en général, dans ces trois formes. Dans l'épanchement en nappe, on s'aperçoit d'abord que le fond de l'œil s'éclaire plus difficilement qu'à l'habitude; puis on finit par voir, *en arrière* des vaisseaux de la rétine, une coloration rouge uniforme d'une étendue variable, qu'un grossissement plus considérable ne permet pas de faire varier d'aspect, dans lequel on ne distingue point de vaisseaux choroïdiens : c'est un *épanchement en nappe*, aussi facile à constater en arrière de la rétine qu'un épanchement semblable situé sous la conjonctive.

Cette sorte d'épanchement peut varier beaucoup quant à son étendue; elle peut prendre toutes les formes, depuis la forme pointillée, que le docteur Follin a rencontrée une fois, jusqu'à la forme en nappe, s'étendant sur toute la choroïde, et déterminant l'abolition de la vue par la compression qu'elle exerce sur la rétine. Quand l'épanchement est seulement limité à quelques parties de la choroïde, on peut voir les vaisseaux de cette membrane entre les limites de ces épanchements.

Quand il y a un épanchement plus considérable entre la choroïde et la rétine, cette dernière est décollée, et le sang s'accumule à la partie la plus déclive, en refoulant la rétine en avant. On reconnaît qu'elle forme une saillie notable à ce fait qu'elle se présente sous forme d'une tache obscure, que l'ophthalmoscope ne permet pas de voir dans toute son étendue ; on est obligé, à cet effet, d'incliner dans différentes directions le verre grossissant, afin d'éclairer successivement et de passer en revue les différentes parties de la tumeur sanguine.

Dans certaines circonstances, la rétine peut être

perforée par l'épanchement sanguin ; on en trouve un exemple curieux, cité par le docteur Esmarch, à Kiel, dans le vol. IV, page 350, des *Archiv. sur ophthalmologie* de Arlt, Donders et Grœfe. Le docteur Follin, dans ses *Leçons* publiées par le docteur Doumic, rapporte ce fait dans les termes suivants : « C'était sur une femme anémique d'une quarantaine d'années. On voyait en dehors et au-dessus de la papille une petite déchirure ovalaire de la rétine, et à travers les deux lèvres de cette déchirure sortait une masse d'un rouge brun, arrondie à son sommet, une forte goutte de sang, dont on a pu facilement suivre la résorption progressive jusqu'à ce qu'on n'ait plus trouvé qu'une tache blanche sur la cicatrice de la rétine. »

La plaque rouge qu'on aperçoit au début dans une apoplexie de la choroïde ne conserve pas toujours le même aspect. Quand la résorption a lieu, cette plaque se fragmente en plusieurs autres plus petites ; elle perd en outre la coloration rouge à mesure qu'on l'observe à un moment plus éloigné du début de l'accident. A la place de taches rouges, on aperçoit des taches blanches, au niveau desquelles le pigment n'existe plus ; dans d'autres circonstances, la teinte rouge de l'épanchement est remplacée par une légère coloration bleuâtre semblable à un glacis. Parfois on peut reconnaître des fausses membranes présentant une certaine épaisseur. Toutefois ces taches rouges, dans la majorité des cas, présentent un phénomène singulier signalé par M. le docteur Desmarres : c'est qu'elles conservent parfois, pendant des mois entiers, la coloration rouge qu'elles présentaient au début, sans offrir, au bout de ce temps, aucun changement dans leur aspect et leur étendue. Le célèbre praticien qui signale ce fait a plusieurs fois dessiné lui-même, et avec la plus grande attention, ces taches, qui, dessinées de nouveau plusieurs mois après, présentaient absolument les mêmes caractères. D'autres fois, au contraire, la résorption s'opère dans un espace de temps très-court.

Suivant le siége de l'épanchement, le pronostic doit varier. L'hémorrhagie a-t-elle lieu dans le voisinage de l'*ora serrata?* là des plaques même assez étendues de sang n'altèrent pas sensiblement la vision. L'apoplexie présente, au contraire, bien plus de gravité, si elle siége au niveau de la tache jaune. Il arrive parfois, à la suite d'épanchements sanguins considérables, qu'il survient dans la choroïde une macération générale du pigment, avec destruction de la rétine dans une grande étendue. On rencontre parfois, dans les mêmes circonstances, de nombreux exsudats plastiques.

Traitement. — Il doit être basé sur l'emploi des moyens dirigés en général contre tout épanchement de même nature. On doit tenir compte du tempérament du sujet, prendre en grande considération l'existence des maladies antérieures ou coexistantes, des diathèses, etc. On mettra en usage, suivant la force du malade, les émissions sanguines, locales ou générales. Si le malade est hémorrhoïdaire, on emploiera tous les moyens ayant pour but de rappeler les hémorrhoïdes : l'aloès à doses fractionnées, bains de siége trèschauds. En général, les évacuations sur le tube digestif devront être abondantes, en même temps que la diète la plus sévère sera prescrite au malade pendant les premiers jours. S'il existe une maladie du cœur, maladie dans laquelle on rencontre assez fréquemment des apoplexies de la choroïde, on devra faire usage de la digitaline à la dose croissante de un à quatre milligrammes chaque jour ; dans une période de la maladie plus éloignée du début, on aura recours aux altérants à l'extérieur et à l'intérieur ; on emploiera de préférence l'iodure de potassium en collyre et en potion , et on devra le porter à la dose graduellement croissante de un à trois grammes d'iodure de potassium chaque jour.

ARTICLE VII.

Tumeurs diverses de la choroïde.

Plusieurs sortes de tumeurs , ayant pour point de départ la sclérotique ou la choroïde , peuvent être perçues à l'aide de l'ophthalmoscope. L'aspect des parties éclairées variera suivant le volume de la tumeur. Une de celles qu'on rencontre le plus fréquemment est le staphylôme postérieur que nous venons de décrire ; nous en avons longuement indiqué les symptômes, reconnus facilement à l'aide de l'instrument d'Helmholtz.

ARTICLE VIII (1).

*Dégénérescence colloïde de la membrane hyaloïde et
de la choroïde.*

Cette maladie, assez rare du reste, se rencontre
surtout chez les personnes âgées; elle est située
dans le voisinage de l'*ora serrata*. Elle est constituée par la présence d'un grand nombre de
petites taches blanches semblant marcher de la
périphérie vers le centre optique des membranes
choroïde et hyaloïde, en diminuant l'étendue du
champ visuel.

Dans les *Arch. d'opht.* de Grœfe, t. II, p. 107 à
118, on trouve la description suivante, d'après les
nombreuses autopsies qu'il a pratiquées. Ce célèbre
ophthalmologiste décrit ainsi les phénomènes observés avec la loupe seule, parfois même sans
l'intermédiaire d'aucun instrument : « On remarque
de petites taches blanches, qui sont plus ou moins

(1) *Voir* Desmarres.

entourées d'épithélium de pigment noir comme du charbon.

» La choroïde est plus transparente qu'à l'ordinaire, et sur les vaisseaux de la choroïde, où le stroma est assez dépourvu de pigment, il n'y en a pas du tout par endroits. Les boules brillantes isolées, comme celles réunies en groupes, sont à des distances irrégulières, les unes dans les parties de la choroïde qui répondent aux gros vaisseaux, les autres entre ces parties, et très-intimement reliées à la choroïde, de sorte qu'on peut difficilement les en détacher avec le dos du scalpel fortement appuyé. Les cellules de pigment tout à fait noires, qui en partie entourent les boules et en partie les recouvrent, sont aussi très-solidement attachées...» (Desmarres.) Ces boules, qui sont d'une dureté excessive, reflètent vivement la lumière, présentent un aspect par conséquent très-brillant. Leur volume varie entre 1/3, 1/2 millimètre et 1/80e de millimètre. Elles sont complétement insolubles, quel que soit le liquide dans lequel on les place. Elles ne subissent aucune altération ni changement de forme sous l'influence de la cuisson. On pense qu'elles prennent leur origine dans l'hyaloïde et la choroïde. Cette maladie demande encore de nombreuses recherches avant d'être bien connue.

M. Desmarres la considère comme incurable jusqu'à ce jour. Il a observé, en outre, que cette maladie affectait une marche excessivement lente. Il n'a pas encore vu un seul des malades auxquels il a donné des soins pour cette maladie perdre complétement la vue. Le même auteur cite l'observation d'une femme de trente ans affectée d'accidents syphilitiques tertiaires, chez laquelle existait cette dégénérescence colloïde de la choroïde.

ARTICLE IX.

Tubercules de la choroïde.

On peut aisément reconnaître, d'après Desmarres, la présence des tubercules sur la choroïde à l'aide de l'ophthalmoscope. Quand on rencontre cette production morbide sur la choroïde, on peut être à peu près certain qu'il en existe également dans les poumons. Dans l'œil, ils se présentent à l'observation sous la forme de groupes isolés, offrant l'aspect d'une masse blanc jaunâtre, à forme sphérique ou ovalaire. Des granulations pigmentaires sont disséminées sur les bords de ces masses tuberculeuses. La présence des tubercules n'entraîne point ordinairement d'accidents inflammatoires. La vue ne paraît s'altérer que dans les cas où les tubercules envahissent la *macula lutea*. (*Voir*, pour plus de détails, édit. Jœger, *Oesten Zeits-chrift*.)

ARTICLE X.

Albinisme.

Cette maladie est due à l'absence du pigment sur la choroïde et l'iris des individus qui en sont atteints. Ils sont, en général, affectés de photophobie, et parfois en même temps de nystagmus. Un albinos que j'ai eu l'occasion d'examiner à Poitiers, et sur lequel je désirais dessiner les vaisseaux de la choroïde, était atteint de ce mouvement oscillatoire des yeux à un tel degré, qu'il m'a été impossible de prendre le dessin que je désirais. J'ai pu néanmoins constater que l'aspect du fond de l'œil était en tout semblable, à la disposition près des vaisseaux de la choroïde, que l'aspect, dis-je, du fond de l'œil était le même qu'on observe sur les lapins albinos. Aucun des malades atteints d'albinisme observés par M. Desmarres n'était affecté de myopie, contrairement à l'observation d'autres médecins. Le malade que j'ai observé se trouvait dans les mêmes conditions que ceux de M. Desmarres ; il voyait de près aussi lui ; mais, comme eux, c'était plutôt par impuissance rétinienne que par myopie, car les verres concaves ne modifiaient en rien l'état de la vision.

Les individus atteints d'albinisme ne regardent jamais volontairement la lumière en face ; ils se tournent toujours de façon à placer leurs yeux dans l'obscurité. L'albinos que nous avons observé, âgé d'environ une trentaine d'années, avait les cils blancs, la barbe et les cheveux blancs, l'iris d'une coloration blanc bleuâtre ; la papille présentait une teinte violacée ; ce sont également les phénomènes observés chez les malades de M. Desmarres. Dans certaines positions, les yeux d'albinos présentent un reflet rouge-cuivre, déterminé par les rayons lumineux que réfléchit le fond de l'œil. Le même phénomène se rencontre parfois chez des malades dont la choroïde a été, à la suite de maladie, privée de son pigment.

Sur six à huit albinos observés par M. Desmarres, tous avaient la vue très-faible, et un seul était atteint d'amaurose. Les albinos se trouvent en général bien de l'emploi de verres simples bleus à monture entourée de taffetas noir. L'albinos que j'ai observé, et auquel je donnais le même conseil, me dit qu'il avait déjà fait usage de ces verres, mais qu'il n'en avait retiré aucun avantage, et qu'il avait été obligé d'y renoncer. Les ascendants de ce jeune homme n'étaient nullement atteints d'albinisme; le père et la mère ont les cheveux très-noirs. Il est l'aîné de quatre enfants. Le deuxième est albinos comme lui; le troisième a les cheveux noirs, et le quatrième, qui est du sexe féminin, est aussi affecté d'albinisme.

ARTICLE XI.

Atrophie choroïdienne.

Cette maladie fort grave, d'après Desmarres, et qui malheureusement se présente avec une grande fréquence, entraîne à sa suite une amblyopie variable quant à son intensité, pouvant s'étendre depuis le simple obscurcissement de la vue jusqu'à l'amaurose complète. Il y a, dans ces cas, ordinairement complication d'altérations de la rétine développées consécutivement. Il n'y a donc pas, par conséquent, de signe physiologique pathognomonique qui soit capable d'en assurer le diagnostic.

Terme définitif et fréquent de la choroïdite chronique, l'atrophie choroïdienne se rencontre parfois sur des yeux qui jusque-là n'ont pas présenté le moindre trouble pathologique apparent.

Caractères ophthalmoscopiques.— Ils ne sont nullement les mêmes dans les différentes couches dont se compose la membrane choroïde. Dans l'atrophie de la première couche, on rencontre une *plaque jaunâtre orangée* à la place de la teinte rose normale de la choroïde. Le siége de cette plaque s'observe le plus fréquemment dans le voisinage de la papille, bien que parfois on l'ait trouvé sur d'autres points. Si le mal fait des progrès incessants, la tache jaune orangée est remplacée par une tache de coloration brune, mais qui persiste peu de temps. Si l'affection devient générale, la choroïde présente une coloration d'un

brun sale, et, suivant l'expression de **M. Des-**
marres, « elle se strie partout de raies blanchâtres
sinueuses, et ressemble assez à une peinture rouge
que l'on aurait grattée inégalement, ou bien encore
à un tissu de belles couleurs différentes qui aurait
déteint dans l'eau, et dont on ne verrait plus que la
trame salie et usée. »

Il est moins commun de rencontrer l'atrophie
de la seconde couche ou couche capillaire de la
choroïde. Dans ce cas, on observe une atrophie
de cette couche, présentant pour tout symptôme
un réseau capillaire dont les vaisseaux sont oblitérés ; on aperçoit alors les gros vaisseaux, qui deviennent apparents par la disparition de la coloration rouge qui les couvrait.

Les caractères que présente l'atrophie de la troisième couche, ou couche vasculaire, logée dans
l'épaisseur même du stroma, sont partiels ou plus
ou moins généraux. Dans ce cas, le pigment de la
choroïde, qui, à l'état normal, est étendu d'une manière régulière autour des *vasa vorticosa,* se distri-
bue par places, et le fond de l'œil nous apparaît
alors comme tigré par des mouchetures plus ou
moins nombreuses de couleur noire ; tandis que,
dans d'autres points où le pigment n'existe plus, la

sclérotique se présente aux regards sous forme de plaques blanches, à travers la choroïde diminuée d'épaisseur. Cette maladie s'accompagne ordinairement de lésions ayant leur siége dans la rétine, la papille ou le corps vitré, etc.

Traitement. — Il est nul, car l'atrophie choroïdienne est une maladie incurable. Toutefois, si la lésion n'est pas très-étendue, si elle est de date éloignée et située loin de la tache jaune, la vision peut être, dans ces cas, conservée intacte.

CHAPITRE VI.

Altérations pathologiques de la rétine (1).

Avant de faire la description de chacune des maladies dont la rétine est atteinte, nous allons, comme nous l'avons fait antérieurement pour les autres parties de l'œil que l'ophthalmoscope nous permet aujourd'hui d'étudier, décrire avec le plus

(1) *Voir* l'article de Liebreich dans Mackensie, traduction de MM. Varlomont et Testelin.

grand soin les altérations pathologiques auxquelles les parties constituantes de la rétine peuvent être soumises, et les moyens de reconnaître ces lésions. Il nous sera plus facile, après cette étude prélimi-naire, de les saisir dans leur ensemble, quand il s'agira de diagnostiquer les maladies de la rétine.

ARTICLE PREMIER.

Anomalies de la circulation.

L'étude de la disposition des vaisseaux de la rétine à l'aide de l'ophthalmoscope nous permet d'établir une différence considérable entre ces vaisseaux et ceux de la choroïde. Ces derniers, en effet, nous l'avons vu précédemment, ces der-niers, dont les ramifications enchevêtrées les unes dans les autres dans l'épaisseur du stroma, qu'ils sillonnent en tout sens, semblables à des tourbillons, comme l'indique le nom de *vasa vorti-cosa* que leur ont imposé avec raison les anato-mistes, sont recouverts d'une couche, d'épaisseur variable suivant les sujets, de cellules hexagonales pigmentaires. Cette couche nous cache souvent les détails des ramifications des vaisseaux choroïdiens, et, suivant son degré d'épaisseur, les dérobe parfois entièrement à notre vue. Il n'en est plus ainsi des vaisseaux rétiniens ; situés sur une membrane transparente, parfaitement isolés les uns des autres, on peut les suivre dans tout le trajet de la courbe gracieuse que chacun d'eux décrit ; et si parfois leurs divisions s'entrecoupent, il est très-facile d'observer de nouveau leur marche au delà du point d'intersection. De prime abord, il paraît facile d'étudier les modifications les plus légères qui surviennent dans le réseau capillaire rétinien. Il en serait ainsi évidemment, si la membrane sur laquelle rampent ces vaisseaux était blanche, au lieu d'être transparente. En circonstance pareille , on pourrait suivre les moindres divisions des vaisseaux capillaires de la rétine ; mais elle est translucide, et la teinte rose imprimée au fond de l'œil par la couche des vaisseaux de la choroïde se fond dans une même teinte avec la coloration également rose des capillaires rétiniens, qui, confondus avec un fond de même couleur que leurs parois, ne se détachent suffisamment pour être perçus que dans des cas exceptionnels , quand, par exemple , à la suite de lésions de la choroïde , la sclérotique est perçue avec sa coloration blanche. On ne peut jamais voir à l'état normal les capillaires de la rétine ; mais sur le lapin , par exemple, on peut percevoir les capillaires de la choroïde. Il est aussi un autre obstacle à la perception des capillaires de la rétine : c'est que leur diamètre est de moitié plus petit que celui des capillaires de la choroïde. Quant aux vaisseaux rétiniens , considérés dans leurs troncs ou dans leurs divisions principales, on peut suivre parfaitement les moindres modifications survenant dans le diamètre du vaisseau , ou la marche du liquide qu'il renferme , que le vaisseau soit veineux ou artériel.

ARTICLE II.

Turgescence des artères et des veines de la rétine.

Déterminer si les vaisseaux de la rétine présentent un volume plus grand qu'à l'état normal serait établir le diagnostic de la turgescence des vaisseaux rétiniens. Cette détermination peut sembler facile, et pourtant rien n'est moins aisé, ce que vont prouver du reste les considérations suivantes : examinez le calibre des vaisseaux de la rétine sur un homme dont les yeux sont à l'état normal ; mesurez, pour plus d'exactitude, le calibre de ces vaisseaux à l'aide d'un ophthalmoscope fixe muni d'un micromètre, et mesurez l'artère ou la veine en un point déterminé ; puis conseillez à la personne soumise à votre observation d'exécuter certains mouvements ayant pour résultat d'activer la circulation sanguine intra-oculaire, tels que de baisser la tête et de l'agiter rapidement dans cette position, ou bien de comprimer le globe de l'œil pendant l'examen ophthalmoscopique, ou bien encore de faire monter rapidement plusieurs étages, etc.; observez ensuite l'œil à l'aide du même instrument, et mesurez de nouveau, et dans le même point, le diamètre du vaisseau, il vous sera facile de constater qu'il a augmenté de volume. Mais un malade se présente, il se plaint de certains symptômes qui portent à soupçonner chez lui l'existence d'une turgescence des vaisseaux rétiniens ; en l'absence d'un type constant représentant l'état physiologique quant au volume des vaisseaux, le médecin sera fort embarrassé de décider s'il existe ou non une turgescence des vaisseaux de la rétine ; ils présentent dans leur calibre autant de variations que chacun des individus soumis à l'observation en présentera dans sa taille : tel vaisseau dilaté pathologiquement chez un individu, ne représenterait que l'état normal chez un autre. L'appareil dioptrique du globe oculaire demande, d'autre part, l'emploi de grossissements variables, ce qui augmente encore la difficulté d'apprécier une turgescence légère. On peut bien examiner comparativement les deux yeux, mais cette comparaison même est parfois insuffisante ; les artères ou les veines de la rétine n'ont pas toujours exactement le même calibre de chaque côté, et cependant il n'y a pas d'anomalie pour cela.

Le seul moyen qui pourrait permettre d'apprécier une turgescence légère serait, dans le doute, d'examiner les vaisseaux rétiniens et de les mesurer, pour éviter toute erreur ; de soumettre ensuite le malade à une évacuation sanguine locale, en plaçant sur la région temporale un certain nombre de sangsues ; d'attendre quelque temps pour permettre à la réaction, qui s'opère toujours dans les vaisseaux immédiatement après leur évacuation, de s'opérer entièrement, et d'examiner alors les vaisseaux une seconde fois, en ayant la précaution de se placer, autant que possible, dans des conditions exactement semblables à celles du premier examen. Si on observe alors une diminution dans le diamètre du vaisseau, on sera en droit de conclure qu'il était soumis à un certain degré de turgescence avant l'émission sanguine.

Quand les artères sont considérablement distendues, il est facile d'apprécier ce phénomène; mais nous devons dire tout de suite qu'il se présente assez rarement dans la pratique. Sur un très-grand nombre d'ouvriers exerçant des professions dans lesquelles la face est exposée à une haute température, serruriers, forgerons, fondeurs de métaux, Liebreich, de Berlin (1), dit avoir observé souvent une dilatation assez facilement appréciable des vaisseaux de la rétine, dilatation coïncidant avec des symptômes subjectifs légers; mais lorsque, dans quelques cas rares, il a rencontré une dilatation excessive des vaisseaux, elle s'accompagnait d'une amblyopie très-grave.

(1) *Voir* le *Traité des maladies des yeux*, de Mackensie, traduit par les docteurs Testelin et Warlomont.

ARTICLE III.

Pouls veineux.

Nous avons vu qu'à l'état normal, des battements isochrones aux pulsations du cœur pouvaient être, dans certaines circonstances données, perçus dans les veines; mais lorsqu'on observe une distension artérielle considérable, les veines de la rétine présentent d'une manière bien plus manifeste encore le pouls veineux. Facile à observer sur le champ de la papille, ce phénomène, dans les conditions physiologiques de l'œil, se perçoit difficilement, dès que le vaisseau qu'on observe a franchi les limites du disque de la papille. Dans les cas de turgescence artérielle, on peut suivre les battements veineux à une distance égale à deux fois le diamètre de la papille qu'ils viennent de franchir. Le même auteur a observé ce fait, entre autres, sur une veine au niveau de sa bifurcation, et ce fait présentait cette circonstance remarquable,

que la partie adhérente de la rétine, au niveau de
la bifurcation, paraissait et disparaissait d'une
manière isochrone aux battements du pouls; quand
le vaisseau se vidait, on pouvait apercevoir l'aspect
brillant que présente parfois la couche profonde
de la rétine, puis elle était masquée de nouveau
par les parois du vaisseau distendu par l'ondée
sanguine.

ARTICLE IV.

*Hypérémie des veines, les artères présentant l'état
normal ou un état hypérémique très-peu marqué.*

Dans la rétine, l'hypérémie se montre d'une
manière beaucoup plus fréquente sur le système
veineux seul que simultanément sur les deux sys-
tèmes artériel et veineux à la fois. Cette hypérémie
veineuse coexiste en quelque sorte avec toutes les
maladies rétiniennes bien déterminées que nous
aurons à décrire. Mais, prise isolément, cette affection donne lieu à des symptômes trop sérieux pour

ne pas la décrire, indépendamment des autres lésions de la rétine. On sait qu'à l'état normal, le calibre des veines de la rétine est un peu plus grand que celui des artères ; on sait aussi que la coloration est d'une teinte plus sombre dans les premiers vaisseaux que dans les seconds. Au début de l'hypérémie veineuse, ces rapports entre les deux ordres de vaisseaux rétiniens varient peu ; mais, à une époque un peu plus avancée de l'affection, on remarque les phénomènes suivants. Rappelons d'abord que, lorsqu'on suit la marche des veines en partant de leur point d'émergence plus ou moins rapproché du centre de la papille, on observe à l'état physiologique qu'elles suivent d'abord une marche verticale, pour affecter, en s'incurvant d'une manière plus ou moins rapide, une direction horizontale, changement de marche qui se manifeste à une distance variable de la circonférence de la papille. Toujours à l'état normal, le calibre des vaisseaux veineux reste sensiblement le même tant qu'on l'observe sur le champ du nerf optique ; mais, en dehors de cette surface, les veines commencent à diminuer de volume d'une manière graduelle, à mesure qu'elles se dirigent vers l'*ora serrata*. Eh bien, à l'état pathologique que nous décrivons, lorsqu'il y a turgescence du système veineux, ces vaisseaux conservent le même calibre au delà du champ de la papille, et ils le conservent d'autant plus loin que la turgescence est plus grande, et, à un degré avancé de cette maladie, ils ne perdent rien de leur volume jusqu'au point où le vaisseau change de direction. A partir de ce point, les veines réti-niennes présentent des sinuosités beaucoup plus nombreuses qu'à l'état normal ; elles s'entortillent beaucoup plus dans l'épaisseur du plan rétinien, et les courbes sinueuses qu'elles décrivent ne sont pas situées seulement dans un plan parallèle à celui de la rétine, mais elles s'élancent parfois sui-vant un plan perpendiculaire au premier, de ma-nière à présenter la saillie de leur courbure tout près de la surface de la rétine ; elles s'en éloi-gnent ensuite brusquement en décrivant une courbe à rayon infiniment court, pour s'enfoncer encore dans l'épaisseur de la membrane, aller se recourber une deuxième fois à la surface la plus profonde de la rétine, et présenter, après une marche plus ou moins capricieuse, la saillie d'une nouvelle sinuosité. Les phénomènes que nous dé-crivons se passent seulement, dans les premiers temps de l'affection, dans les grosses veines de la rétine; mais, à un degré plus avancé, les petites ramifications subissent les mêmes désordres. Cette irrégularité de la circulation donne lieu à une apparence d'augmentation sur certains points, de telle sorte qu'on pourrait croire qu'à chaque incurvation brusque du vaisseau, paraît correspondre une augmentation de calibre, dilatation qui peut paraître plus considérable qu'elle ne l'est réellement, lorsque le vaisseau parti des couches profondes de la rétine vient raser la surface antérieure de cette membrane pour se recourber immédiatement et s'éloigner de nouveau. Au niveau de la partie la plus superficielle de l'incurvation veineuse, le vaisseau paraît gorgé de sang, coloration rouge qui contraste d'une manière frappante avec les parties du vaisseau s'enfonçant dans les couches sous-jacentes, et dont l'épaisseur, quoique relativement minime, éteint beaucoup l'éclat de la teinte rutilante du sang qui parcourt le vaisseau. On remarque principalement cette altération des vaisseaux de la rétine dans les circonstances où cette membrane est déjà atteinte de l'une des affections que nous aurons à décrire dans les pages suivantes.

Cependant le docteur Desmarres ne paraît pas considérer la disposition précédente comme aussi grave que le docteur Liebreich. Cette turgescence veineuse, qu'il compare aux varicosités que présentent certains vaisseaux qu'on rencontre sous la conjonctive oculaire, dans certains cas d'affections chroniques de la choroïde, fréquemment sous la dépendance d'un état congestif du cerveau ou du globe oculaire, se rencontre assez souvent chez les individus atteints d'hémorrhoïdes dont le flux est en partie ou en totalité supprimé. Il peut co-exister avec l'intégrité apparente de la fonction visuelle.

Quand les veines sont peu dilatées, les artères présentent encore leur aspect normal; dans un degré plus avancé de la maladie, elles sont moins larges et moins colorées.

ARTICLE V.

*Diminution du calibre des vaisseaux de la rétine;
obfitération et disparition de ces vaisseaux.*

Les vaisseaux rétiniens se présentent souvent à
notre observation avec une diminution notable de
leur calibre et une teinte beaucoup plus pâle qu'à
l'état normal. Cette disposition succède souvent à
l'état de turgescence que nous venons de décrire;
elle coïncide parfois avec l'apoplexie rétinienne,
d'autres fois avec les altérations de la rétine, qu'on
rencontre dans certains cas d'albuminurie. Mais
c'est principalement dans les lésions du nerf
optique qu'on l'observe, quand ce nerf est frappé
d'atrophie ou d'une altération organique du tissu
cellulaire qui entre dans sa composition. On observe alors une différence moins tranchée entre la
coloration des artères et celle des vaisseaux veineux; les parois de ces deux ordres de vaisseaux

semblent présenter moins d'épaisseur ; leur couleur se confond faiblement avec la teinte rose générale de l'œil, surtout lorsque cette teinte est assez claire. A cause de cela, l'œil ne suit qu'avec peine les contours des plus gros troncs, et perd complétement la trace des ramifications d'un moindre calibre. Quand le sang éprouve une gêne plus grande encore dans son cours, ce sont les vaisseaux artériels du plus gros volume qui s'oblitèrent les premiers. On pourrait penser alors qu'ils disparaissent et qu'il devient impossible de suivre leurs traces ; il n'en est rien toutefois : ils deviennent plus apparents qu'au moment où leur calibre diminuait ; seulement ils changent de couleur, et nous apparaissent alors sous l'aspect de lignes blanches très-fines, contrastant par leur blancheur éclatante avec le fond rouge de l'œil. Quand les vaisseaux sont encore perméables à une petite quantité de sang, on les aperçoit sur le champ de la papille, et ils se présentent alors comme une ligne rouge bordée de chaque côté par une ligne blanche. Si le vaisseau perd complétement sa perméabilité, la strie rouge médiane disparaît, les deux lignes blanches des parois du vaisseau se confondent alors en une seule, et le trajet de l'artère, au lieu d'être indiqué par une ligne rouge, se trouve marquée par une ligne blanche. La disposition précédente se rencontre parfois sur un ou plusieurs vaisseaux isolés sur la surface de la rétine ; mais d'autres fois cette décoloration complète envahit une moitié et quelquefois même la totalité des vaisseaux de cette membrane. Ce n'est qu'exceptionnellement qu'on rencontre une atrophie telle des vaisseaux rétiniens, que leur trace n'est plus signalée par l'ophthalmoscope. La papille se présente alors avec l'aspect d'une blancheur mate, sans offrir la moindre trace des vaisseaux artériels ou veineux.

Disons en passant que, quelle que soit la turgescence des vaisseaux, qu'elle porte son action sur les plus volumineux ou sur les plus petits, jamais la rétine, comme on le croit à tort généralement, ne paraît plus rouge qu'à l'état physiologique. Quand on observe une coloration rouge du fond de l'œil plus vive qu'à l'état normal, elle doit être rapportée à une injection de la choroïde, que permet facilement d'apprécier la transparence de la rétine. L'injection plus ou moins vive de la papille n'implique nullement non plus l'existence d'une injection plus ou moins notable de la rétine

en ce point. Elle est transparente, nous le savons
déjà, et permet simplement de voir l'injection
sous-jacente, qu'elle ait son siége sur le nerf optique ou sur la choroïde. Aussi doit-on bien se garder
de diagnostiquer une injection des vaisseaux rétiniens, comme on le fait souvent par erreur, lorsque le fond de l'œil présente une coloration rouge
plus intense qu'à l'état physiologique.

CHAPITRE VII (1).

Maladie de la rétine et de la papille du nerf optique.

L'étude des maladies de cette membrane demande
à être faite avec le plus grand soin; le chirurgien
doit être, dans ce but, familiarisé avec l'usage de
l'ophthalmoscope; il aura la précaution, avant
d'établir définitivement son diagnostic, de recher-
cher quelle est l'étendue du champ de la vision
dans l'œil observé; il n'oubliera pas que souvent
les affections de la rétine peuvent être confondues

(1) *Voir* Desmarres.

avec les maladies de l'accommodation , et il s'entourera de toutes les précautions indispensables pour se mettre à l'abri de cette erreur.

D'après le docteur Desmarres, quand on veut mesurer le champ de la vision, on doit couvrir l'œil qui n'est pas soumis à l'observation, et placer le malade devant une grande feuille de papier blanc collée sur un mur. L'œil qu'on observe sera situé à 25 centimètres d'un point noir marqué sur le milieu de la feuille de papier. Ce point et la pupille de l'œil malade se trouveront sur la même ligne horizontale. Pendant tout le temps que durera cet examen, l'œil fixera constamment le point noir central de la feuille de papier. Le chirurgien tracera alors sur la même feuille d'autres points noirs dans toutes les directions , et si l'œil est à l'état normal, ils seront tous perçus facilement. Toutefois il existe à l'état physiologique un certain espace dans lequel l'on ne verra aucun des objets qu'on y placera ; cet espace est situé à trois ou quatre pouces en dehors du point que fixe invariablement l'œil soumis à l'observation. On lui donne le nom de *tache aveugle.* Toutefois les limites du champ de la vision sont variables pour chaque individu. Il faut tenir compte , en général, de la saillie du nez, de l'étendue verticale de la paupière supérieure, et des rapports qu'affecte le bord externe de l'orbite avec le globe oculaire. A la distance de 25 centimètres de l'objet fixé, la tache aveugle ne doit pas présenter, à l'état normal, une étendue de plus de 2 ou 3 centimètres. A l'état pathologique, la rétine ne perçoit plus, dans toutes les directions, les points noirs tracés par le chirurgien en dehors du point fixe. Tantôt elle cesse de les voir en dedans, ou bien en bas ; parfois toute la moitié externe de la feuille de papier est invisible pour l'œil malade, d'autres fois le champ de la vision se restreint de plus en plus dans toutes les directions ; le champ visuel n'a plus alors qu'une étendue fort limitée, et ce n'est qu'à une distance très-peu éloignée du point noir médian que le malade peut percevoir les objets.

On comprend qu'il soit facile, à l'aide de cet ingénieux mode d'exploration, de s'assurer si la rétine se présente à l'état normal ; et quand elle est malade dans une certaine étendue, non-seulement on peut le reconnaître, mais encore tracer sur la feuille de papier fixée au mur à quelle distance du point noir se trouve la lésion, et même en dessiner la forme. Certains malades néanmoins peuvent

encore lire facilement, malgré la réduction fort
grande du champ visuel ; chez quelques-uns même,
bien qu'il n'ait qu'une étendue de quelques centimètres, la possibilité de lire persiste encore. On
doit mettre en pratique ce mode d'exploration
toutes les fois qu'on soupçonne chez le malade
qu'on observe une lésion soit de la papille, soit
du nerf optique ; dans la scléro-choroïdite postérieure, on peut très-bien dessiner la forme de la
tache blanche caractéristique, en cherchant l'étendue du champ visuel par le procédé que nous
décrivons. J'ai vu **M.** le docteur Desmarres employer, pour arriver au même but, un moyen plus
rapide ; il présente à l'œil observé, l'autre étant
toujours couvert, l'extrémité d'une flèche de papier
blanc. Le malade fixe, pendant cet examen, un point
invariable dans l'appartement, et l'extrémité de la
flèche, présentée à vingt-cinq centimètres environ,
décrit des cercles concentriques, dont les diamètres
augmentent de plus en plus. Si le malade voit la
pointe de la flèche dans toutes les directions, on a
acquis la certitude de l'intégrité du champ visuel.
Quand on observe des troubles en apparence sérieux
de la vision, il est aussi très-important de s'assurer
que la sensibilité de la rétine est intacte ; un des

moyens qui doit être mis en pratique alors est l'un des deux que nous venons de décrire. Si la rétine est à l'état normal, tout porte à penser qu'on est en présence d'une maladie de l'accommodation.

ARTICLE PREMIER.

Absence congénitale des vaisseaux de la papille et de la rétine.

Peu fréquente, cette maladie est caractérisée par ce fait, très-facile à constater à l'ophthalmoscope : c'est qu'il n'existe pas de vaisseaux sur la papille du nerf optique, et que la rétine est entièrement dénuée, elle aussi, de veines et d'artères. Dans le petit nombre de cas observés par M. le docteur Desmarres, cette maladie paraissait liée à une maladie cérébrale survenue peu de temps après la naissance ou préexistante à cette époque. La papille présente une forme oblongue de couleur blanc mat. Cette maladie, entièrement incurable, s'accompagne toujours de cécité ; les malades qui en sont atteints conservent encore quelquefois la possibilité de percevoir la lumière, et ils sont affectés alors d'un mouvement oscillatoire des yeux, auquel on donne le nom de *nystagmus*. Cette affection semble toujours coïncider avec un degré variable d'anémie rétinienne; mais elle n'existe jamais à un degré plus élevé que dans l'absence congénitale des vaisseaux de la rétine et de la papille.

ARTICLE II.

Anémie partielle de la rétine congénitale ou acquise.

D'après le docteur Desmarres , cette affection, plus fréquente à l'état congénital que la précédente, et qui est, en somme, de même nature, mais à un moindre degré, présente à l'observation des vaisseaux rétiniens d'une ténuité extrême et n'occupant qu'un espace très-limité de cette membrane.

Les malades frappés de cette infirmité voient à peine à se conduire; beaucoup même, presque aveugles, ne peuvent marcher seuls ; ils sont en général atteints de nystagmus. Il en est quelques-uns, cependant, chez lesquels l'impuissance de l'appareil visuel est un peu moins grande, et qui peuvent lire des ouvrages imprimés en gros caractères, et travailler à des ouvrages assez pénibles, à la condition de faire usage de verres convexes bien adaptés à leur vue. Les autopsies des yeux des individus atteints de cette affection ne sont pas encore assez nombreuses pour qu'il ne soit pas nécessaire d'étudier avec le plus grand soin les lésions anatomiques que présente le globe oculaire dans cette maladie.

Lorsque l'anémie de la rétine se développe à une époque plus ou moins éloignée de la naissance, elle paraît, d'après les observations des ophthalmologistes modernes et de M. le docteur Desmarres en particulier, être liée à la compression du nerf optique. Cette maladie, complétement incurable, est le principal symptôme de l'atrophie de la rétine. Les vaisseaux manquent complétement sur une grande surface de cette membrane, ou bien sont entièrement oblitérés. La papille présente une circonférence inégale quelquefois; l'aspect qu'elle affecte est d'une blancheur nacrée. Les individus atteints de cette maladie marchent rapidement vers la cécité. Chez eux, le champ de la vision paraît se re-

trécir de la circonférence vers le centre. On peut
constater, par les expériences que nous avons indiquées au commencement de cet article, que la
rétine présente, dans certains cas, de larges places
aveugles.

ARTICLE III.

Atrophie de la rétine.

Cette maladie coexiste toujours avec l'atrophie
de la papille. La rétine n'est sillonnée que par un
nombre de vaisseaux beaucoup moins nombreux
qu'à l'état normal ; parfois même il n'en existe
aucune trace. L'aspect de la papille est plus brillant
qu'à l'état physiologique ; elle paraît plus saillante et d'une couleur nacrée. Elle présente une
surface convexe sur laquelle, par le fait même de
cette courbure en avant, les vaisseaux de la papille
s'incurvent. Les diamètres de la papille sont moins
grands qu'à l'état normal ; il est rare qu'il soit possible de trouver un vaisseau allant jusqu'à l'*ora
serrata,* quand la maladie est arrivée à une période
avancée.

Cette maladie, qui se développe souvent à la
suite de choroïdo-rétinites à l'état chronique, offre
à l'observation, comme lésions ophthalmoscopiques, celles qu'on rencontre dans l'inflammation
de la choroïde et dans la rétine. Parfois on ne
trouve pas de vaisseaux sur la rétine ; d'autres fois
on rencontre des vaisseaux nouvellement formés.
Des taches de pigment accumulé par place, des
taches blanches situées sur la choroïde, des exsudats plastiques d'une étendue plus ou moins considérable, situés sur la rétine ou sur la choroïde, etc., telles sont les lésions que présente, en
général, l'atrophie rétinienne consécutive à un
état inflammatoire de la rétine ou de la choroïde.

La vue du malheureux atteint d'atrophie choroïdienne n'est pas toujours altérée au même degré.
Au début, le malade ne peut plus lire, et ne voit
plus les objets situés à une certaine distance. Cet
état, dans lequel le malade se soulage momentanément en faisant usage de verres convexes, peut rester longtemps stationnaire, mais parfois aussi la
vue se perd rapidement.

Traitement. — Il est loin d'être toujours couronné de succès. C'est contre la cause qui comprime
le nerf optique qu'il doit être dirigé. Si, dans les

antécédents du malade, on trouve les symptômes primitifs de la syphilis, on pourra supposer l'existence d'une exostose située dans l'orbite ou dans le crâne, et diriger un traitement spécifique contre cette affection. Dans le cas contraire, on dirigerait un traitement contre les diverses maladies du cerveau pouvant déterminer la compression des nerfs optiques. On pourrait aussi avoir recours à l'administration à l'intérieur de préparations d'iodure de potassium.

ARTICLE IV.

De la rétinite aiguë.

Le but que nous nous sommes proposé en écrivant cet ouvrage nous dispense de décrire l'inflammation aiguë de la rétine. Dans cette affection, en effet, les malades sont en proie à une photophobie tellement intense, que l'emploi de l'ophthalmoscope est complétement impraticable.

ARTICLE V (1).

De la rétinite chronique.

Cette affection peut se présenter sous deux formes bien tranchées, que nous décrirons séparément : la *rétinite congestive* et la *rétinite exsudative*. Dans la première forme, nous distinguerons deux degrés : 1° le degré le moins élevé de congestion, auquel nous donnerons le nom de rétinite congestive, ou hypérémie de la rétine et de la papille ; 2° et le degré plus avancé de congestion, que nous décrirons sous le nom de *rétinite chronique proprement dite*.

Premier degré de la rétinite congestive, ou hypérémie de la rétine et de la papille.

Très-souvent confondue, au début, avec une ma-

(1) *Voir* Follin et le *Traité des maladies des yeux* de Desmarres, 2ᵉ édition.

ladie de l'accommodation, l'hypérémie de la rétine
se rencontre fréquemment dans la pratique. Elle
est bien des fois le résultat de la fatigue à laquelle
s'exposent les personnes dont la vue réclamerait
l'usage de lunettes convenables, et qui en prennent
trop tard. En se servant de l'ophthalmoscope, il
est, du reste, bien facile de discerner l'hypérémie
de la rétine d'une maladie de l'accommodation.
Dans cette dernière affection, en effet, la papille
du nerf optique et la rétine se présentent à l'état
normal, tandis que, dans l'hypérémie de la rétine
et de la papille, la présence de nombreux vaisseaux permet de reconnaître facilement l'état congestif que nous allons décrire. L'hypérémie de la
rétine n'est pas une maladie isolée ; elle s'accompagne toujours d'une choroïdite congestive plus
ou moins intense : il y a donc toujours une congestion *rétino-choroïdienne* (Desmarres).

Symptômes fournis par l'ophthalmoscope. — En
dirigeant son exploration du côté de la papille, elle
se présente avec une injection plus ou moins marquée, suivant le degré de la maladie. En conti-
nuant l'exploration de la circonférence de la papille vers l'*ora serrata*, on remarque également,
dans une zone peu étendue autour de la papille,

une rougeur bien plus intense du fond de l'œil.
Parfois l'injection n'est que partielle au niveau de
la papille, et se présente sous l'aspect d'un faisceau triangulaire formé par une multitude de vaisseaux, faisceau dont le sommet se dirige vers le
centre de la papille, et dont la base s'étend du côté
de l'équateur du globe oculaire. Cette disposition
des vaisseaux sur la papille rappelle parfaitement
une semblable disposition de vaisseaux sur la
cornée, disposition à laquelle on donne le nom de
kératite panniforme. Cette injection augmente de
plus en plus, à mesure que le mal fait des progrès.
A ce *pannus* succède la formation d'un nombre
plus considérable de vaisseaux qui finissent par
couvrir la moitié du disque de la papille. Dans le
degré le plus élevé de l'affection que nous décrivons, la papille est envahie dans sa totalité par
l'injection vasculaire, qui la recouvre à ce point
qu'il devient bientôt impossible d'en reconnaître
les limites ; elle se confond alors, par la coloration
générale, avec l'injection très-intense que présente le fond de l'œil dans le voisinage du nerf
optique. On peut toutefois soupçonner le siége
qu'elle occupe dans le fond de l'œil, en cherchant
à voir vers quel point convergent les veines de la

rétine. En s'éloignant assez de la circonférence du nerf optique, la rétine ne paraît point avoir subi de modification appréciable; cependant on trouve un espace dans lequel la coloration n'est plus la même. Cet·espace, qui ne siége pas toujours au même endroit, présente une coloration claire ou jaune rouge, voilée parfois de reflets bleuâtres ou d'un gris tirant un peu sur le vert; ses contours sont mal limités; sa surface est rayée de petites stries rouges offrant une longueur variable. La tache jaune revêt ordinairement une teinte rougeâtre. En général, le cristallin et le corps vitré ne présentent pas d'altération. La choroïdite accompagnant ordinairement l'inflammation de la rétine, on devra, après avoir exploré attentivement cette membrane, examiner, à l'aide de l'ophthalmoscope, les lésions que pourrait présenter la choroïde.

Symptômes physiologiques. — Au début, les malades, après avoir travaillé pendant un temps variable suivant les sujets, éprouvent dans le globe oculaire une certaine gêne; elle se manifeste surtout lorsqu'ils ont lu ou fixé leurs regards sur des objets petits, brillants et situés non loin de l'œil. Quand ils se mettent au travail, ils distinguent très-bien, dans leurs moindres détails même, les objets qu'ils regardent ; mais bientôt, dans un espace de temps variant, avec les malades, de quelques instants à plusieurs heures, des troubles considérables se manifestent. Avant de les décrire, faisons observer que les symptômes précédents ne sont, en somme, que ceux dont se plaignent les malades atteints d'une simple maladie de l'accommodation ; jusqu'à ce degré, la vue, du reste, est bonne.

Bientôt la gêne éprouvée dans l'œil s'accompagne d'une sensation parfois portée jusqu'à la douleur ; le globe oculaire semble plus plein qu'à l'état normal ; sa température s'élève ; une sécheresse inaccoutumée semble exister à la face interne des paupières, dont la distension paraît s'accroître et la mobilité diminuer. A ce moment, des troubles notables se manifestent dans la vision : les caractères d'un livre ne paraissent plus fixes ; ils changent en apparence rapidement de place, sautillent les uns sur les autres au devant de l'œil ; ils semblent s'éparpiller sur la page, et leur teinte noire disparaît peu à peu, si le malade prolonge plus longtemps les efforts pénibles auxquels il se livre vainement pour tâcher de lire. Ces symptômes s'accompagnent parfois d'un certain degré de strabisme, déterminé par le besoin que ressent le malade de diriger les axes de ses yeux suivant un angle sous lequel la vision pourrait s'exercer plus normalement. Ce strabisme momentané entraîne parfois avec lui un certain degré de *diplopie*.

En proie à ces divers troubles de la vue, le malade soumet ses yeux à de fréquents frottements; il voit parfois un peu mieux pendant un instant, puis ses yeux retombent aussitôt dans un état encore plus fatigant. Des douleurs lancinantes, et d'autant plus intenses que les efforts de travail ont été prolongés plus longtemps, envahissent bientôt les globes oculaires; certaines personnes se plaignent aussi d'étourdissements et d'une douleur intolérable siégeant sur le front. La raideur des paupières, dont nous avons parlé plus haut, ne reste plus limitée à ces voiles membraneux; elle semble envahir une grande partie des tissus voisins dans la région faciale, dont la moitié supérieure semble quelquefois toute raide.

Le globe oculaire, jusqu'à ce moment, est resté à l'état normal; rien dans son aspect extérieur ne peut faire présumer les troubles qui se passent dans l'organe de la vision, troubles qui ne sont dus encore qu'à un défaut d'accommodation, et

que l'usage de lunettes appropriées pourrait atté-
nuer beaucoup , parfois même guérir entièrement.
Si, à ce degré, les vaisseaux de la rétine sont hypérémiés , ce n'est que momentanément. Quand ce
phénomène est produit par d'autres causes , ou
entretenu par l'opiniâtreté du malade au travail ,
on voit survenir bientôt une contraction de la pupille, qui reste néanmoins mobile ; elle se déforme
parfois , quand la maladie est ancienne. Des vaisseaux très-fins se montrent à l'union de la sclérotique et de la cornée transparente , formant ainsi,
autour de cette membrane , tantôt un anneau vasculaire complet, d'autres fois interrompu dans une
étendue plus ou moins limitée de la circonférence
cornéenne. Cette injection scléroticale très-fine est
cependant assez marquée pour être vue à distance ;
constamment liée au degré d'hypérémie de la
rétine , elle est d'autant plus apparente au moment
où le malade commence à lire , que les vaisseaux
rétiniens sont eux-mêmes dans un plus grand
degré de turgescence. Nous devons dire toutefois
que ce cercle vasculaire péricornéen n'existe pas
toujours ; sa cornée transparente présente par
instants un aspect plus brillant qu'à l'ordinaire.
La rougeur ne persiste pas toujours ; quand le

malade cesse de travailler, elle disparaît après un temps variable, une heure quelquefois, pour se reproduire encore quand le malade fatiguera de nouveau l'organe de la vision. Bientôt, si l'hypérémie rétinienne persiste depuis un certain temps, le malade éprouve la sensation de mouches volantes de diverses couleurs; cette sensation n'a rien de commun avec celle qu'éprouvent certaines personnes qui voient des points noirs fixes et persistants tout le jour, points auxquels, en général, on donne le nom de mouches volantes. D'autres malades, après avoir fixé un objet, le voient encore même quand ils ne le regardent plus. Cette impression de l'image sur la rétine persiste quelquefois un certain nombre de secondes, mais jamais au delà d'une minute. La persistance de l'impression se conserve d'autant plus longtemps que l'objet présente une surface plus polie, bien que le malade ferme les yeux pour se débarrasser de cette sensation pénible.

La vision revient bien vite à l'état normal quand la maladie n'est encore qu'au début, et que le malade ne fixe les yeux que sur des objets placés assez loin ; mais, dès qu'il veut reprendre son travail, les mêmes symptômes se manifestent et avec plus de persistance. L'hypérémie existe-t-elle déjà depuis longtemps? la cessation du travail ne fait plus disparaître alors les symptômes que nous venons de décrire.

A ce moment, en général, les malades se décident à consulter un médecin ; ils se plaignent alors de ne pouvoir plus lire les petits caractères d'impression, et de ne plus distinguer les détails des objets fins qu'ils regardent ; quant aux objets plus volumineux ou éloignés, ils leur paraissent recouverts d'un voile, assez épais quelquefois pour en masquer complétement la vue. Le docteur Desmarres cite le fait d'un enfant chez lequel l'hypérémie des vaisseaux rétiniens avait déterminé une héméralopie. Cet enfant, qui éprouvait l'impossibilité de se conduire seul le soir, fut guéri par l'application de ventouses sur la région temporale.

La turgescence des vaisseaux rétiniens existant depuis longtemps se termine par une rétinite chronique, maladie à laquelle on donnait autrefois le nom d'*amblyopie congestive*. L'inflammation de la rétine s'accompagne alors d'inflammation de la choroïde, comme nous l'avons dit plus haut.

Causes de l'hypérémie de la rétine et de la papille. —L'inflammation de la choroïde au début entraîne bientôt la congestion de la rétine ; sa sensibilité exagérée prédispose aussi à l'hypérémie de cette membrane. Une des causes fréquentes de cette maladie est l'exercice d'une profession exigeant un travail assidu sur des objets très-fins et brillants, surtout quand ce travail se fait à la lumière artificielle. Une alimentation trop substantielle, l'usage immodéré des liqueurs alcooliques et du café, le manque d'exercice suffisant provoquent souvent l'hypérémie de la rétine. Il existe d'autres causes fort communes de cette maladie : ce sont les ophthalmies antérieures, les kératites, laissant à leur suite des taches de la cornée ; la myopie, la presbytie, la prédisposition aux congestions cérébrales liées à l'hypertrophie du cœur. Desmarres a rencontré souvent même l'hypérémie rétinienne chez des malades atteints de chloro-anémie.

Peu de maladies présentent autant de variations, quant à la durée, que l'hypérémie de la rétine. En général, cependant, elle est d'une longue durée ; elle se montre souvent sans cause apparente ; elle guérit parfois spontanément, ou peut rester très-longtemps stationnaire, sans s'accompagner de lésions plus sérieuses. Il arrive parfois néanmoins que, sous l'influence de fatigues plus grandes de l'appareil visuel, ou d'écarts de régime, l'hypérémie rétinienne se transforme en rétinite chronique.

Pronostic. — Sans être d'une gravité extrême, puisqu'il n'entraîne pas la perte de la vision, l'état congestif de la rétine ne laisse pas que d'être une maladie sérieuse, puisqu'il force à interrompre l'exercice habituel de la fonction visuelle, et prive ainsi le malade de continuer les travaux qu'exige sa profession. Cette affection, du reste, n'est pas exempte de danger, puisqu'elle se termine par une maladie qui compromet l'intégrité de l'organe.

Traitement. — Une des premières indications à remplir est de recommander au malade la cessation de tout travail ; à ce prix seul, une guérison entière peut être obtenue. On devra mettre aussitôt en usage tous les moyens thérapeutiques ayant pour but de décongestionner la tête et les yeux ; l'application de ventouses scarifiées est ordinairement suivie de bons effets, quand la maladie est traitée au début. L'emploi de la saignée du bras ne doit être prescrit qu'avec la plus grande réserve ; nous sommes en effet, dans ce cas, en présence d'une maladie chronique, et si une première saignée est suivie d'un bon résultat, il ne faudrait pas y revenir trop fréquemment, car l'effet serait plutôt nuisible qu'utile, à cause de la chronicité de la marche de cette affection. Selon le docteur Desmarres, le préjugé populaire d'après lequel *les saignées affaiblissent la vue* serait vrai dans ce cas. On dérivera, autant que possible, sur le tube digestif en mettant des sangsues à l'anus, en prescrivant des purgatifs. L'aloès sera préféré à tout autre médicament; il aura pour effet de rappeler vers les veines hémorrhoïdales un afflux sanguin, et pourra provoquer le retour d'hémorrhoïdes qui ne flueraient plus depuis longtemps. On donnera, matin et soir, une ou deux pilules aloétiques de cinq centigrammes chaque, dans le but d'obtenir une garderobe supplémentaire, ou d'en provoquer une quotidienne, si le malade est sujet à la constipation. On s'abstiendra de ce médicament chez les femmes dont l'utérus sera malade. Quand l'hypérémie de la rétine se présentera consécutivement à une congestion de la choroïde, on devra mettre en usage contre cette congestion *choroïdo-rétinienne* les moyens prescrits contre la choroïdite au premier degré, traitement que le docteur Desmarres formule ainsi :

« 1° Ordonner douze à quinze sangsues à l'anus ; de trois semaines en trois semaines, en faire placer deux ou trois au même endroit ;

» 2° Prescrire de temps en temps une bouteille d'eau de Sedlitz ;

» 3° Un bain de siége tiède tous les jours ;

» 4° Matin et soir, une ou deux pilules :

» Aloès succotrin,
» Jalap,   aa 5 centigr.;
» Rhubarbe,

» Sirop d'absinthe,   quantité suffisante ;

» F. S. A. une pilule ;

» Graduer ces pilules de telle sorte qu'elles ne provoquent qu'une selle supplémentaire ;

» 5° Recommander d'éviter la fatigue des yeux et tout ce qui pourrait la produire, comme le travail de cabinet, les veilles, etc.; régime doux, boissons aqueuses;

» 6° Si l'on a à craindre la formation de quelques fausses membranes, donner de temps en temps le calomel à dose altérante (4 à 5 centigrammes matin et soir, pendant quelques jours), et recommander de faire tous les jours, sur le front et autour des orbites, une ou deux frictions avec l'onguent napolitain, auquel on joindrait une petite partie d'extrait de belladone, si le malade supportait la lumière avec quelque difficulté. »

On combattra, en général, la sensibilité de la rétine à l'aide de frictions périorbitaires avec une pommade composée d'extrait de belladone et de camphre. On pourra remplacer avec avantage cette pommade, en ayant soin de placer, pendant deux heures au moins chaque jour, des linges fréquemment rénouvelés et imbibés d'une infusion froide d'un mélange à parties égales de feuilles de belladone et de jusquiame. Grâce à la basse température à laquelle sera maintenu l'œil, sous l'influence de ces embrocations froides, la turgescence des vaisseaux rétiniens diminuera sensiblement.

On conseillera aux myopes et aux presbytes l'usage de lunettes appropriées à leur vue, en leur défendant expressément, quand la guérison sera obtenue, de travailler à la lumière artificielle.

Les individus fatigués par la pléthore seront soumis à un régime ayant pour but de combattre cette prédisposition fâcheuse. On leur conseillera de manger peu, de faire de l'exercice, de la gymnastique même, s'il est nécessaire, et de s'abstenir d'une manière absolue de café et de liqueurs alcooliques.

La rétinite consécutive à des inflammations chroniques de l'œil disparaîtra elle-même, en combattant par le traitement convenable l'affection qui aura été le point de départ de la congestion rétinienne.

Aux malades atteints d'hypertrophie du cœur, on devra prescrire les préparations de digitale, les ventouses scarifiées sur la région du cœur; à ceux qui auraient eu antérieurement des symptômes de congestion vers le cerveau, on devra conseiller le traitement indiqué en pareil cas.

MM. les docteurs Pétrequin et Bonnet, de Lyon, considérant l'hypérémie de la rétine comme le résultat de la contraction des muscles de l'œil, ont conseillé la section du muscle petit oblique, ou celle des muscles droits. Le docteur Desmarres ne partage pas leur opinion.

Deuxième degré, ou rétinite chronique, rétino-choroïdite.

L'inflammation chronique de la rétine est une des lésions qui se rencontrent le plus fréquemment dans la pratique.

Signes fournis par l'ophthalmoscope. — Dans la

majorité des cas, le fond de l'œil paraît plus sombre qu'à l'état normal; on peut néanmoins distinguer les différentes parties qui s'y trouvent. Il semble alors à l'œil exercé à l'examen ophthalmoscopique que le corps vitré présente cet aspect louche que nous avons décrit à l'article qui concerne l'étude de la vitrine, et auquel M. Desmarres a si justement imposé le nom de corps vitré jumenteux. Toutefois l'aspect n'est pas exactement le même dans ces deux affections : quand le corps vitré présente une transparence moins grande qu'à l'état normal, ce phénomène occupe toute la cavité oculaire ; tandis que dans la rétinite chronique, il ne s'étend pas jusqu'à l'*ora serrata*, et ne siége que sur la papille et sur une zone plus ou moins étendue autour du disque du nerf optique. Au lieu de présenter une teinte rose orangée, le fond de l'œil est d'une couleur rouge de sang très-vive, uniformément répandue sur le pôle postérieur du globe oculaire. Une plus grande somme de rayons lumineux est nécessairement absorbée par cette teinte, plus sombre qu'à l'état normal, et donne lieu à l'aspect moins éclairé que présente le fond de la cavité oculaire dans la maladie que nous étudions.

La papille ne présente plus un disque parfaitement limité; elle est rouge, et ses bords, mal définis, se recouvrent d'un nombre considérable de vaisseaux sanguins, qui diminuent de volume et finissent par disparaître à mesure qu'ils s'éloignent de la circonférence du nerf optique. Dans certains cas, ces vaisseaux sont remplacés par une teinte uniformément rouge marquant la place de la papille, dont on ne devine plus le siége qu'en suivant la direction des gros vaisseaux de la rétine et en jugeant par approximation vers quel point ils paraissent converger. Quand il n'en est pas ainsi, on aperçoit, sur l'espace compris entre les grands vaisseaux dont nous parlions tout à l'heure, une série de vaisseaux plus courts, très-rapprochés les uns des autres, disposés en forme de rayons, ressemblant assez bien à l'injection qu'on rencontre parfois autour de la cornée transparente : disposition vasculaire qui était considérée, avant la découverte de l'ophthalmoscope, comme l'un des symptômes de l'inflammation de la sclérotique.

D'après Jœger Ed., en examinant l'œil par le procédé de l'image droite, on observe sur le fond de l'œil une teinte rouge moins claire qu'à l'état physiologique, striée de raies assez régulièrement tracées, contrastant avec les points voisins, qui s'offrent à l'observation sous un aspect granuleux plus compact et plus dense. Ces rayons, après avoir parcouru un trajet en général assez court, se confondent avec les granulations voisines. Elles ne sont pas uniformément répandues sur le fond de l'œil; on en trouve peu dans le voisinage de la tache jaune : c'est ordinairement en dedans et en haut qu'elles s'accumulent; mais, lorsqu'elles se rencontrent en bas et en dehors, les symptômes que présente la maladie sont beaucoup plus sérieux. D'où viennent ces rayures disposées en forme de rayons? M. Desmarres pense « qu'elles viennent à la fois du point de sortie des vaisseaux de la rétine et de la distension des fibres optiques par le gonflement inflammatoire. En tout cas, elles diminuent, puis disparaissent en s'éloignant dans tous les sens de la papille. »

Etudions maintenant la disposition des vaisseaux. Les artères et veines sont ordinairement plus grosses qu'à l'état physiologique. Ces dernières, toutefois, présentent un volume beaucoup plus considérable. La turgescence à laquelle elles sont soumises ne permet plus à la lumière de les traverser; elles présentent par conséquent une teinte beaucoup plus sombre dans tout leur trajet, et l'observateur peut, à cause de cela, le suivre d'autant plus facilement. Les artères, offrant également un calibre moins étroit qu'à l'état normal, peuvent être suivies beaucoup plus facilement dans la direction qu'elles affectent, et leurs ramifications peuvent être vues même jusqu'à l'équateur du bulbe. Cependant, au niveau de la couleur rouge sombre décrite plus haut, on perd quelquefois la trace du vaisseau artériel pour la reprendre un peu plus loin; on dirait qu'il a pénétré dans l'épaisseur de la couche profonde, pour surnager de nouveau au moment où on le retrouve. Les veines ne peuvent être suivies que pendant peu de temps; venant du cercle équatorial de l'œil, aussitôt qu'elles arrivent au niveau de la teinte rouge péripapillaire, on ne peut plus les suivre jusqu'à leur point de convergence sur le disque de la papille; leur couleur se confond alors avec celle de la couche rouge sombre. Quand parfois on peut saisir leur trace, on dirait qu'elles plongent dans l'épaisseur de cette couche, pour reparaître un peu plus loin. La cavité oculaire, qui, à l'état normal, présente une clarté si brillante, n'offre plus dans la rétinite chronique cette limpidité que nous lui connaissons; le trouble dont le fond de l'œil paraît alors voilé ne serait-il point dû, ainsi que le pense M. Desmarres, à une infiltration produite par un certain degré d'œdème de la rétine?

Si parfois, dans quelques cas de rétinite chronique, on trouve seulement l'ensemble des dispositions que nous venons de décrire, dans la majorité des cas, on les trouvera compliquées des lésions de la choroïdite, maladie qui, nous le savons déjà, accompagne presque toujours l'inflammation chronique de la rétine. On rencontrera par conséquent, en examinant avec soin la cavité oculaire, l'accumulation du pigment sur certains points, et l'absence de granulations pigmentaires sur d'autres. Parfois aussi on constatera la présence de flocons dans le corps vitré, d'exsudats plastiques sur la choroïde, des ecchymoses ayant leur siége au-dessus, quelquefois au-dessous de la rétine, etc.

Symptômes physiologiques. — La gêne qu'éprouvent les malades dans la simple congestion de la rétine est beaucoup plus marquée dans la rétinite chronique; elle s'accompagne, en outre, de céphalalgie très-intense. Un trouble grave s'est emparé de l'organe de la vision; il ne peut plus voir les objets d'un petit volume, ou placés à une distance assez grande. Si on explore le champ visuel, on remarque qu'il est beaucoup moins grand qu'à l'état normal, et que plusieurs taches aveugles échancrent les contours du champ limité que présente la vision dans cette maladie. Les malades cherchent à se préserver de la sensation douloureuse que provoque l'impression de la lumière, en portant des lunettes à verres teintés d'une couleur bleue ou verte. Ces précautions ne les mettent pas néanmoins à l'abri d'une photophobie, quelquefois si intense et parfois d'une si longue durée, qu'ils sont privés de sortir pendant plusieurs mois. Le symptôme prédominant, celui dont se plaignent le plus les malades, est un obscurcissement de la vue de plus en plus considérable. Cependant, au début, cet obscurcissement disparaît momentanément ; les malades se croient guéris ; puis, sous l'influence du moindre travail, le même symptôme se reproduit encore. Ils se plaignent que les objets leur sont cachés par un voile d'une épaisseur variable suivant le degré de l'affection, phénomène qui se manifeste tantôt sur un œil, tantôt sur les deux à la fois ; le champ de la vision de l'œil atteint n'est pas toujours obscurci dans toute son étendue; le voile qui couvre les objets ne s'étend quelquefois qu'au quart ou à la moitié du champ visuel. Cette sensation, très-pénible, s'exaspère fréquemment sous l'influence de la moindre cause ayant pour effet de congestionner la tête. Parfois des phantasmes lumineux sont perçus par les malades, lorsqu'ils rencontrent un obstacle dans leur marche; cette secousse légère suffit, au début, pour déterminer ce phénomène. Plus tard, ils en sont tourmentés en dehors de toute secousse, et cette hallucination de la vue s'accompagne souvent aussi de la perception de mouches volantes n'ayant rien de commun, nous l'avons dit précédemment, avec celles qui se rencontrent dans beaucoup d'autres lésions de l'appareil oculaire; celles qui accompagnent la rétinite, au lieu d'être noires, sont colorées. La perception de ces mouches, de ces bluettes, semblables à celles qu'on perçoit à la suite d'un coup sur l'œil, ne tourmentent pas constamment le malade : il les perçoit surtout le matin, lorsqu'il sort du sommeil, ou bien elles se développent souvent après un excès de table. M. Desmarres cite, dans son excellent *Traité des maladies des yeux*, 2ᵉ édition, 1858, l'observation d'un jeune homme « at-

teint d'une hypertrophie du cœur, qui ne manque
pas de voir des étincelles et des traînées lumineuses
chaque fois qu'il a pris du café, qu'il a mangé un peu
plus que de coutume, ou qu'il monte rapidement
un escalier. Un phénomène remarquable accompagne chez lui l'apparition de ces fantômes : c'est
que, s'il regarde un point noir, par exemple, sur
un mur blanc, ce point offre, dans le sens vertical,
des mouvements oscillatoires isochrones au pouls,
ainsi que je m'en suis assuré. Evidemment ces
mouvements ne sont que le résultat de l'ébranle-
ment communiqué à la rétine par l'artère centrale
et ses subdivisions, très-probablement dilatées,
comme dans l'observation d'une femme que Grœfe
le père a eu occasion d'examiner. Aurait-on pu
constater chez ce jeune homme la pulsation spontanée ? Je ne sais, l'observation ayant de beaucoup précédé la découverte de l'ophthalmoscope. »

Aux symptômes que nous venons de décrire, et
qui troublent déjà d'une manière très-sensible
l'exercice de la vision, s'en ajoutent bientôt de
beaucoup plus sérieux : le malade éprouve une
difficulté de plus en plus marquée à se livrer à la
lecture ; la vue s'obscurcit chaque jour davantage,

et bientôt l'un des yeux se perd entièrement ; puis, si le traitement est administré trop tard , ou si le mal a fait de trop rapides progrès, le second œil est atteint de la même manière, et une cécité complète ne tarde pas à se manifester.

Avant d'en arriver à cette triste terminaison, la maladie s'accompagne , surtout dans les premiers temps, de douleurs lancinantes très-vives, se manifestant subitement. Les phantasmes lumineux, les mouches volantes colorées, les douleurs lancinantes indiquent que la rétine est encore excitable à un certain degré ; mais, à mesure que la maladie fait des progrès, une paralysie plus ou moins complète envahit la rétine. Ce travail pathologique se traduit alors par la perception de mouches volantes, mais moins à ce degré. Leur nombre augmente d'une manière assez lente en général, le champ visuel se rétrécit en proportion de leur nombre et de leur étendue, qui augmente d'une manière graduelle, et enfin la vue se perd totalement. L'œil, qui jusque-là ne paraissait offrir, quant à l'aspect extérieur, dans l'intervalle des exacerbations, aucun symptôme anormal, se présente alors avec une pupille dilatée et privée de toute contraction. A ce degré de la rétinite correspond, sur la surface rétinienne, la présence d'exsudations plastiques.

Lésions anatomiques. — L'œil conserve, en général, son apparence normale dans la rétinite chronique, comme dans la simple hypérémie des vaisseaux rétiniens. La pupille ne présente point de caractère pathognomonique ; parfois elle est plus étroite qu'à l'état normal, d'une forme moins circulaire, et douée d'une contractilité moindre que dans la rétinite congestive; d'autres fois la dilatation de la papille est plus grande qu'à l'état physiologique.

Le symptôme extérieur prédominant, tant que la rétinite n'est pas compliquée d'inflammation de la choroïde, est une injection du globe oculaire accompagnée de photophobie modérée, ne se manifestant qu'au moment où l'œil est exposé à une vive lumière, ou bien après un travail plus ou moins fatigant. Cette injection siége dans la sclérotique au pourtour de la cornée transparente, près de laquelle les vaisseaux très-fins et très-visibles diminuent de volume et finissent par disparaître à mesure qu'ils s'éloignent davantage de la circonférence cornéenne ; au moment où cette in-

jection se manifeste, l'œil est atteint d'un larmoiement assez notable pour que les larmes s'écoulent
sur les joues. Cette congestion n'est que momentanée ; elle disparaît dès que l'œil cesse d'être soumis
à une excitation trop vive produite par la lumière
ou par le travail. Mais, si l'inflammation de la choroïde existe avant la rétinite, qui n'est alors
qu'une conséquence de la première inflammation,
on remarque de nouveaux symptômes ; la chambre
antérieure présente une capacité moindre qu'à
l'état normal. Ce phénomène est dû à la propulsion
en avant de l'iris par la distension des milieux de
l'œil, auxquels la sclérotique a présenté une résistance trop grande. Dans le cas où cette tunique
fibreuse cède sous l'influence du même effort
d'expansion intra-oculaire, la surface se couvre
de taches bleues d'une largeur variable. Dans un
degré plus avancé, l'iris change d'aspect : il présente la teinte morbide caractéristique de l'inflammation chronique de cette membrane, dont le petit
cercle était déjà altéré dans sa forme et dans sa contractilité. A ces symptômes vient se surajouter un
état variqueux des vaisseaux de la cornée opaque
et de ceux situés sous la muqueuse conjonctivale.
L'état de laxité que présente la conjonctive, très-in-

jectée elle-même, ne doit pas être confondu avec l'inflammation de cette membrane. Cette erreur serait d'autant plus funeste que le traitement aurait alors pour but de combattre une affection bénigne en général, et laisserait marcher la maladie primitive, qui présente un tout autre degré de gravité.

Etiologie.—Nous retrouvons dans cette affection les mêmes causes que dans l'hypérémie rétinienne. Elle succède aussi souvent à l'inflammation aiguë de la rétine, et, dans certaines circonstances, à l'exposition plus ou moins prolongée à l'ardeur d'un soleil brûlant. Une prédisposition fréquente à cette maladie, d'après Desmarres, est la prédominance d'un tempérament nerveux avec battements violents du cœur.

Durée.—Cette maladie, qui se termine rarement par résolution, mais, dans la majorité des cas, par l'exhalation d'exsudats à la surface de la rétine, dure ordinairement un temps fort long. M. Desmarres, dont la compétence fait loi en semblable matière, ne l'a jamais vue se terminer par une guérison exempte de lésions; il a toujours remarqué une altération plus ou moins notable de l'organe visuel.

Pronostic.—Une maladie dont le résultat se traduit par un degré d'amblyopie toujours grave ne peut permettre qu'un pronostic, sinon toujours alarmant, tout au moins plein de réserve.

Traitement.—Ici l'on devra suivre la marche déjà indiquée à l'article hypérémie de la rétine. Mais, avant toute chose, il faut avoir la précaution d'éloigner la cause déterminante de l'affection. Si la maladie est due à la présence dans l'œil d'un corps étranger, on devra d'abord l'enlever; recommander le repos absolu de l'organe visuel; placer le malade dans une demi-obscurité, et non dans un lieu complétement obscur, car le séjour prolongé trop longtemps dans un appartement complétement privé de rayons lumineux rend l'œil beaucoup plus impressionnable. Si la tête est ordinairement sujette à un certain degré de congestion, on devra combattre cette disposition fâcheuse à l'aide des moyens appropriés. La difficulté à supporter la lumière disparaît, dans la majorité des cas, rapidement sous l'influence de sangsues placées sur les apophyses mastoïdes, ou de ventouses scarifiées dans le voisinage du globe oculaire. On placera, en outre, sur les yeux des compresses froides, fréquemment renouvelées et imbibées d'eau dans laquelle on aura fait infuser des feuilles de belladone et de jusquiame à poids égal.

On devra s'abstenir, dans le traitement de cette affection, de la saignée générale, à moins que le malade ne soit très-sanguin ou que la maladie n'ait de la tendance à passer à l'état aigu. On se trouvera bien de l'usage d'onctions faites autour de l'orbite avec une pommade composée d'onguent mercuriel et d'extrait de belladone; on aura soin de faire des onctions cinq ou six fois chaque jour. Malgré ces moyens, la maladie, nous l'avons déjà dit, sera de longue durée et sujette à récidive, sous l'influence de la moindre excitation. Dans une période plus éloignée du début de l'affection, on pourra dériver sur la peau à l'aide de vésicatoires, de frictions stibiées ou avec l'huile de croton tiglium. Ces moyens ne devraient pas être employés chez les individus très-nerveux. M. Desmarres donne la préférence aux pommades faites avec le précipité rouge ou à l'iodure de potassium ; mais il recommande bien de s'abstenir de les introduire entre les paupières, ou de ne le faire qu'après être bien certain du diagnostic. Il est certaines circonstances, toutefois, où les moyens susénoncés sont frappés d'insuccès. L'examen ophthalmoscopique nous apprend alors que des altérations autres que la rétinite chronique se sont développées dans la cavité oculaire. Ces cas se présentent surtout chez les enfants d'une santé fort débile, ou chez les jeunes gens dominés par une très-grande excitabilité nerveuse.

ARTICLE VI.

Rétinite exsudative.

En dilatant la pupille avec la solution de sulfate d'atropine, on constate, à l'aide de l'ophthalmoscope, les symptômes suivants : le fond de l'œil se présente en général, dans les cas légers, avec sa teinte rose orangée normale; mais la cavité oculaire paraît plus sombre, si l'exsudation rétinienne offre une surface assez étendue, et si une injection vasculaire, comme on la rencontre souvent dans la rétinite chronique, a déjà envahi le disque de la papille, et la zone de la rétine située à la circonférence du nerf optique. Ce qui caractérise surtout la rétinite exsudative, c'est la présence d'une

tache de couleur blanchâtre, marchant de la circonférence du disque vers l'équateur du bulbe oculaire. Cette exsudation plastique varie suivant les
circonstances. Parfois elle présente peu d'épaisseur
et se trouve placée dans l'espace compris entre les
rameaux vasculaires qui émergent du centre du nerf
optique. D'autres fois, l'exsudat, assez épais pour
offrir une saillie appréciable, masque complète-
ment le trajet des vaisseaux artériels ou veineux
qu'il recouvre. Dans d'autres cas, au moment où
le vaisseau pénètre sous l'exsudation, quand cette
dernière n'est pas partout d'une épaisseur uniforme, on voit le vaisseau cheminer un certain
temps comme recouvert d'un glacis blanchâtre,
puis il disparaît complétement sous la tache blanche, et peut être suivi de nouveau au moment où
il cesse d'être couvert par l'exsudation pour continuer sa marche vers l'*ora serrata.*

La rétinite exsudative se distingue de la choroïdite de même nom en ce que, dans cette dernière
affection, l'exsudation est située en arrière de la
rétine, dont les vaisseaux ne sont nullement
cachés par la tache blanche ; tandis que, dans les
exsudats de la rétine, les vaisseaux disparaissent
entièrement sous la tache formée par la sécrétion

de lymphe plastique. Ces exsudats suivent la direction des vaisseaux; ils commencent au pourtour du disque de la papille, et s'étendent, comme les artères et les veines, en haut et en bas, dans le sens de l'axe vertical de l'œil.

La direction qu'affectent les exsudations ne permet pas de confondre ces taches blanches avec les taches de même couleur qu'on rencontre dans la scléro-choroïdite postérieure; nous avons vu, en effet, que, dans cette dernière affection, la tache blanche caractéristique se développait au côté externe d'abord, puis au côté interne de la papille du nerf optique.

On remarque quelquefois des vaisseaux de nouvelle formation, venant entre-croiser leurs fines ramifications sur les taches exsudatives situées en avant des vaisseaux de la rétine. Au début de la rétinite exsudative, les vaisseaux rétiniens sont quelquefois accompagnés de légères stries blanchâtres, s'étendant le long de leurs parois. Ce phénomène nous rend très-bien compte de quelle manière la lymphe plastique s'échappe des vaisseaux hypérémiés.

Tant que la *macula lutea* n'a pas encore été envahie par l'exsudation, la vue peut être conservée

dans de certaines limites ; mais elle est complète-
ment abolie dès que la tâche jaune est recouverte
par l'épanchement de lymphe plastique.

Traitement. — Ces épanchements se résorbent
difficilement, s'ils coïncident avec l'existence d'une
diathèse syphilitique. On aura peut-être chance de
les faire disparaître, s'ils ne sont pas trop anciens,
en soumettant le malade à un traitement dans lequel les préparations mercurielles seront associées
à l'iodure de potassium.

ARTICLE VII.

OEdème de rétine.

La science ne possède pas encore de faits publiés
d'œdèmes de la rétine constatés à l'autopsie ; cependant, d'après le docteur Desmarres, l'ophthalmoscope permet de diagnostiquer cette maladie
aussi facilement que l'hémorrhagie de la rétine.

De même que le chémosis séreux indique un
trouble dans la circulation des vaisseaux de la conjonctive, l'œdème de la rétine annonce une gêne

dans la circulation des vaisseaux de cette membrane. Cependant la nature de cette lésion n'est pas encore bien déterminée. Elle se reconnaît aux symptômes suivants : la partie de la rétine située autour de la papille paraît comme boursouflée ; la coloration du fond de l'œil semble moins vive en ce point qu'à l'état normal ; les vaisseaux de la rétine décrivent à ce niveau une courbe sensible, à convexité antérieure. Examinée du côté de l'équateur du bulbe, la rétine présente son aspect physiologique, tandis qu'au niveau de l'œdème, sa coloration est plus pâle et affecte une teinte jaune claire qui lui ôte de son éclat. Facile à reconnaître, d'après M. Desmarres, cette affection a été confondue par quelques personnes avec l'état jumenteux du corps vitré.

Cette maladie coïncide ordinairement avec la turgescence du système vasculaire de la rétine, avec la choroïdite congestive ; elle accompagne quelquefois même l'inflammation catarrhale simple de la rétine portée à un certain degré d'acuité. Quelques auteurs pensent, M. Desmarres entre autres, que cette affection marche toujours de pair avec les amblyopies de nature syphilitique.

La durée de cette affection n'est ordinairement

que de quelques septenaires ; la vision, à moins de complications, n'est pas troublée au delà de ce terme.

Le traitement a pour but de combattre la maladie sous l'influence de laquelle cette lésion paraît s'être développée ; c'est, d'après ce que nous venons de dire, au traitement anti-syphilitique qu'on devra recourir en général.

ARTICLE VIII.

Apoplexie de la rétine.

L'apoplexie de la rétine est caractérisée par la présence d'un épanchement de sang résultant de la rupture d'un vaisseau de la rétine. Le point déchiré du vaisseau est souvent facile à voir. L'épanchement de sang rétinien varie de siége et peut exister en trois endroits différents, soit entre la rétine et la choroïde, soit entre la rétine et le corps vitré ; en troisième lieu enfin, il peut se faire dans l'épaisseur même de la rétine. Dans cette dernière circonstance, son siége n'est pas toujours facile à préciser.

La constitution des individus ne paraît pas être une cause déterminante d'hémorrhagie rétinienne; on la rencontre aussi bien chez l'individu atteint de pléthore que chez le malade épuisé par l'anémie. L'apoplexie se rencontre également chez les individus dont la constitution est comprise entre ces deux limites extrêmes. Elle coïncide souvent avec la maladie de Bright; mais elle est beaucoup moins fréquente dans le diabète sucré. Quand l'épanchement est considérable, il siége ordinairement au voisinage de la papille, qu'il envahit parfois. L'étendue de l'épanchement varie depuis un point à peine perceptible jusqu'à une plaque hémorrhagique pouvant occuper en superficie le quart et même plus de la surface de la cavité oculaire. D'après M. Desmarres, les taches se disposent d'une manière régulière dans l'albuminurie, et représentent plusieurs cercles concentriques.

Symptômes fournis par l'ophthalmoscope. — Cet instrument permet de constater facilement, au niveau de la rétine, une ou plusieurs taches de couleur rouge de sang qu'il est impossible de confondre avec une lésion autre qu'un épanchement sanguin. Parfois tellement petits, qu'ils sont à peine visibles, les épanchements sanguins peuvent occuper, dans certains cas, une étendue assez notable. Leur nombre est très-variable suivant les circonstances et suivant l'époque à laquelle on les observe. Il n'est pas rare qu'une hémorrhagie de la rétine caractérisée par plusieurs taches sanguines, examinée le jour même de l'épanchement, ne présente plus le lendemain le même aspect, et qu'on trouve des taches plus larges, mais moins nombreuses. C'est qu'alors plusieurs se sont réunies entre elles, et ont donné lieu à ce changement. Quand l'épanchement est considérable, son siége d'élection se trouve dans la zone de la rétine qui avoisine le disque de la papille. Elle est souvent envahie elle-même par l'épanchement, et couverte de sang à ce point qu'on ne peut plus trouver sa place. Ce n'est qu'en cherchant l'endroit vers lequel les vaisseaux de la rétine ont l'air de converger qu'on peut arriver à fixer approximativement le lieu d'insertion du nerf optique sur la rétine. Les taches sanguines peu considérables et situées isolément se trouvent toujours dans le voisinage des vaisseaux : elles affectent, comme ces derniers , une disposition assez régulière, quand elles sont en certain nombre.

Quand l'épanchement est considérable, nous savons qu'il siége dans le voisinage de la papille, qu'il recouvre souvent ; on remarque alors de fines rayures de couleur rouge au centre de l'épanchement, surtout à la circonférence de la papille. M. Desmarres attribue cette disposition « à la forme radiée des fibres optiques. » Quant aux limites de l'extravasation sanguine, elles présentent ordinairement un aspect granuleux, semblable à celui que nous offre le fond de la cavité oculaire à l'état physiologique. Lorsque les taches ne sont pas très-grandes, elles affectent une forme, en général, circulaire, d'une couleur de sang rouge foncé, siégent près des gros vaisseaux, qu'elles accompagnent ou recouvrent en partie. A l'aide de ce caractère, on pourra distinguer si l'épanchement en présence duquel on se trouve est dû à une exhalation du sang des vaisseaux de la rétine ou de la choroïde. Au niveau du point où a eu lieu l'épanchement, l'ophthalmoscope montre un caillot sanguin peu étendu, s'élevant évidemment au-dessus du niveau de la surface dans laquelle rampent les vaisseaux rétiniens. Ce caillot se résorbe moins vite que les taches de sang en forme de nappe. Quand une grande partie de ce caillot a été résorbée, on reconnaît encore facilement le point du vaisseau où s'est faite la rupture. Ce point reste très-longtemps noir; souvent même cette coloration s'étend à une certaine distance sur le trajet du vaisseau qui a été oblitéré. On reconnaît, en outre, le point où s'est faite la déchirure vasculaire, à l'accumulation de granulations pigmentaires qui siége autour du caillot.

L'hémorrhagie de la rétine tire sa gravité du siége de l'épanchement. S'il est petit, mais placé sur la tache jaune, il peut entraîner des accidents fort graves; tandis que, dans d'autres points, il peut avoir une étendue beaucoup plus considérable sans que pour cela la vue soit abolie; quelquefois, dans ces cas, elle n'est même pas troublée.

Dans certaines circonstances, des ecchymoses rétiniennes peu étendues en surface, mais répandues en grand nombre sur la rétine, sont accompagnées de stries blanchâtres, d'exsudats d'une couleur laiteuse. Cette disposition se rencontre souvent dans la maladie de Bright, et on devra aussitôt analyser les urines, afin de constater la présence de l'albumine dans ce liquide. Quand *les taches de sang sont plus étendues*, leur présence est ordinairement liée à un trouble dans la circulation ; on devra, en conséquence, interroger le malade dans ce sens, explorer la région du cœur. Souvent ces larges épanchements se rencontrent chez les individus atteints d'hémorrhoïdes autrefois, et chez lesquels le flux hémorrhoïdal a été supprimé ou se fait d'une manière incomplète. On rencontre souvent aussi des exsudations sanguines de la rétine chez les femmes enceintes ou chez celles qui approchent de l'âge critique, etc.

L'épanchement sanguin ne s'accumule pas toujours à la surface de la rétine ; lorsqu'il se fait en grande abondance, il se répand dans le corps vitré, et détermine les désordres que nous avons décrits à l'article hémorrhagie du corps vitré.

Symptômes anatomiques.— Ils sont presque tous négatifs ; en effet, le malade aurait-il complétement perdu la vue de l'œil affecté d'hémorrhagie de la rétine, la pupille conserve encore sa contractilité. Quand l'épanchement a été assez abondant pour déchirer la membrane hyaloïde et faire irruption dans le corps vitré, la pupille se contracte toujours, mais elle présente une coloration moins noire que d'habitude ; la cavité oculaire nous apparaît alors comme troublée, avec une coloration brune. La marge de la papille prend une teinte verdâtre, l'iris se décolore un peu. A part ces symptômes peu marqués, l'organe conserve son aspect normal. L'apoplexie de la rétine frappe rarement les deux yeux à la fois.

Symptômes physiologiques.—Ils ne sont pas plus significatifs que les précédents. Le globe oculaire ne présente pas une température plus élevée qu'à l'état normal ; il est indolore ; il ne perçoit point de phantasmes lumineux ; le seul symptôme dont se plaint le malade, symptôme qui s'est développé brusquement, c'est qu'il voit les objets d'une couleur noire ou rouge. C'est à son réveil, dans certains cas, que le malade s'aperçoit du trouble qui est venu atteindre l'un de ses yeux, trouble d'autant plus marqué que l'épanchement est plus considérable. Ce symptôme, commun à beaucoup d'amblyopies, ne peut être reconnu qu'à l'aide de l'ophthalmoscope.

Etiologie.—Parmi les causes siégeant dans l'œil, nous trouvons l'hypérémie rétinienne, l'état variqueux des vaisseaux de cette membrane, le staphylôme postérieur ; et, quant aux causes générales, elles résident dans l'état congestif habituel ou momentané du cerveau, dans les lésions organiques du cœur. Les individus à constitution apoplectique sont, en général, très-exposés à cette affection ; les gens qui ont l'habitude de se mettre fréquemment en colère, ceux qui se livrent aux excès vénériens, présentent quelquefois des exemples d'hémorrhagie de la rétine. On la rencontre aussi chez les individus affectés de fièvre typhoïde, ce qui ne doit pas surprendre, les suffusions sanguines sous-cutanées étant fréquentes dans cette affection.

Traitement.—Il doit avoir pour but l'emploi de tous les moyens destinés à favoriser la résorption de l'épanchement sanguin. On conseillera, par conséquent, la saignée générale en première ligne, si la constitution du malade le permet, la saignée locale fréquemment répétée, sangsues ou ventouses dans la région temporale; l'emploi fréquent de purgatifs, des boissons aqueuses contenant de l'azotate de potasse à la dose de 4 grammes par litre de liquide; plus tard on fera usage des altérants à l'intérieur, d'abord du calomel à dose fractionnée, et on le remplacera ensuite par l'iodure de potassium pris en potion. La résorption, sous l'influence de ces moyens, s'opère, en général, assez rapidement ; un mois quelquefois suffit même dans un épanchement assez notable. Un régime peu nutritif doit être prescrit en même temps. Si on trouve que l'épanchement soit dû à la présence d'une maladie du cœur, on devra traiter cette affection; de même que, si le malade était hémorrhoïdaire, il faudrait rappeler le flux supprimé en faisant placer des sangsues au siége, et donner l'aloès à petite dose.

ARTICLE IX.

Dégénérescence graisseuse de la rétine coïncidant avec l'amblyopie ou amaurose albuminurique.

On savait depuis longtemps que certaines formes d'hydropisies s'accompagnaient parfois d'une amblyopie plus ou moins marquée. Cette coïncidence, signalée d'abord par Aretée, constatée plusieurs fois depuis lui par plusieurs écrivains, n'a, du reste, attiré d'une manière spéciale l'attention

23

des observateurs que depuis les travaux qu'a publiés un professeur distingué de l'école de Reims, M. Landouzy (*De la Coexistence de l'amaurose et de la néphrite albumineuse; Gaz. méd.*, 1849 et 1850). Nous ne ferons pas l'historique des travaux antérieurs à cette époque ; on le trouvera dans l'excellente thèse du docteur Lecorché, ayant pour titre *De l'Altération de la vision dans la néphrite albumineuse (maladie de Bright), Paris*, 30 *juin* 1858.

A la suite du mémoire que présenta M. Landouzy, le 8 octobre 1849, à l'académie de médecine, il se croyait en droit de poser, d'après ses travaux, les conclusions suivantes :

« 1° L'amaurose est un symptôme presque constant de la néphrite albumineuse ;

» 2° L'amaurose est un symptôme initial de la néphrite albumineuse ;

» 3° Elle disparaît et revient en même temps que le dépôt albumineux ;

» 4° Elle tend à faire considérer la néphrite albumineuse comme le résultat d'une altération du système ganglionnaire. »

Mais, plus tard, M. Landouzy se crut obligé de changer ses conclusions, et dans un travail qu'il présenta à l'académie de médecine le 28 janvier

1850, et qu'il publia dans la *Gaz. méd.* 1850, p. 75, il cita plusieurs observations dans lesquelles il constata que c'était après l'application de larges vésicatoires à la région des lombes que la vue s'était le plus manifestement troublée.

Depuis cette époque, plusieurs auteurs, dont on trouvera les noms et l'analyse des travaux dans la thèse de M. Lecorché, ont émis plusieurs hypothèses pour expliquer la coïncidence de l'amblyopie et de la néphrite albumineuse ; mais c'est à un ophthalmologiste français que revient l'honneur d'avoir découvert le premier les lésions du globe oculaire qu'on rencontre comme coïncidant fréquemment avec la maladie de Bright : c'est le docteur Desmarres, qui publia les premiers faits à sa clinique ; il consigna, en outre, plusieurs observations dans son *Traité de la maladie des yeux*, tom. III, page 516, 2e édition, 1858. Depuis cette époque, plusieurs auteurs, dont les travaux sont encore énumérés dans la thèse de M. Lecorché, ont traité cette question ; et enfin, dans la *Gazette médicale* du 26 février 1858, un médecin distingué des hôpitaux de Paris, le docteur Charcot, a résumé succinctement les travaux faits récemment en Allemagne. C'est à l'aide de ces divers éléments et des observations qu'il a recueillies lui-même , que M. Lecorché a publié, comme thèse inaugurale, l'excellente monographie dont nous nous proposons, dans les pages suivantes, de donner l'analyse, en y joignant nous-même quelques observations qui nous sont propres, et qu'on trouvera à la fin de l'ouvrage.

Recherches étiologiques. — La fréquence de la coïncidence de l'amblyopie avec la présence de l'albumine dans les urines a été signalée par plusieurs auteurs depuis Bright jusqu'à Malmstein et Wagner; elle résulte de leurs travaux, y compris ceux de M. Lecorché, qui a observé, pour sa part, sept fois l'amblyopie coïncidant avec la maladie de Bright, sur dix-sept cas d'albuminurie qu'il a rencontrés dans les hôpitaux. La somme des malades atteints s'élève à 280, nombre sur lequel 62 individus étaient frappés de troubles de la vue. L'amblyopie se présente donc une fois sur 4,5. Ces chiffres sont bien minimes pour qu'on se croie autorisé, d'après eux, à établir que l'albuminurie s'accompagne fréquemment de troubles de l'appareil oculaire. Mais il faut considérer que la plupart des auteurs n'indiquent pas dans quelle proportion existe l'amblyopie liée à la néphrite albumineuse ; et de plus, si on examine les chiffres donnés par M. Landouzy, 13 amblyopiques sur 15 albuminuriques; ceux de M. Lecorché, qui sont au nombre de 7 sur 17 cas de maladie de Bright, on sera porté à penser que cette coïncidence serait beaucoup plus fréquente, si les praticiens dirigeaient leur attention vers ce point avec plus de persévérance.

Age. — D'après les faits observés, l'amblyopie coïncidant avec la présence de l'albumine dans les urines paraît être plus fréquente dans le jeune âge. Mais nous devons tenir compte de ce fait que la maladie de Bright se rencontre peu communément dans un âge avancé, tandis qu'elle est fréquente dans la jeunesse.

Sexe. — L'amblyopie albuminurique paraît plus fréquente chez la femme et chez celle qui est enceinte que dans le sexe masculin. Toute cause de débilitation venant se surajouter à la maladie de Bright paraît avoir une certaine influence sur le développement de l'amblyopie. Ainsi MM. Rayer, Bell, Christison, Lecorché, ont vu cet accident se manifester dans des cas d'albuminurie dans lesquels survenait une complication de diabète. Plusieurs auteurs citent des cas d'hémorrhagie se manifestant au commencement ou à la dernière période de l'albuminurie, des convulsions urémiques se compliquant d'amblyopie. La chlorose précède quelquefois le développement de la maladie de Bright, compliquée de troubles de la vue ; elle s'est montrée deux fois consécutivement à une paralysie nerveuse (Sandras).

L'amblyopie accompagne-t-elle plus fréquemment l'albuminurie aiguë que l'albuminurie chronique ? Cette question est impossible à résoudre dans l'état actuel de la science ; la plupart des auteurs qui parlent de la coïncidence de l'amblyopie avec la maladie de Bright ont oublié de noter si cette dernière affection était à l'état aigu ou à l'état chronique. Cependant, d'après les observations de Theil et de M. Lecorché, il semblerait résulter que l'amblyopie se présente plus fréquemment dans l'albuminurie chronique. Cette observation paraît, du reste, confirmée par plusieurs autopsies faites par Bright, MM. Landouzy et Wirchow. Toutefois on doit remarquer que l'amblyopie albuminurique liée à l'état de gestation ou succédant à la scarlatine paraît tenir à une affection aiguë des reins. M. Lecorché cite trois observations correspondant à ces deux états. Il est rare que l'albuminurie qui se développe à la suite de la scarlatine s'accompagne d'amblyopie ; elle se manifeste encore bien moins fréquemment dans les cas de maladie de Bright , dans lesquels on a cru devoir placer des vésicatoires. Quand l'amblyopie s'est manifestée une première fois , certains auteurs pensent que , dans l'hypothèse où la vue s'améliorerait , le malade est exposé à une récidive par le fait d'une première atteinte.

Nous venons d'énumérer les causes prédisposantes de l'amblyopie albuminurique ; passons maintenant à la recherche des causes directes de cette affection , nous réservant de discuter plus tard l'opinion des divers auteurs.

Deux opinions ont été successivement émises par M. Landouzy sur la cause prochaine de l'amblyopie albuminurique. Il la considéra d'abord comme résultant d'une lésion humorale de l'œil , puis il pensa qu'elle était due à un trouble survenu dans les fonctions du nerf trisplanchnique.

Pour M. Mialhe (*Union médic.* 1851), l'amblyopie serait produite par un changement survenu dans l'albumine du sang qui circule dans les dernières ramifications des vaisseaux du globe oculaire.

M. Collard de Beine pense que les liquides de l'œil, sécrétés en quantité plus considérable qu'à l'état normal, entraînent les troubles de la vision signalés dans la maladie de Bright.

L'appauvrissement du sang, qui accompagne ordinairement la présence de l'albumine dans l'urine, serait, pour M. Ancelon (*Annales d'oculistique*, 1855), la cause de l'amblyopie.

La dyspepsie doit être, pour M. Beau, la cause prochaine des troubles de la vision qui accompagnent la maladie en question.

La présence d'une trop grande proportion d'urée dans le sang (urémie), d'après le docteur Frérichs, aurait pour résultat le développement de l'amblyopie.

Il n'y a que peu d'années qu'ont été trouvées dans les yeux des lésions dont la présence coïncide avec la maladie de Bright. Elles sont de diverses natures : ce sont parfois une hypérémie de la rétine et du nerf optique, d'autres fois un œdème, une inflammation ou une dégénérescence de ces parties. Ces lésions s'accompagnent parfois d'altérations de la choroïde; toutefois, comme elles se rencontrent beaucoup plus rarement que celles de la rétine, on peut ne les considérer que comme des épiphénomènes.

Conditions du développement des phénomènes de

l'amblyopie; altérations qui accompagnent cette maladie. — Nous savons que la maladie de Bright, qu'elle se présente à l'état aigu ou qu'on la rencontre à l'état chronique, s'accompagne de plusieurs phénomènes, entre lesquels on remarque le plus fréquemment l'œdème, les douleurs de tête, les hémorrhagies, les attaques convulsives. Ces différents symptômes ont paru coïncider avec le développement de l'amblyopie que nous étudions. Nous allons passer successivement en revue ces divers états, et les considérer au point de vue de l'amblyopie albuminurique.

Ordinairement situé à la face, quelquefois aux membres inférieurs, l'œdème est souvent suivi du développement de l'amblyopie; parfois il disparaît au moment où elle arrive. Aussi certains auteurs (Collard, Perrin, etc.) ont cru que l'amblyopie devait être attribuée à une sécrétion exagérée des liquides contenus dans la cavité oculaire.

Les douleurs de tête, qu'on rencontre dans l'amblyopie albuminurique huit fois sur quinze, d'après Wagner, n'ont pas un siége constant; fixées parfois sur les régions temporales, d'autres fois sur la région frontale, mais moins fréquemment, elles se portent plus rarement encore sur la région occipitale. La forme, ordinairement continue ou intermittente, se présente, dans ce dernier cas, avec des exacerbations qui se reproduisent principalement vers le soir ou pendant la nuit. Les vomissements, qui accompagnent parfois cette céphalalgie, peuvent la faire confondre avec la migraine. D'autres fois, le mal de tête sera remplacé par une sensation moins pénible; les malades se plaignent seulement alors d'avoir la tête pesante et de se sentir les paupières lourdes.

En général, lorsque l'albuminurie se complique d'attaques convulsives, elles portent sur tout le corps; mais d'autres fois elles n'en atteignent qu'une moitié. Les attaques convulsives apparaissent à des intervalles très-variables; parfois très-éloignées les unes des autres, on en observe, dans d'autres circonstances, trois ou quatre dans le même jour. Leur durée peut être fort longue. M. Lecorché en a observé une qui a duré sept heures, avec des intervalles de rémission peu marqués.

Les troubles de la vision se manifestent fréquemment après ces accès convulsifs, s'ils n'existaient déjà. Quand les convulsions ne font que succéder à l'amblyopie développée déjà depuis un certain temps, elle devient de plus en plus marquée à mesure que de nouveaux accès se montrent, et elle se termine souvent par la cécité, s'ils sont fréquents.

Il n'est pas nécessaire que des accès convulsifs se manifestent pour qu'il y ait dans l'albuminurie développement d'amblyopie. Cette maladie peut se montrer d'une manière brusque, sans que le malade en soit averti par aucun symptôme; il se plaint seulement d'avoir la vue troublée; rien dans sa santé, à part ce phénomène, ne lui indique qu'il est malade. C'est alors pour ce symptôme seulement qu'il va consulter un médecin. L'ophthalmoscope peut mettre ce dernier sur la voie du diagnostic de l'albuminurie. Nous empruntons aux *Leçons* du docteur Follin sur l'emploi de l'ophthalmoscope, rédigées par M. le docteur Doumic, Paris, chez Leclerc, 1859, l'observation suivante, page 93. Le docteur Follin s'exprime ainsi : « Depuis que ces leçons ont été faites, j'ai vu dans le service de M. Lenoir, que je remplace à l'hôpital Necker, un cas pleinement confirmatif de cette assertion. Je vais rappeler sommairement les principales circonstances de ce fait si instructif. Un homme âgé de 32 ans, peintre en bâtiments, vint me consulter, le 4 décembre 1858, pour une cécité rapidement développée. Il me raconta que, depuis six mois environ, il éprouvait des troubles visuels pendant lesquels les objets lui paraissaient fort peu distincts ; mais, depuis huit jours seulement, sa vue avait considérablement diminué, et il était dans l'impossibilité de se livrer à aucun travail. Les pupilles étaient légèrement dilatées et peu sensibles à la lumière ; mais les milieux de l'œil restaient parfaitement transparents. Je dilatai de suite les pupilles avec une solution de sulfate neutre d'atropine, et j'examinai l'œil avec l'ophthalmoscope. La surface rétinienne était abondamment semée de taches arrondies, jaunâtres, disposées par groupes, et de petites plaques ecchymotiques, surtout au bord des vaisseaux. Ces lésions me parurent tellement caractéristiques d'une des formes de l'amaurose albuminurique, que je songeai de suite à la maladie de Bright, et dirigeai mon examen de ce côté. Cet homme me raconta que, depuis plusieurs mois, sa santé s'altérait, mais qu'il n'avait jamais eu aucune partie du corps gonflée. Je fis de suite uriner ce malade, et bientôt un abondant précipité d'albumine, obtenu par l'acide azotique, vint me confirmer dans ma première pensée et me démontrer que certaines lésions de l'amaurose albuminurique sont assez spécifiques pour conduire au diagnostic de l'affection plus générale qui leur a donné naissance. »

Nous voyons, dans le fait précédent, que le malade n'avait présenté aucun symptôme d'œdème, que le trouble pour lequel il consultait était seulement la cécité dont il était atteint; sa santé n'avait pas été altérée suffisamment jusque-là pour qu'il demandât des conseils à ce sujet.

Parfois l'amblyopie atteint simultanément les deux yeux; dans d'autres circonstances, elle frappe d'abord un œil, puis peu à peu elle atteint le second. Un seul œil peut être malade isolément. Quand le trouble visuel s'étend aux deux yeux, le malade s'aperçoit qu'en se livrant à son travail accoutumé, sa vue baisse de plus en plus. Quand un seul œil est atteint, c'est parfois le hasard qui vient avertir le malade du danger qui le menace; son œil affecté, exposé à l'éclat d'un corps vivement frappé par la lumière, ressent tout à coup une douleur, et il ne voit plus, en regardant exclusivement de cet œil, les objets qu'à travers un nuage plus ou moins épais; dans certains cas, le brouillard interposé entre son œil et l'objet prendra d'abord une forme annulaire, remplacée bientôt par un voile couvrant complétement l'objet fixé.

Les malades voient rarement double au commencement de l'amblyopie albuminurique. Ce phénomène, d'après M. Landouzy, ne se montre que dans une période avancée de la maladie.

Symptômes subjectifs. — Au début, les malades voient leur vue se troubler par la présence de mouches volantes, phénomène dont la cause n'est pas parfaitement connue. Suivant certains auteurs, il aurait pour point de départ une altération rétinienne très-limitée ; suivant d'autres, le corps vitré, altéré dans sa coloration normale, produirait ce symptôme, qui tiendrait aussi parfois à une simple modification du système nerveux. Il résulte, en outre, des différentes observations recueillies par le docteur Lecorché, que les malades sont soumis à des troubles variés de la vue, quand ils fixent leurs regards sur les caractères d'un livre. Les uns peuvent lire un seul mot ; mais leur vue se trouble dès qu'ils veulent en prononcer plusieurs. Dans d'autres circonstances, les lettres et les objets qu'ils regardent paraissent placés à l'envers. Dans une des observations de l'auteur déjà cité, le malade, en se regardant devant une glace, voyait bien les parties supérieure et inférieure de son visage, mais il lui était impossible de voir son œil. On se rend très-bien compte de cette particularité quand il y a apoplexie ou altération graisseuse de la rétine au niveau de la *macula lutea*. D'autres fois, après avoir fixé un objet pendant un certain temps, le malade s'aperçoit que la vue s'obscurcit au point qu'il ne peut plus distinguer le corps qui tout à l'heure attirait son attention : il faut alors qu'il laisse reposer ses yeux en les fermant pendant quelques instants, afin de pouvoir de nouveau regarder l'objet.

M. Landouzy cite l'observation d'un teinturier, qui fut obligé de changer de profession parce qu'il prenait une couleur pour une autre. Certains albuminuriques ont la vue très-courte ; chez d'autres, elle présente une disposition opposée ; mais ces états différents ne sont point dus à la myopie ou à la presbytie, mais bien à une impuissance de la rétine, d'après le docteur Desmarres, ou, d'après Wagner, à un vice d'accommodation. Les verres convexes ou concaves sont impuissants dans ces cas.

Les malades affectés d'amblyopie albuminurique sont, en général, atteints de photophobie à des degrés variables. Ils préfèrent ordinairement se tenir dans une demi-obscurité, parce que d'abord la sensation d'une lumière peu intense leur est moins sensible, et qu'ensuite ils voient mieux. Le siége de lésions oculaires qui se rencontrent dans la maladie de Bright rend parfaitement compte de ces faits. Sous l'action de la lumière diffuse, en effet, la pupille se dilate, une plus grande somme de rayons lumineux pénètre dans l'œil, et vient impressionner des parties de la rétine restées saines ; somme de rayons lumineux que la contraction pupillaire, sous l'action d'une vive lumière, ne laissait qu'incomplétement pénétrer dans la cavité oculaire. Nous verrons plus loin, en effet, que les altérations de la rétine, dans l'amblyopie albuminurique, se concentrent vers la papille, laissant dans leur intégrité normale les parties périphériques de la rétine. La photophobie, dont nous avons parlé plus haut, provoquée surtout par les rayons solaires, fort douloureuse lorsqu'elle existe, n'est pas heureusement de longue durée. Elle paraît liée à un état congestif passager de la rétine, sous l'influence duquel cette membrane se trouve douée momentanément d'une sensibilité anormale. La photophobie est accompagnée

souvent de la perception de traînées lumineuses,
d'anneaux brillants, parfois couleur de feu. Ces
phantasmes, qui fatiguent non-seulement les malades pendant le jour, les poursuivent encore dans
l'obscurité de la nuit ; mais ils ne sont pas d'une
durée permanente, et, après des alternatives d'une
fréquence variable, dans lesquelles ils se sont mon-
trés et ont disparu plusieurs fois, ils finissent par
s'éteindre avec la sensibilité de la rétine, lorsque
l'amblyopie albuminurique est arrivée à l'état
chronique. Avant d'atteindre ce degré, sous l'influence des exacerbations successives, un voile de
plus en plus épais dissimule les objets à la vue du
malade ; bientôt il finit même par perdre la faculté
de percevoir un corps vivement éclairé placé très-
près de ses yeux, et il ne tarde pas alors à perdre
complétement la vue.

D'autres symptômes subjectifs doivent encore
être étudiés dans cette maladie : on doit, d'une part,
chercher à connaître de quelle manière le malade
perçoit les phosphènes, et, d'autre part, mesurer
l'étendue du champ visuel.

On sait aujourd'hui, depuis les belles recherches
du docteur Serres, d'Uzès, qu'il a publiées dans les
Archives générales de médecine, 1853, p. 366, et dans

son *Essai sur les phosphènes ou anneaux lumineux de la rétine*, Paris, Victor Masson, éditeur, 1853; on sait, disons-nous, que les phosphènes ne sont pas perçus dans les amauroses complètes. En est-il ainsi dans l'amaurose albuminurique? Telle est la question qui se présente maintenant. Eh bien, non, les phosphènes ne manquent pas, ou du moins rarement; et on pouvait en quelque sorte le prévoir *à priori*, car les lésions de la rétine qui accompagnent l'albuminurie sont ordinairement concentrées vers la papille. La partie périphérique de la rétine est donc à l'état normal, et les phosphènes doivent être perçus. Toutefois l'un des phosphènes peut manquer; cela tient alors à ce que la lésion de la rétine se trouve située au niveau du siége du phosphène qu'on interroge : l'ophthalmoscope confirme aussitôt ce fait. Dans certaines circonstances néanmoins, les phosphènes ne sont pas perçus; ce phénomène peut tenir à plusieurs causes : ou bien les lésions liées à la présence de l'albumine dans les urines ont envahi toute l'étendue de la rétine, ou bien encore elles siégent sur la tache jaune; parfois même elles peuvent bien ne siéger que sur la partie centrale de la rétine, mais elles peuvent intéresser cette membrane dans toute son épaisseur , et déterminer la paralysie du reste de cette tunique nerveuse.

Qu'un ou plusieurs phosphènes manquent, sous l'influence d'une lésion située sur la rétine , ou sous l'influence de la paralysie de cette membrane, le champ de la vision sera modifié dans une partie de son étendue ou dans sa totalité. On doit donc, dans l'affection que nous étudions, ne pas manquer de mesurer l'étendue du champ visuel de la rétine. Nous avons déjà parlé du moyen d'arriver à ce résultat, au commencement du chapitre qui traite des maladies de la rétine ; nous allons y revenir avec quelques nouveaux détails. Nous savons déjà que l'œil qui n'est pas exploré doit être fermé, et l'autre œil doit regarder un point fixe. Pendant que le malade se tient dans l'immobilité qui doit être conservée pendant le temps de l'exploration, on présente un morceau de papier blanc, en bas, en haut, en dedans et en dehors de l'œil. Ce carré de papier est-il vu dans toutes les directions? on en conclut que la rétine est saine. Mais le papier est placé au-dessous de l'axe horizontal de l'œil, et le malade ne peut le voir ; on en conclut alors que la partie de la rétine située au-dessus de cette ligne est malade. Si le papier , étant placé en dehors de l'axe vertical du globe oculaire, n'est pas perçu, on devra penser que la partie de la rétine située en dedans de cette ligne est modifiée dans sa texture ou dans sa fonction, et réciproquement pour les autres parties du champ visuel. Supposons maintenant que le papier soit situé sur l'axe antéro-postérieur de l'œil, et qu'il ne soit pas vu par le malade dans cette direction, mais qu'il l'aperçoive seulement latéralement; nous en conclurons que la modification subie par la rétine a son siége vers la partie centrale de cette membrane, non loin de la *macula lutea*. M. Lecorché cite l'observation d'un malade qui ne voyait pas le milieu d'une tringle située au-dessus de son lit.

Passons maintenant en revue les divers symptômes objectifs qui peuvent compliquer l'amblyopie albuminurique. Parfois l'œil des malades paraît plus saillant : il est atteint d'*exophthalmie*. Cette affection n'existe pas constamment; elle peut se manifester et guérir, se présenter de nouveau et disparaître encore. On l'attribue, en général, à plusieurs causes, soit à une infiltration du tissu cellulaire qui tapisse le fond de la cavité orbitaire: l'œil serait alors propulsé en avant; soit à une hypersécrétion des liquides de la cavité oculaire, qui déterminerait alors une augmentation de volume de cet organe, et porterait par conséquent son segment antérieur sur un plan moins profondément situé qu'à l'état normal. On comprend qu'alors la vue du malade devienne plus courte, par un mécanisme analogue à celui qui détermine une sorte de *myopie* dans le staphylôme postérieur.

Plus rare que l'exophthalmie, le *strabisme* se rencontre cependant quelquefois dans la maladie que nous décrivons. Ce manque de parallélisme dans les axes optiques n'est point dû à une rétraction musculaire, les autopsies l'ont démontré. Ce strabisme, convergent à l'ordinaire, peut atteindre un seul œil, ou les deux yeux à la fois. Il est lié à la présence de la diploplie ; mais cette dernière disparaît quelquefois, et le strabisme persiste. On le considère comme produit par la faiblesse de l'œil qui est privé de la faculté de voir.

Rencontrée rarement, la chute du prolapsus des paupières existe cependant quelquefois. Il atteint les deux paupières simultanément, ou une seule. Dans un cas de prolapsus cité par M. Lecorché, le nerf moteur oculaire commun n'était pas altéré ; le cerveau lui-même était sain ; les membranes cérébrales étaient seulement infiltrées d'une quantité peu notable de sérosité.

La cécité produite par l'amblyopie albuminurique jette les yeux dans une immobilité presque complète, et leur donne un certain air d'hébétude. Les paupières sont animées d'un mouvement continuel de clignotement ; on dirait qu'elles cherchent à se débarrasser d'un corps étranger introduit dans l'œil.

La cornée transparente et la sclérotique sont à l'état normal ; cependant, suivant certains auteurs, cette dernière présenterait quelquefois une coloration jaunâtre ou bleuâtre.

Douées de peu de contractilité , les pupilles sont ordinairement dilatées , à moins que la sensibilité de la rétine, plus grande au début, sous l'influence d'un état congestif de cette membrane, ne détermine la contraction de la pupille. Le rétrécissement de cette ouverture s'oppose alors à la pénétration dans l'œil d'une trop grande quantité de rayons lumineux.

Dans la majorité des cas, à moins qu'il ne prenne quelquefois une teinte grisâtre, l'iris présente sa coloration normale.

L'œil conserve , en général , la transparence de ses milieux réfringents. Exceptionnellement, le corps vitré présente une teinte jaunâtre ; dans une des observations de **M**. Lecorché, le cristallin offrait un commencement d'opacité.

Parmi les parties de l'œil atteintes de lésions fréquentes et variées, se présentent en première ligne *la choroïde* et *la rétine*. C'est surtout sur cette dernière membrane que se concentrent les altérations qui entraînent avec elles la perte partielle ou totale de la vue. Cependant Wagner cite plusieurs cas dans lesquels l'amblyopie albuminurique existait sans qu'il fût possible de trouver à l'autopsie la moindre altération matérielle appréciable ; la perte de la vue tenait sans doute alors à des troubles survenus dans la fonction nerveuse. C'est là , suivant certains auteurs, l'*amaurose dynamique*. Dans d'autres cas, la cécité qui accompagne l'albuminurie existe en même temps qu'une paralysie des membres ; elle se trouve liée alors à une altération du cerveau. Toutefois , depuis la découverte de l'ophthalmoscope , les travaux importants accomplis en France et en Allemagne à l'aide de ce merveilleux instrument tendent chaque jour à diminuer de plus en plus le nombre d'amblyopies albuminuriques dans lesquelles les membranes oculaires se présentent exemptes d'altérations appréciables.

Des altérations que présente la rétine, les unes sont éphémères, comme l'œdème ou la turgescence des vaisseaux ; les autres persistent et attaquent profondément la structure de cette membrane : ce sont des épanchements de sang sous forme d'ecchymoses, des dépôts de fibrine, et des dégénérescences graisseuses. Toutes ces lésions sont facilement appréciables à l'aide de l'ophthalmoscope, à la condition de dilater largement la pupille en instillant quelques gouttes d'une solution de sulfate neutre d'atropine, dans la proportion de quinze centigrammes de sulfate neutre d'atropine dans dix grammes d'eau distillée. Ces lésions, qu'on rencontre dans l'amblyopie albuminurique, siégent principalement dans la rétine, et, d'après le docteur Charchot (*loco citato*), elles se trouvent principalement situées dans la couche des cellules nerveuses de cette membrane.

1° *Hypérémie de la rétine.* — La turgescence des vaisseaux de cette membrane affecte de préférence le champ de la papille du nerf optique ; elle s'étend à toute sa surface, ou parfois seulement à une partie limitée du disque. Ce n'est qu'exceptionnellement que cette hypérémie s'étend à la totalité de la rétine. Sous l'influence de cette turgescence vasculaire, la papille du nerf optique ne conserve pas ses proportions normales ; elle présente une surface plus étendue, et fait une saillie plus marquée qu'à l'état physiologique. Envahie complétement, dans certaines circonstances, par une vascularisation très-marquée, on ne devine plus la place qu'elle doit occuper qu'en étudiant la convergence des vaisseaux de la rétine vers un même point central. Cette hypérémie porte à la fois sur les artères et sur les veines ; dans ces cas, on peut constater assez souvent que les artères présentent à l'observation des battements très-forts, isochrones au pouls radial. Le fond de l'œil ne paraît pas aussi brillant qu'à l'ordinaire ; une sorte de brouillard semble masquer d'abord la surface de la papille ; puis, à mesure que la maladie fait des progrès, ce brouillard paraît augmenter d'épaisseur, et il s'étend graduellement, en se dirigeant du centre de la papille vers l'équateur du bulbe. Toutefois ce brouillard n'est pas étendu sur le fond de l'œil d'une manière tellement uniforme, qu'il ne permette de voir par places, à travers la transparence de la rétine restée intacte en ce point, la surface de la choroïde dont les vaisseaux sont vivement injectés ; on peut également constater en même temps la présence des cellules pigmentaires de cette membrane. Tels sont les symptômes que l'on rencontre au début de l'affection ; plus tard, comme nous l'avons dit en commençant, la papille finit par disparaître complétement sous le nombre considérable de vaisseaux qui la recouvrent. Mais, à une période plus avancée de la maladie, la turgescence vasculaire diminue, et les vaisseaux rétiniens, loin d'être gorgés de sang, finissent par diminuer de volume ; ils s'atrophient alors de plus en plus ; quelques-uns même finissent par s'oblitérer complétement. A ce degré, les troubles survenus dans la rétine lui ont enlevé toute sa transparence, et si la choroïde peut encore être aperçue parfois, ce n'est qu'à la périphérie du champ d'observation.

2° *OEdème.* — Il accompagne souvent la turgescence des vaisseaux rétiniens ; il est, au début, peu étendu en surface, ainsi que l'hypérémie qui s'observe dans le commencement de l'amblyopie albuminurique. Il est situé ordinairement au pôle postérieur de l'œil. La papille se trouve cernée plus ou moins complétement par l'œdème comme dans une sorte d'anneau. A ce point, la rétine, de couleur rouge blanchâtre, présente une saillie plus ou moins marquée. Quelquefois le disque de la papille paraît lui-même affecté d'un certain degré d'infiltration. De même que l'hypérémie, l'œdème, qui n'a qu'une existence éphémère, ne déterminerait-il pas ces amblyopies de courte durée dans lesquelles on ne trouve à l'autopsie aucune altération oculaire?

Mais un des faits qui doit, sans contredit, attirer le plus vivement notre attention dans la maladie qui nous occupe, est la présence sur la rétine de *petites ecchymoses* et de *taches jaunâtres*, que nous allons maintenant décrire.

3° *Ecchymoses.* — Situées dans le voisinage du disque de la papille, et près de la *macula lutea*, ces taches de sang, que l'examen ophthalmoscopique permet de constater facilement, se rencontrent principalement au point de bifurcation d'un vaisseau, dans l'angle que comprennent entre elles les deux divisions. Quand ces ecchymoses n'occupent pas ce lieu d'élection, on les trouve, mais ce n'est qu'exceptionnellement, sur le vaisseau lui-même, et, dans des cas encore bien moins fréquents, elles sont situées à une certaine distance du trajet de la branche vasculaire. De ces ecchymoses, dont les plus grandes mesurent à peine quelques millimètres de diamètre, et dont les plus petites sont, pour ainsi dire, microscopiques, les unes sont isolées, les autres se réunissent par groupes ; elles sont peu saillantes; elles sont presque toujours sous-jacentes aux branches vasculaires. On n'en rencontre que fort peu placées au-dessus des vaisseaux ou situées dans leurs parois. La forme de ces taches est ovoïde ou circulaire. A contours parfaitement limités, d'une coloration rouge dans toute leur étendue, ces ecchymoses permettent de voir, à leur partie centrale, le point où le vaisseau a été déchiré; il se traduit aux regards de l'observateur par une petite tache noire. Nous retrouvons là, comme dans l'apoplexie de la rétine, décrite précédemment, l'aspect strié que présente cette membrane au niveau des ecchymoses, aspect strié qui est venu remplacer l'apparence granuleuse qu'on trouve sur la rétine normale.

Ces ecchymoses ne conservent pas leur même étendue pendant tout le cours de la maladie ; elles subissent des modifications successives, qui se traduisent par les phénomènes suivants. A une époque variable suivant les sujets et suivant le

degré de la maladie, les contours de la tache
rouge pâlissent; puis, peu à peu, soumises aux
lois de la résorption, les ecchymoses disparaissent,
ainsi que le pigment de la choroïde situé à leur
niveau, et elles se trouvent remplacées par une
tache blanche. Telle est l'opinion de M. le docteur
Desmarres. Elle ne paraît pas partagée par les
auteurs allemands. Il semblerait résulter des autopsies nombreuses qu'ils ont faites, que cette
tache serait due à une modification de la fibrine
de l'ecchymose, fibrine qui s'organiserait alors.
Suivant d'autres, cette tache jaunâtre serait due
à une dégénérescence graisseuse de la membrane
rétinienne.

4° *Dégénérescences graisseuses.* — On ne paraît
avoir rencontré, jusqu'à ce jour, les dégénérescences graisseuses de la rétine que dans l'amblyopie albuminurique. Aussi, chaque fois qu'un
malade viendra consulter pour une lésion oculaire dans laquelle l'ophthalmoscope permettra de
constater cette altération, le médecin devra-t-il
s'empresser, à l'exemple du docteur Follin, cité
précédemment, d'explorer les urines, et tout fait
présumer qu'il constatera alors dans ce liquide
la présence de l'albumine.

Les dégénérescences graisseuses de la rétine affectent absolument le même siége que les ecchymoses, relativement aux vaisseaux rétiniens ; elles sont d'une couleur blanc jaunâtre. Elles sont un peu moins grandes que les ecchymoses ; elles se distribuent comme elles, en affectant une forme circulaire, autour du disque de la papille ; on peut en compter quelquefois jusqu'à vingt (Heyman).

L'ophthalmoscope ne permet pas de distinguer si ces taches jaunâtres sont dues à des dégénérescences graisseuses ou à des dépôts de fibrine, qui remplacent quelquefois aussi les taches ecchymatiques.

Choroïde. — Les lésions de cette membrane, développées en même temps que les altérations de la rétine, que nous venons de décrire, ne sont pas toujours faciles à constater. Cela se conçoit facilement, d'après ce que nous avons vu précédemment ; en effet, les lésions de la rétine, ayant pour résultat de lui enlever sa transparence, masquent les altérations anatomiques que la choroïde, située derrière elle, peut présenter. Toutefois on aperçoit quelquefois, dans la direction de l'*ora serrata*, des accumulations de cellules pigmentaires détachées de la choroïde, se présentant sous forme de plaques noires à contours déchiquetés, situées dans le voisinage de l'*ora serrata*. On distingue aussi parfois, vers le même point, des vaisseaux choroïdiens dilatés dont la direction présente quelque chose de singulier.

Marche des altérations de la vue dans la néphrite albumineuse.—On doit à M. le docteur Landouzy d'avoir appelé de nouveau l'attention des observateurs sur l'amblyopie compliquant l'albuminurie, bien que depuis longtemps la coïncidence de ces deux affections fût établie. Se basant sur un nombre de faits trop peu considérable, le professeur de Reims déduisit, quant à la fréquence, aux caractères de l'amblyopie albuminurique, aux rapports existant entre l'amblyopie et la quantité plus ou moins grande d'albumine contenue dans les urines des malades atteints de la maladie de Bright, déduisit, disons-nous, des conséquences sur l'exactitude desquelles il revint plus tard. Il pensait d'abord que l'amaurose coïncidait avec le début de l'albuminurie, et il émettait en outre cette opinion que l'amaurose était d'autant plus complète que l'albumine était en quantité plus notable dans l'urine. Le docteur Forget combattit, l'un des premiers, les observations de M. le docteur Landouzy ; il prouva que l'amblyopie ne se montre pas toujours au début de l'affection, et que l'abondance de l'albumine n'est liée par aucun rapport invariable à l'intensité des troubles visuels. Une autre opinion, émise par M. Theil, est la suivante : c'est que l'amblyopie n'apparaît dans l'albuminurie qu'à une époque éloignée du début de l'affection, et qu'elle est beaucoup moins fréquente dans la forme aiguë que dans la forme chronique de la maladie dont il s'agit. Cette manière de voir est, du reste, appuyée par l'analyse des observations du docteur Lecorché, qui, tout en prouvant que l'amaurose peut se présenter au début, montre qu'elle est plus fréquente dans une période avancée de l'affection. L'erreur répandue jusqu'à ce jour tient à ce que l'œdème n'est pas toujours un symptôme initial de la maladie de Bright; seulement les malades faibles, perdant depuis longtemps leurs forces, présentant en même temps un visage pâle, sont en général considérés comme atteints de chlorose par les médecins qui ne songent à examiner les urines qu'au moment où le malade se plaint de troubles du côté de la vue. On constate alors la présence de l'albumine dans l'urine; on diagnostique une maladie de Bright, et l'amblyopie qui l'accompagne est considérée comme un symptôme se manifestant au début de cette affection. Il n'en est rien toutefois : la maladie, d'après les symptômes qui tourmentaient le malade, existait bien longtemps avant que le diagnostic albuminurie fût porté. La chlorose n'était alors qu'un symptôme.

Les observations des auteurs, celles de M. Lecorché entre autres, prouvent aussi d'une manière péremptoire que des troubles profonds de la vue peuvent exister, bien qu'il ne soit possible de constater qu'une minime proportion d'albumine dans les urines analysées. Cela se comprend facilement du reste, dès que l'albuminurie a déterminé une lésion du côté des yeux. Cette lésion devient à son tour une maladie, en quelque sorte indépendante de la première. En effet, si la diathèse albuminurique a été la cause d'épanchements sanguins sur la rétine, nous nous trouverons en présence d'une apoplexie rétinienne. Ce siége variable des ecchymoses peut entraîner des conséquences en rapport, non pas avec la quantité de l'albumine dans l'urine, mais avec le siége de l'épanchement sanguin, qui, bien que peu étendu, pourra entraîner la cécité, s'il siége sur la tache jaune. M. Lecorché cite, à l'appui de cette opinion, les observations de deux femmes qui conservèrent un certain degré d'amblyopie, alors que depuis longtemps on ne retrouvait plus de traces d'albumine dans les urines. D'autres fois, au contraire, bien que l'albuminurie persiste, les troubles de la vue disparaissent.

Peu d'affections présentent autant d'irrégularité dans leur marche que l'amblyopie albuminurique. Se montrant avec des exacerbations d'intensité et de durée variables, l'amaurose peut persister pendant tout le temps de l'albuminurie, comme elle peut se déclarer au début, ne persister que peu de temps, de quelques heures à plusieurs jours, et disparaître, en laissant à la vue toute son intégrité.

D'après M. Landouzy, lorsque l'application de vésicatoires étendus est suivie de la manifestation amblyopique, cette dernière peut durer pendant un temps fort court, de même qu'elle persiste quelquefois, alors même que l'urine ne contient plus d'albumine.

M. Lecorché cite le cas d'un individu atteint de cataracte siégeant sur le pôle postérieur du cristallin, en même temps qu'il était affecté d'une amaurose double. Ce cas est exceptionnel, car ordinairement l'amblyopie plus ou moins intense est la seule complication qu'on rencontre, du côté de l'appareil oculaire, dans l'albuminurie. Nous avons vu précédemment que l'amblyopie albuminurique peut atteindre à la fois les deux yeux, ou se fixer sur un seul ; nous savons également qu'elle peut présenter tous les degrés, depuis le simple trouble de la vue, d'une durée très-éphémère, jusqu'à la cécité complète et incurable.

Pronostic des altérations de la vision, survenant dans la néphrite albumineuse.—Il résulte de l'analyse des observations publiées jusqu'à ce jour que l'amblyopie albuminurique ne conduit pas fatalement à la cécité. Dans la majorité des cas, les troubles de l'appareil oculaire disparaissent insensiblement, et finissent, dans certains cas, par cesser d'une manière complète.

Parmi les causes nombreuses qui ont pour résultat le développement de l'amblyopie albuminurique, la parturition est, sans contredit, l'affection à la suite de laquelle l'amaurose dont nous parlons se modifie, avec le plus de rapidité, d'une manière favorable.

D'après Simpson, des convulsions suivraient toujours l'amblyopie albuminurique se manifestant pendant le cours de la gestation. Quand elle se montre à la fin de la grossesse, pendant ou après l'accouchement, la mort est toujours la terminaison de l'amaurose albuminurique, qui serait alors liée à une maladie incurable des reins; mais, au début de la grossesse, toujours d'après le même auteur, sa terminaison est moins funeste.

Les récidives sont fréquentes dans l'amblyopie albuminurique. Une femme qui, pendant une première grossesse ou à la suite de la parturition, a présenté cette variété d'amaurose, et qui l'a vue disparaître, se trouve exposée à subir la même maladie si elle devient enceinte de nouveau. Les hommes ne sont pas à l'abri, non plus, de récidives. M. Landouzy cite l'observation d'un jeune homme frappé d'amaurose albuminurique, dont la guérison s'obtint et se maintint dix mois entiers, et qui fut soumis à une rechute après ce temps. L'albumine manifesta encore sa présence dans l'urine, et l'amblyopie se reproduisit une seconde fois.

Entourant la papille d'un anneau de granulations à forme irrégulière, mais à reflets brillants, les taches graisseuses, en quelque sorte pathognomoniques, de l'amblyopie déterminée par la maladie de Bright, se trouvent situées vers le centre de la rétine. Suivant les cas, la papille est entourée d'un anneau plus ou moins complet et d'un diamètre variable. La forme sous laquelle se groupent ces taches n'est pas plus constante que leur nombre. D'après Wagner, elles affecteraient des dispositions très-variées, offrant parfois une disposition radiée; dans d'autres cas, monoliforme; affectant, dans une autre circonstance, la forme d'un raisin. (Wagner.) Heyman cite une observation dans laquelle les granulations graisseuses ne formaient qu'une plaque unique, voilant toute la partie centrale de la rétine. Examinées à un fort grossissement, les granulations graisseuses n'ont pas toujours un aspect uniforme; mais, en se servant d'un grossissement de trois cents diamètres, on observe alors que les taches jaunes sont formées par l'agglomération de molécules granuleuses très-ténues, d'une couleur foncée, et par la réunion de cellules de grandeur inégale, les unes très-peu volumineuses, les autres plus grosses, ayant une teinte jaunâtre. A la partie externe de quelques-unes de ces cellules, on voit un noyau dont les bords sont exactement limités, et qui ne paraît pas être de nature graisseuse. Des prolongements de couleur jaunâtre et de forme granuleuse partent des taches que nous venons de décrire ; ils paraissent représenter les prolongements modifiés des cellules uni , bi et tripolaires, que les micrographes Kolliker et Corti ont décrites. D'après Wirchow , on trouve , en déchirant une de ces cellules peu d'heures après la mort, des cellules nerveuses altérées, confondues avec les éléments que nous venons de décrire. Tous ces éléments sont bien de nature graisseuse, car les alcalis les font pâlir et l'éther les dissout.

La couche des bâtonnets n'est pas envahie par ces éléments, qui siégent principalement dans les couches granuleuses et globuleuses de la rétine. La couche nerveuse ne renferme pas toujours de granulations graisseuses ; mais elle contient, en grand nombre, des éléments situés entre les fibres de cette couche : ils paraissent être de nature amylacée, car, traités par l'acide sulfurique et par l'iode, ils donnent la réaction de l'amidon.

État des yeux. — Les muscles du globe oculaire sont à l'état sain ; il en est de même du nerf optique. On constate parfois un épaississement de la conjonctive, dont le tissu cellulaire est infiltré de sérosité et quelquefois ecchymosé. D'après M. Gué-

pin, de Nantes, on rencontrerait aussi des ulcérations de la cornée et une inflammation de l'iris.
M. Lecorché a trouvé une fois une cataracte siégeant sur la partie postérieure du cristallin.

Les auteurs modernes, Grœfe, Desmarres entre
autres, considèrent la cataracte corticale postérieure comme le résultat des lésions des parties profondes de l'œil. D'après M. Lecorché, les altérations
de la rétine seules pourraient bien provoquer l'opacité du cristallin. Il serait d'autant plus porté à le
croire, que la cataracte se montre souvent dans la
dernière période du diabète sucré, maladie qui
présente une durée plus longue que la maladie de
Bright.

La cataracte polaire postérieure ne trouverait-
elle pas ici son origine dans une cause analogue à
celle que nous avons décrite en parlant du staphylôme postérieur? Nous avons vu, en effet, que, sous
l'influence du ramollissement du corps vitré dans
cette maladie, une opacité se développait au pôle
postérieur du cristallin. Le corps vitré, sous l'influence de l'infiltration qui envahit la face et le
cerveau, ne serait-il pas aussi lui, dans l'albuminurie, soumis à une infiltration de sérosité qui
entraînerait un ramollissement de ce corps, ramol-

lissement sous l'influence duquel se développerait, comme dans le staphylôme postérieur, une opacité au pôle postérieur de la lentille?

Nous allons voir, du reste, en étudiant les altérations de la choroïde, que d'autres raisons d'être de cette cataracte polaire postérieure se trouvent dans les modifications pathologiques que présente cette membrane.

Choroïde. — Plusieurs des altérations qu'on rencontre dans cette membrane ne sont que la conséquence de celles que la rétine nous offre dans l'albuminurie. C'est par erreur, d'après M. Lecorché, que Muller et Drasche ont considéré ces altérations comme la cause de l'amaurose que nous étudions.

La surface interne de la choroïde présente des taches arrondies, de couleur jaunâtre, affectant une forme plus ou moins régulière ; elles sont dues à la disparition des granulations pigmentaires. On *les rencontre en plus grand nombre dans le voisinage de la papille*. Dans certains cas, on les trouve situées à la *partie antérieure de la choroïde*, près des procès ciliaires. Ces taches peuvent se montrer isolément, ou se réunir entre elles et envahir toute la surface de la choroïde. (*Voir* la thèse de Lecorché, p. 33,

observation VII, Giraldès.) En dehors des limites
de ces taches, les vaisseaux de la choroïde s'aperçoivent avec la disposition qui leur est propre.
Suivant les cas, ils paraissent variqueux ou
atrophiés.

L'ophthalmoscope permet de constater la présence des taches blanc jaunâtre dont nous venons
de parler. Mais on rencontre aussi de petites
taches noirâtres, qui siégent surtout vers l'*ora serrata*. M. Lecorché pense qu'elles sont dues à une
hypersécrétion du pigment choroïdien en ces
points. Ne seraient-elles pas plutôt le résultat d'un
effet purement mécanique, et dues alors à une
accumulation du pigment produite par la macération, sous l'influence de laquelle le pigment, se
détachant de la choroïde, donnerait lieu aux taches
jaunâtres déjà signalées, et, s'accumulant sur d'autres, produirait alors les amas de granulations pigmentaires sous forme de taches noires. Wagner a
signalé la présence de nombreux cristaux dans ces
amas de pigment,

La membrane interne de la choroïde acquiert
parfois, dans cette maladie, une résistance et un
aspect tels, que M. Giraldès, dans l'observation citée
plus haut, a cru devoir la comparer à ces dépôts

de fibrine que nous présente quelquefois la surface externe du cœur. Ce fait semblerait prouver l'existence de la membrane interne de la choroïde, que certains auteurs allemands n'admettent pas.

Des ecchymoses se rencontrent aussi sur la choroïde ; mais c'est surtout entre cette membrane et la rétine qu'elles se présentent. Des adhérences s'établissent aussi parfois entre ces deux membranes ; elles sont, dans certains cas, tellement intimes, qu'en cherchant à enlever la rétine, on ne le fait qu'avec peine, et elle entraîne à sa suite de légers tractus blanchâtres qui l'unissaient à la choroïde.

Dans les altérations qui précèdent, nous trouverons facilement l'explication de la possibilité d'une cataracte se développant au pôle postérieur du cristallin, sous l'influence de certaines altérations de la choroïde. Nous venons de voir, en effet, que, lorsqu'on rencontre sur la choroïde des taches blanchâtres, *elles siégent en plus grand nombre dans le voisinage de la papille.* Reportons-nous maintenant à ce que nous avons dit à l'article cataracte, maladie à propos de laquelle nous avons exposé les opinions de M. le docteur Cusco. D'après ce chirurgien distingué des hôpitaux de

Paris, à l'atrophie choroïdienne postérieure correspond toujours le ramollissement du corps vitré ,
qui entraîne, en général, une altération de l'artère
centrale de la rétine , artère qui tient sous sa dépendance la vitalité de la partie postérieure du
cristallin. Rien d'étonnant, par conséquent, qu'une
opacité se montre au pôle postérieur de la lentille.
Nous savons aussi , d'après le même auteur, qu'à
l'atrophie choroïdienne antérieure est lié le développement d'une opacité de la totalité de la
lentille. Il n'y aurait donc rien d'impossible que ,
dans certains cas , la cataracte vînt compliquer
l'amblyopie albuminurique , puisqu'on rencontre
quelquefois sur la choroïde, dans le voisinage des
procès ciliaires , des taches blanc jaunâtre , indiquant une atrophie choroïdienne en ce point.

L'œdème et l'hypérémie de la rétine , dont on
peut constater l'existence pendant la vie à l'aide
de l'ophthalmoscope, ne laissent pas dans les autopsies, comme on le conçoit facilement, de traces
de leur passage. Cependant la papille du nerf optique présente quelquefois des traces d'altération ;
mais cela n'arrive qu'après une hypérémie rétinienne de longue durée. Le disque de la papille
est alors plus grand ; il fait une saillie plus con-

sidérable au-dessus de la surface de la rétine ; il offre une coloration blanchâtre rappelant par son aspect la nature d'une substance tendineuse. Les artères et les veines forment, à la surface de la papille, une saillie plus marquée. Les taches de sang qu'on rencontre sur la rétine occupent tantôt la superficie, tantôt elles se trouvent situées dans l'épaisseur même des couches profondes de cette membrane. Circonscrites dans certains points, les limites de ces ecchymoses se confondent, dans d'autres endroits, avec la coloration du tissu ambiant. Ces taches, qui n'envahissent que rarement la couche des bâtonnets, ont leur siége, lorsqu'elles sont profondes, dans les couches vasculaire et granuleuse de la rétine ; parfois on les trouve entre la rétine et la choroïde. Les parties de la surface antérieure de la rétine, tachées par les ecchymoses, ne présentent plus leur apparence striée normale ; elle proémine en outre, en ces points, du côté du corps vitré. La rétine a perdu, au niveau des taches, sa résistance normale, tout en acquérant une plus grande épaisseur. Les épanchements de sang rétiniens se trouvent d'ailleurs soumis aux mêmes modifications ultérieures que les ecchymoses qu'on rencontre dans les autres tissus de l'économie. Les globules du sang perdent donc peu à peu leur coloration rouge, pour se transformer en granulations blanchâtres qu'on serait porté à confondre avec des granulations graisseuses, si les réactifs chimiques n'indiquaient le contraire. Des modifications se rencontrent aussi dans le système vasculaire qui avoisine ces ecchymoses. Parmi les vaisseaux, les uns passent au-dessus des ecchymoses, les autres côtoient les taches sanguines ; tous présentent, au niveau de ces taches, un diamètre moindre qu'à l'état normal ; ils offrent tous également de nombreuses sinuosités, et sont plus proéminents que d'habitude. Le tissu qui entre dans la composition des parois de ces vaisseaux n'est point altéré en général ; il a seulement acquis plus d'épaisseur.

On rencontre, entre autres altérations, dans les yeux affectés d'amblyopie albuminurique, des taches de couleur blanchâtre ; elles sont situées près des taches de sang ; à leur niveau, la rétine est beaucoup plus épaisse et plus résistante qu'à l'état physiologique. On ne les rencontre généralement que sur la rétine ; leur surface est quelquefois marquée d'un pointillé grisâtre. D'après Wagner, ces taches ne renferment point de globules graisseux ; elles ne contiennent que des éléments sans structure, affectant une forme de rhombe ou de carré. D'après le même auteur, elles représenteraient des modifications de la fibrine. Ces éléments paraîtraient avoir une certaine ressemblance avec les cristaux dont parle Muller, et ne seraient pas décomposés par les alcalis, ni par les acides sulfurique et acétique. Le microscope indique aussi la présence de ces éléments dans les *canaliculi* du rein, tandis que l'urine n'en présenterait pas (Rosenstein). Les exsudations rétiniennes, que l'ophthalmoscope a fait reconnaître pendant la vie, semblent, à l'autopsie, représentées par les plaques que nous venons de décrire.

Sur la rétine, on observe une modification dans les gros troncs vasculaires ; les vaisseaux sont plus sinueux, et présentent des renflements variqueux. Les fines ramifications qui se dirigent vers l'*ora serrata* deviennent plus apparentes qu'à l'état normal. On rencontre, dans certains cas, un épaississement avec dégénérescence dans les parois des vaisseaux, au voisinage des taches jaunes graisseuses dont nous allons parler. Le diamètre de ces vaisseaux est moindre qu'à l'ordinaire. D'après d'autres auteurs, les vaisseaux rétiniens s'atrophient et ils finissent même quelquefois par disparaître complétement près des taches graisseuses, dont nous allons maintenant faire la description.

L'albuminurie n'entraîne pas nécessairement le développement de l'amaurose. Quand cette dernière existe, on n'en doit pas porter un pronostic plus défavorable relativement à la maladie de Bright, sous l'influence de laquelle elle s'est montrée.

Recherches d'anatomie pathologique relatives à l'amblyopie et à l'amaurose survenant dans la néphrite albumineuse. — Les auteurs qui ont parlé les premiers de la coïncidence de l'amblyopie ou de l'amaurose avec la néphrite albumineuse, en ont cherché la cause dans les altérations matérielles ou fonctionnelles des centres nerveux. Bright, M. Landouzy et plusieurs auteurs ne disent rien de l'état du globe oculaire dans les autopsies qu'ils ont faites d'individus atteints d'albuminurie. Il n'y a qu'un petit nombre d'années que les médecins allemands et français ont dirigé leur attention vers ce point.

Une des premières autopsies du globe oculaire, faite dans le but qui nous occupe, permet de constater des exsudations à la face postérieure de la rétine (Turck, 1850). Des travaux importants d'auteurs allemands vinrent bientôt montrer les phases diverses de *la dégénérescence graisseuse de la rétine*. On peut encore aujourd'hui trouver des yeux d'amaurotiques atteints d'albuminurie, yeux, dans lesquels il n'est pas possible de constater de lésion appréciable. On doit, jusqu'à nouvel ordre, conserver à cette amblyopie le nom d'*amblyopie nerveuse* ou d'*amblyopie urémique*.

État du cerveau et de ses membranes. — La quantité de sérosité est très-variable dans cet organe. Parfois à peine appréciable, on la rencontre, dans certains cas, en grande quantité ; le tissu de la pie-mère en est infiltré ; les ventricules du cerveau peuvent en être remplis. A l'état normal, ordinairement le cerveau ne contient point d'épanchements de sang ; il ne présente aucune altération dans ses capillaires sanguins, qui ne sont ni plus nombreux ni plus injectés ; sa consistance n'est pas modifiée. D'après Heyman, on rencontrerait parfois des globules graisseux dans les cellules des corps striés ; ces globules seraient même parfois à l'état libre, et il a indiqué dans la substance grise du cerveau un plus grand nombre de *corpuscule* dits *amylacés*.

Traitement des altérations de la vision survenan

dans la néphrite albumineuse. — Épiphénomène d'une maladie très-sérieuse en elle-même, l'amblyopie albuminurique n'a pas jusqu'à ce jour été le sujet de recherches thérapeutiques spéciales. Contre la myopie et la presbytie, qui accompagnent parfois cette maladie, on a proposé l'emploi de verres concaves ou convexes. Mais ils n'ont qu'une efficacité momentanée, si tant est qu'ils en aient aucune. Un autre moyen palliatif conseillé également est l'instillation fréquente de quelques gouttes d'un collyre au sulfate neutre d'atropine. On comprend facilement qu'il doit être d'un secours bien minime, en regard des altérations profondes auxquelles la rétine a été soumise. Mais, au début de l'affection, si on constate à l'ophthalmoscope une hypérémie bien marquée des vaisseaux rétiniens, on devra employer les émissions sanguines pratiquées dans la région temporale, auxquelles on fera succéder l'usage des vésicatoires volants autour de l'orbite, en dérivant en même temps sur le tube digestif. Quand on aura constaté la présence des globules graisseux sur la rétine, on n'aura plus à mettre en usage que les moyens thérapeutiques généraux dirigés contre l'albuminurie elle-même, moyens thérapeutiques qu'il n'entre pas dans notre plan d'exposer ici.

Résumé des opinions émises sur le mode de production de l'amblyopie et de l'amaurose albuminuriques. — Pour M. Landouzy, l'amblyopie serait due à une modification de l'humeur aqueuse, modification qu'il croit produite par la présence de l'urée dans ce liquide. Mais, d'après les analyses de MM. Wœlher et Millon, l'humeur aqueuse à l'état normal contient une quantité très-sensible d'urée ; et comme on n'a pas cherché si, dans l'amblyopie albuminurique, l'urée était en proportion plus grande qu'à l'état normal, cette hypothèse doit être jusqu'ici abandonnée. M. Landouzy émet, en dernier lieu, une autre opinion; il attribue les troubles de la vision à une modification survenue dans les fonctions du nerf trisplanchnique.

L'urémie serait, pour le docteur Frerichs, la cause des amauroses dans lesquelles on ne rencontre pas d'altérations sur la rétine.

On a aussi attribué l'amblyopie à une diminution dans la réfringence des milieux de l'œil, causée par une diminution dans les proportions de l'albumine (Piorry).

M. Mialhe admet la même cause, mais il la croit produite par une modification particulière dans la composition de l'albumine du sang.

On a admis aussi que l'amaurose était produite par une diminution dans la sensibilité rétinienne. Cette insensibilité serait due alors à une compression sur la rétine, par l'augmentation de volume des liquides intra-oculaires soumis à l'infiltration. Mais, s'il est possible que ce phénomène se produise quelquefois, dans bien d'autres circonstances il n'aura pas lieu. Cette hypothèse ne peut donc pas encore s'appliquer à tous les cas.

M. Ancelon pense que l'appareil oculaire, doué d'une sensibilité exquise, d'une vascularité considérable, soumis à l'influx nerveux que lui transmettent le grand nombre de nerfs qui entrent dans sa composition, M. Ancelon, disons-nous, pense que cet organe ne peut fonctionner normalement qu'à la condition d'être soumis à l'action d'une innervation très-puissante. Or, cette innervation perd bien vite de son intensité sous l'action d'une maladie telle que l'albuminurie. Sous l'influence de cette affection, l'économie se trouve, en effet, rapidement et profondément détériorée. La fonction visuelle doit donc être elle-même modifiée d'une

manière funeste, privée qu'elle se trouve d'un influx nerveux suffisant à l'exercice de ses fonctions.
D'après le même auteur, ne voit-on pas survenir
des troubles graves du côté de l'appareil oculaire,
dans une maladie qui jette également le malade
dans un profond état de débilité ? Nous voulons
parler du diabète sucré.

M. Lecorché est loin de nier que cette opinion
ait en sa faveur une grande vraisemblance ; on sait
en effet que, sous l'influence de plusieurs maladies
ayant pour résultat une prostration considérable
des individus qui en sont atteints, les organes audi-
tif et oculaire sont troublés dans leurs fonctions.
L'amblyopie permanente ou momentanée est souvent le résultat de pertes rapides, sous l'influence
d'exercices immodérés ayant nécessité une dépense
considérable de fluide nerveux. Mais combien de
maladies ne voit-on pas, le scorbut, la diathèse cancéreuse, la phthisie pulmonaire et autres, dans
lesquelles le sang est soumis à un appauvrissement
aussi considérable que dans la maladie de Bright,
sans qu'il survienne pour cela de troubles du côté de
la vue ! Nous savons, d'autre part, que l'amblyopie
albuminurique est parfois de courte durée, qu'elle
se montre quelquefois au début de l'albuminurie,

pour disparaître ensuite et ne pas se montrer de nouveau, bien que le sang devienne de plus en plus pauvre sous l'influence des progrès incessants de la maladie.

Cette hypothèse de **M.** Ancelon et celle des docteurs Landouzy et Frerichs peuvent tout au plus s'appliquer aux cas d'amblyopie dans lesquels la science n'a pas encore pu constater de lésions appréciables sur la membrane de l'œil. Mais nous savons que, d'après le grand nombre d'autopsies faites en France et en Allemagne depuis quelques années, on a trouvé sur les membranes de l'œil, et principalement sur la rétine, des lésions qui rendent très-bien compte des troubles que présente la vue dans la maladie de Bright. Toutefois les auteurs ne sont pas d'accord ; quelques-uns (Turck, Wirchow, Imans, Wagner) pensent qu'elles sont dues à des *altérations de la circulation. Coccius, Heyman*, etc., les rapportent à des *altérations de nutrition.* Parfois les lésions paraissent de nature *inflammatoire* ; dans d'autres circonstances, on pourrait les attribuer à un état congestif passif. La diversité des opinions émises par les auteurs tient évidemment à la diversité des lésions que présente l'appareil oculaire dans l'albuminurie ; le ré-

sumé rapide de ces lésions rendra parfaitement
compte de la dissidence apparente que nous offrent
les ouvrages des auteurs qui ont étudié la question
qui nous occupe. Ainsi, les vaisseaux de la rétine
sont parfois atrophiés, et ne se voient pas dans le
voisinage de l'équateur du bulbe; on ne les voit
plus, en général, au niveau des taches; des granulations graisseuses viennent parfois envahir les
parois des canaux sanguins. L'agglomération de
ces granulations graisseuses forme des plaques
mal limitées, dont l'étendue varie avec le nombre
des granulations. Le manque de transparence de la
rétine en certains points n'est dû, malgré l'aspect
normal que paraît présenter cette membrane, qu'à
l'accumulation d'un grand nombre de granulations
graisseuses d'un volume si minime, qu'il faut se
servir d'un fort grossissement pour les voir. Les
taches ne présentent pas, dans leur voisinage, d'injection vasculaire; on n'y rencontre pas non plus
de taches de sang, ni d'exsudats de matière plastique. Quand la transparence de la rétine permet
d'apercevoir la choroïde, les vaisseaux de cette
membrane ne paraissent pas plus injectés qu'à
l'état normal. La choroïde ne peut être vue, quand
la rétine a subi dans sa texture un épaississement

qui s'accompagne ordinairement d'une coloration rouge jaunâtre. Dans d'autres cas, la choroïde paraît injectée, les vaisseaux périphériques sont plus visibles qu'à l'habitude ; on peut même suivre les capillaires de cette membrane ; parfois la papille du nerf optique, recouverte de vaisseaux sanguins, n'est plus facile à apercevoir. Dans d'autres cas, les taches graisseuses sont parfaitement dessinées ; des taches sanguines sécrétées à diverses époques sont situées près d'elles, et s'accompagnent par places d'exsudats de matière plastique.

D'après la description précédente, nous voyons qu'on peut classer sous deux chefs principaux les altérations que présente l'œil dans la néphrite albumineuse :

1° Les cas dans lesquels on rencontre une dégénérescence graisseuse, en quelque sorte idiopathique, dont nous ignorons complétement la nature intime ;

2° Les cas dans lesquels la dégénérescence graisseuse est accompagnée de taches sanguines, d'hypérémie vasculaire, qui semblent indiquer un état congestif évident; seulement on peut se demander si on se trouve en présence d'une congestion active ou passive ayant déterminé cette dégénérescence graisseuse.

M. Lecorché pense que les lésions précédentes sont dues plutôt à une congestion passive qu'à une congestion active, et il fonde son opinion sur ce fait, que l'hypérémie offerte par la rétine dans l'amblyopie albuminurique est loin d'être semblable à l'hypérémie franchement active de la rétine, et que d'autre part, dans les viscères de l'économie, sous l'influence de la maladie de Bright, on observe un état plutôt congestif qu'inflammatoire.

Du travail important que nous venons d'analyser, M. Lecorché se croit en droit d'établir les conclusions suivantes :

« 1° Les altérations de la vision (amblyopie, amaurose) ne se montrent pas constamment dans les néphrites albumineuses aiguës ou chroniques, mais elles constituent un phénomène assez fréquent de ces maladies ;

» 2° Le jeune âge, le sexe féminin, la gestation ou la parturition récente, la forme chronique de la néphrite albumineuse, disposent au développement de l'amblyopie albuminurique ;

» 3° Il n'existe pas de relation constante entre

la gravité de l'amblyopie et celle de l'altération des reins, non plus qu'entre l'intensité de l'amblyopie et la quantité de l'albumine contenue dans l'urine ;

» 4° Les conditions qui, chez les albuminuriques, ont contribué à affaiblir l'économie, ont de l'influence sur le développement de l'amblyopie ;

» 5° L'existence de l'amblyopie n'est point une condition de la gravité de la néphrite albumineuse, et ne rend pas nécessairement le pronostic plus fâcheux ;

» 6° L'amblyopie peut cesser ou persister après la disparition des phénomènes de la néphrite albumineuse ;

» 7° Dans certains cas, on n'a constaté aucune altération des membranes de l'œil, et on a pu croire à une lésion purement fonctionnelle ; mais, le plus souvent, des altérations plus ou moins profondes de la rétine et de la choroïde ont été constatées pendant la vie ou après la mort.

» Il est probable que le perfectionnement de nos moyens d'examen contribuera à diminuer le nombre des amblyopies sans lésions anatomiques.

» 8° Les altérations observées dans la rétine peuvent être rattachées à des lésions de circulation ou de nutrition. Les premières consistent dans une *hypérémie* rétinienne, active ou passive ; les secondes, dans des *dégénérescences* de nature graisseuse, *primitives* ou *consécutives* à d'autres altérations. »

ARTICLE X (1).

Amblyopie causée par le diabète sucré (glycosurie).

Il n'est pas rare de rencontrer, dans la pratique, des individus atteints d'amblyopie chez lesquels l'examen ophthalmoscopique ne dénote point la présence de lésion appréciable des membranes profondes de l'œil. Analysez alors les urines de ces individus, vous les trouverez souvent atteints de diabète sucré. C'est toujours ce que doit faire, du reste, le chirurgien attentif, si l'examen ophthalmoscopique de l'œil n'indique pas de lésion apparente ; et si l'interrogation des malades ne porte pas à penser qu'on est en présence d'une amaurose cérébrale, on devra examiner immédiatement

____

(1) *Voir* Desmarres.

les urines, et on constatera alors que les malades sont atteints de néphrite albumineuse, de glycosurie, ou de spermatorrhée. Il sera d'autant plus important d'analyser, dès le début de l'amblyopie, les urines du malade, qu'on lui évitera, grâce à un diagnostic précis, une série de moyens thérapeutiques ayant pour moindre inconvénient de faire souffrir le malade en pure perte, et souvent même de le soumettre à un traitement général en opposition directe avec les moyens qu'on devrait employer.

Symptômes de l'amblyopie diabétique. — Ils ont une grande analogie avec ceux qu'on rencontre dans l'amblyopie albuminurique. Ils se caractérisent par une diminution notable de la faculté visuelle, altération de la vue que les malades cherchent à combattre par l'emploi de verres convexes de plus en plus forts, et par la perception, dans certains cas, de mouches volantes ; mais ce symptôme est si fugace et se rencontre dans tant d'affections oculaires diverses, qu'il n'est pas, au point de vue de la symptomatologie, d'une grande importance. Ce n'est qu'exceptionnellement qu'on rencontre, au début de l'amblyopie diabétique, la soif et l'abondante sécrétion urinaire, qui, plus tard, deviennent un des symptômes pathognomoniques de la glycosurie. Les malades ne se plaignent, en général, d'aucun trouble dans leur santé. Ce trouble de la vue est, en quelque sorte, un avertissement pour le médecin instruit, et qui pourra le mettre sur la voie d'un traitement favorable, et lui permettre d'enrayer la marche d'une maladie fatalement mortelle quand elle est reconnue trop tard. Ce sera ici le cas de mettre à profit les travaux importants, sur le traitement du diabète sucré, de deux professeurs distingués des facultés de Paris, **MM.** Claude Bernard et Bouchardat.

M. Desmarres cite, dans son excellent *Traité des maladies des yeux*, deux observations de malades atteints d'amblyopie albuminurique, sur les rétines desquels il a rencontré les mêmes lésions que dans l'amblyopie albuminurique. Dans les urines de ces deux malades, il n'y avait pas d'autre produit anormal que du glycose. **M.** Desmarres se demande si une albuminurie aurait précédé le diabète.

L'amblyopie albuminurique s'accompagne quelquefois, et même souvent, de la présence d'une cataracte. **M.** de Grœfe, qui, le premier, je crois, a signalé cette coïncidence, vient de publier dernièrement une note qui a provoqué la publication de l'article suivant.

Nous l'extrayons de la *Gazette hebdomadaire* du 23 mars 1860, page 179.

« Nous avons plusieurs fois parlé de la cataracte diabétique (*Gaz. hebd.*, 1859, p. 804, et 1860, nº 1, p. 5); il nous tombe sous les yeux une note de M. de Grœfe sur le même sujet, insérée dans le numéro 10 de la **Deutsche Klinik**, année 1859. L'opinion de l'auteur, en pareille matière, ne peut être passée sous silence.

» M. de Grœfe pense que le diabète est incontestablement cause de cataracte dans un assez grand nombre de cas. En examinant minutieusement, pendant ses voyages, un grand nombre de diabétiques en traitement dans divers hôpitaux, il a noté qu'un quart environ de ces malades étaient affectés de cataracte, et cette donnée est confirmée, dit-il, par la plupart des médecins qui ont traité beaucoup de diabétiques. Ce qui prouverait encore qu'il ne s'agit pas là d'une simple coïncidence, c'est que les diabétiques jeunes sont affectés de cataracte aussi bien que les plus âgés. Chez les premiers, la variété qu'on rencontre constamment, c'est la cataracte corticale molle.

» M. de Grœfe a fait trois fois l'extraction par incision linéaire, et les suites en ont été très-heureuses.

» Nous ne pouvons, sur cette question, que nous en tenir à ce que nous avons dit dans nos précédents articles. Que le diabète puisse devenir une cause indirecte de cataracte, c'est ce qui ne paraît guère douteux, toute réserve faite quant à la fréquence du fait. Mais ce qui est loin encore d'être démontré, c'est que cette espèce de cataracte se distingue des autres par des caractères extérieurs bien appréciables, et apporte des indications particulières dans le choix du mode opératoire. »

ARTICLE XI.

Amblyopie produite par la spermatorrhée (1).

Si le médecin est appelé à donner des soins à un individu atteint d'amblyopie; si, d'autre part, l'examen ophthalmoscopique n'indique aucune

(1) *Voir* Desmarres.

lésion appréciable, on devra examiner, comme nous l'avons dit antérieurement, les urines; l'absence de l'albumine ou du glycose dans ce liquide doit faire songer à la présence des zoospermes dans l'urine. On sera, du reste, mis sur la voie du diagnostic, même avant de faire l'analyse que nous conseillons, en apprenant du malade qu'il a une mauvaise vue, qu'il éprouve un sentiment général de fatigue, se faisant sentir surtout dans les cuisses; qu'à un bon appétit largement satisfait, succède néanmoins depuis longtemps un état de maigreur incessant; qu'il est tourmenté de palpitations de cœur sans lésion organique; que la marche est pénible et s'accompagne d'essoufflement. On recherchera alors, à l'aide du microscope, la présence des zoospermes, et on la constatera très-facilement en recueillant quelques gouttes de l'urine qui reste dans le canal après l'émission de ce liquide. On ne doit pas oublier, du reste, que les excès vénériens de toute sorte peuvent amener du trouble dans les fonctions de l'appareil oculaire, et un illustre chirurgien de l'école de Lyon, M. Pétrequin, a signalé depuis longtemps, dans son excellent *Traité d'anatomie des régions*, ce fait, que j'ai eu l'occasion de constater plusieurs

fois dans ma pratique, de la déviation de la pupille qu'on rencontre chez les enfants qui se livrent
à l'onanisme, déviation dans laquelle la pupille
est portée un peu en haut et en dedans. La pupille,
dans la spermatorrhée, est ordinairement paresseuse.

ARTICLE XII (1).

Décollement séreux de la rétine (hydropisie
sous-rétinienne).

Symptômes ophthalmoscopiques. — Une recommandation qu'on ne doit jamais oublier de faire
au malade, quand on a vu la papille et les parties
circonvoisines, est de mouvoir l'œil rapidement
dans différentes directions; s'il existe des corps
flottants dans le corps vitré, cette manœuvre les
rendra apparents à l'observateur, et quand il y
aura un décollement de la rétine, on pourra facilement le diagnostiquer. Dans ce cas, sous l'influence des mouvements rapides du globe oculaire,

(1) *Voir* Desmarres, Follin.

on verra flotter dans la cavité de cet organe une masse de couleur blanc bleuâtre, d'un volume variable, de forme sphérique ou ovoïde, marquée de stries formées par des vaisseaux sanguins. Le siége de cette masse est variable; ordinairement située à la partie la plus déclive de l'œil, elle en occupe parfois la partie inférieure et interne; mais, le plus fréquemment, elle est située à la partie inférieure et externe du fond de l'œil. M. Desmarres cite deux cas de décollement de la rétine qu'il eut occasion d'observer peu d'heures après l'accident. Dans les deux cas, la masse était située à la partie supérieure de l'œil; dans l'un d'eux, cette masse présentait une disposition particulière; elle était bilobée; chacun des lobes était allongé dans le sens antéro-postérieur, et chacun d'eux cachait une partie du demi-cercle supérieur du disque de la papille. « Le lendemain, tout cela avait disparu, et le liquide s'était réuni à la partie inférieure de l'œil; d'où je conclus (Desmarres) qu'il est possible que l'épanchement se fasse souvent sur un autre point que celui où on l'observe. »

L'aspect de la masse que présente le décollement rétinien est variable suivant la quantité de lumière dirigée dans l'œil. Le décollement présente ordinairement une coloration blanc bleuâtre ; quand il est de couleur rouge, il y a eu ordinairement une complication d'apoplexie de la rétine ou de la choroïde. Des plis plus blancs que le reste de la masse traversent ordinairement sa surface ; ils se dirigent le plus souvent dans le sens antéro-postérieur de l'œil. La masse, douée d'un mouvement de fluctuation dans la totalité, paraît néanmoins conserver la même forme, car, dessinée deux fois à un certain intervalle de temps, la figure de la masse décollée est la même (Desmarres). En outre des plis blancs tracés à la surface blanc bleuâtre de la masse décollée, on peut constater aussi des vaisseaux sanguins de la rétine, qu'on reconnaît en imprimant des mouvements à la masse. On les voit alors, sous l'influence des changements alternatifs de forme produits par les mouvements de la masse bleuâtre, s'allonger et se raccourcir, et on peut suivre leur trajet jusqu'au centre de la papille où ils prennent naissance ; ce sont donc bien des vaisseaux rétiniens.

La masse nous présente alors une fluctuation d'autant plus apparente, que le liquide qui a décollé la rétine est plus abondant et que l'étendue du décollement rétinien est plus considérable. Si

le décollement offre peu de volume, la fluctuation
ne s'y manifestera que d'une manière insensible,
et on aura beaucoup de peine à reconnaître un
décollement qui ne se traduira à nos regards que
par un faible tremblement. On devra, pour le
découvrir, explorer la cavité oculaire dans toutes
les directions, et le chercher surtout aux points
d'union de la rétine au diaphragme irien, dans le
voisinage de l'*ora serrata*. On le trouvera le plus
souvent en bas de la cavité oculaire, et on pourra,
avec une grande attention, constater toujours sa
présence. Quand la masse blanc bleuâtre se trouve
située à la partie antérieure de la cavité oculaire,
tout près de l'extrémité inférieure du diamètre
vertical du cristallin, on peut en constater la présence à l'aide du miroir oculaire seul; mais il est
toujours indispensable, cependant, d'employer la
loupe pour reconnaître le signe pathognomonique
du décollement de la rétine : nous voulons parler
de la présence de vaisseaux sanguins circulant sur
cette membrane. S'il est possible de constater parfois la présence du décollement dont il s'agit du
côté de la papille, et surtout à la partie externe, ou
bien encore à la partie supérieure de la cavité
oculaire, ce phénomène, dans l'un et l'autre cas,

ne persistera pas longtemps ; car, soumis aux lois de la pesanteur, le liquide tendra à s'accumuler promptement vers la partie de l'œil la plus inférieure.

Dans la maladie que nous étudions, le corps vitré ne paraît présenter aucun obstacle à la fluctuation, qui se manifeste avec d'autant plus d'intensité que le décollement est produit par une plus grande quantité de liquide. S'il subit les lois de la résorption, on voit alors la fluctuation d'une manière d'autant moins apparente, qu'une plus grande quantité de liquide a été reprise par les vaisseaux absorbants. M. Desmarres a remarqué, dans un certain nombre de cas, que les plis blancs situés à la surface du décollement finissaient par contracter des adhérences avec la membrane choroïdienne, et qu'alors la portion rétinienne située dans le voisinage de ces plis se recollait elle-même. Si la masse décollée n'est pas considérable, si, d'autre part, elle ne siége pas près de la tache jaune, la vue peut revenir après la résorption du liquide; mais aussi elle peut être altérée ou abolie complétement, si le décollement est trop étendu et s'il a entraîné avec lui une partie essentielle de la rétine. Dans certaines circonstances, des exsudations sont sécrétées autour des plis de la membrane, et ne sont plus résorbées ; on peut donc constater toujours leur présence. Il résulte d'observations nombreuses qu'il est possible de constater la fluctuation pendant plus d'une année. D'après Grœfe, le décollement affecterait la forme d'un entonnoir à base située dans le voisinage de l'équateur du bulbe, alors que le sommet serait situé sur le disque de la papille. M. Desmarres n'a jamais pu constater cette disposition. Quelle est la nature du liquide épanché? Jusqu'à ce jour, il n'a pas été possible de la déterminer. On pense toutefois que le liquide n'est point le résultat d'un épanchement sanguin.

Symptômes qu'on peut constater sans le secours de l'ophthalmoscope. — Les phénomènes que nous allons décrire n'appartiennent qu'à un décollement présentant une surface considérable : aucune injection vasculaire ne change l'aspect de l'œil; la pupille conserve sa contractilité normale. La cavité oculaire paraît occupée, dans sa profondeur, par une masse opaque de couleur jaunâtre sillonnée à sa surface de plis transversaux. Sous l'influence des mouvements brusques de l'œil, le liquide imprime à la totalité de cette masse un tremblement facile à constater. L'iris lui-même, si la quantité de liquide est considérable, se voit entraîné par les mouvements de fluctuation, et rappelle l'aspect mobile qu'il offre dans le ramollissement du corps vitré. Si quelque partie de la rétine n'a pas encore été décollée, elle traduit sa présence par une tache noire, dont le siége paraît profond; cette tache est ordinairement recouverte de vaisseaux en petit nombre. On constate parfois la présence de l'opacité jaunâtre sur la partie de l'œil située du côté que les malades choisissent de préférence pour se livrer au sommeil.

Le décollement séreux de la rétine est assez fréquent. M. Desmarres dit l'avoir observé neuf fois sur cent cas d'amaurose incomplète. Il n'a constaté qu'une seule fois sa présence sur les deux yeux.

Symptômes physiologiques. — Aucun symptôme précurseur n'avertit le malade de l'accident qui va le frapper; il s'aperçoit tout à coup, sans éprouver la moindre douleur, que le champ visuel est obscurci par un voile à contours nets, qui soustrait à l'œil une partie de l'objet qu'il fixe. C'est, le plus souvent, la partie supérieure du corps examiné qui est masquée comme par un écran noir; d'autres fois, mais moins fréquemment, c'est la partie inférieure , et seulement dans certaines circonstances très-rares , le milieu de l'objet. La ligne qui établit la limite entre la partie transparente du champ visuel et la partie obscurcie par le décollement n'est jamais droite; elle offre ordinairement une direction curviligne.

Les objets que regarde le malade lui paraissent, au moment où il dirige les yeux de leur côté, mus d'un mouvement oscillatoire, et ils présentent une coloration qu'ils n'ont pas d'habitude; mais cette illusion d'optique n'est qu'instantanée. C'est ordinairement la couleur rouge qui vient masquer la couleur normale de l'objet. Au moment de l'accident, le malade dit qu'il a vu un nuage couleur de sang obscurcir sa vue, nuage qui n'a pris une teinte sombre qu'un jour ou deux après son apparition. Ce nuage, dans les cas légers, n'existe pas toujours; c'est alors un brouillard qui s'interpose entre l'œil et les objets, et imprime à la ligne qui termine leur surface une courbure autre que celle qu'elle présente réellement. A mesure que la résorption s'opère, le brouillard ou l'écran noir s'efface insensiblement, et laisse la vue frappée d'une altération plus ou moins considérable. Au début de l'affection , il n'est pas possible au malade de regarder les objets en face ; il les place le plus souvent à côté de la partie externe ou de la partie inférieure de l'œil. Si elle n'est décollée dans toute son étendue , la membrane rétinienne est insensible dans les points opposés à ceux que nous venons d'indiquer , c'est-à-dire que l'anesthésie s'est produite partout, si ce n'est à la partie supérieure et à la partie inférieure du globe oculaire, Ce cas , dont le pronostic est fort sérieux , finit par perdre un peu de son intensité, quant aux symptômes. Cette difficulté moins grande à voir les objets doit être attribuée alors plutôt à l'exercice qu'à une diminution dans l'étendue de l'altération rétinienne. Quand le décollement de la rétine est très-limité , les malades peuvent conserver la faculté de distinguer les détails des objets d'un trèspetit volume. Le champ de la vision varie parfois d'un instant à l'autre, suivant la position que prend la tête du malade ; tout cela dépend des rapports qu'affecte la masse blanchâtre relativement à la papille. L'ophthalmoscope permet de constater ce qu'indique le raisonnement : c'est que le champ de la vision devient plus étendu à mesure qu'on place l'œil du malade dans une position telle, que la masse fluctuante, entraînée par son propre poids, s'éloigne du champ de la pupille. Certains malades peuvent lire quand ils sont couchés dans la position horizontale, et perdent cette faculté quand ils se tiennent dans la station verticale. L'indication à remplir consiste à les maintenir dans la première position pendant un temps suffisant pour permettre au liquide de se résorber sous l'influence d'un traitement convenable, afin que la rétine puisse contracter de nouvelles adhérences dans une place qui ne lui permet plus de venir obscurcir la pupille. Certains malades sont assez heureux pour recouvrer alors l'intégrité de la vision. On peut quelquefois constater à la place du liquide épanché des traînées exsudatives, accompagnées parfois de dépôts de pigment.

Etiologie. — Les causes de cette maladie ne sont pas encore bien connues ; on les attribue, en général, à un refroidissement brusque. Quant aux causes locales, on pense que le décollement rétinien peut succéder à une apoplexie choroïdienne, au staphylôme postérieur, aux diverses variétés de kératite, etc. Si on réfléchit toutefois que, dans la majorité des cas, la maladie que nous décrivons se manifeste de la manière la plus brusque, nous serons porté à considérer les maladies susénoncées

comme le résultat d'une simple coïncidence, et non
pas comme des causes déterminantes. Un fait qui
vient à l'appui de cette manière de voir , c'est que
les yeux ordinairement frappés de décollement rétinien se présentaient, avant l'accident, avec leur
intégrité normale.

Cette maladie peut être quelquefois congénitale;
d'Ammon en cite une observation.

Marche, *durée*. — La marche, en général fort
lente, de cette affection, qui se développe, au début,
avec la rapidité de la foudre , peut rester stationnaire pendant un temps très-long. Quand le décollement siége sur un point de la rétine fort éloigné
de la papille, la résorption se fait quelquefois
assez rapidement, et, après un temps variable, la
guérison peut rester permanente. Malheureusement, dans certains cas, il n'en est pas toujours
ainsi ; après des alternatives d'une amélioration
graduelle, le malade devient tout à coup aveugle.

Pronostic. — A moins que ce ne soit tout à fait
au début de l'affection , la partie de la rétine soumise au décollement reste anesthésiée pour toujours. Malgré cet accident, la vue peut être conservée dans des limites convenablement étendues ,
si la partie décollée n'a pas intéressé les points

importants de la rétine. On peut, dans ces cas, espérer une guérison à peu près complète. Mais le décollement porte-t-il sur une grande surface? la tache jaune est-elle compromise? tout indique une terminaison funeste pour l'œil atteint, qui conservera à peine, dans la majorité des cas, la faculté de distinguer la nuit du jour, ou tout au plus de voir à peine des objets volumineux ; encore devra-t-il les placer en dehors, vis-à-vis de la partie de la rétine située en haut et en dedans de l'œil, point sur lequel le décollement s'étend toujours en dernier lieu.

Épiphénomènes, terminaisons. — Il n'est pas rare de voir le décollement rétinien s'accompagner d'une inflammation de la rétine, inflammation qui se traduit par une rougeur très-vive de cette membrane. L'injection vasculaire est située dans le voisinage de la masse blanchâtre. La photophobie ne tarde pas à se manifester, si l'inflammation présente un certain degré d'acuité ; une injection périkératique se manifeste au moment où l'œil est soumis à l'éclat brillant de l'ophthalmoscope. Des *taches de sang* peu volumineuses, semblables aux petites ecchymoses qu'on rencontre dans l'amaurose albuminurique, se rencontrent dans le voisinage de l'épanchement sous-rétinien. A une époque variable, on constate la présence de cristaux de cholestérine, dont le siége ne présente non plus rien de constant ; on les rencontre parfois dans le corps vitré, ce qui caractérise la maladie à laquelle **M**. Desmarres a imposé le nom de *synchysis étincelant*. D'autres fois, on n'en trouve que dans le liquide épanché sous la rétine. Le cristallin se trouble souvent et finit par devenir opaque, sous l'influence des troubles qu'entraîne, dans la circulation sanguine de l'œil, le décollement de la rétine. Tant que l'opacité n'est pas complète, on peut, surtout au début de la cataracte, apercevoir encore la masse blanchâtre décollée, sur la surface de laquelle rampent les vaisseaux rétiniens conservant toujours leur coloration rouge éclatante ; mais, lorsqu'ils perdent leur perméabilité, ces vaisseaux deviennent noirs. La cataracte, qui est lenticulaire dans ces cas, marche des couches postérieures vers les couches antérieures du cristallin. Cette cataracte est fort insidieuse, car l'iris reste sain, la pupille conserve sa contractilité, le globe oculaire n'est point injecté ; il n'a jamais été douloureux, et il peut conserver encore, à un certain degré, la faculté, bien faible cependant, de percevoir la lumière. Ces symptômes pourraient faire espérer un résultat favorable, et toutefois la déception la plus complète pourrait, après l'opération, venir désoler le malade et l'opérateur. M. Desmarres conseille, dans le but de se mettre à l'abri d'une semblable erreur, de soumettre le malade, dans une chambre obscure, à l'expérimentation suivante : on placera devant son œil une lampe dont il ne percevra en général que très-faiblement la clarté, à moins que la flamme ne soit placée très-bas relativement à l'œil. Le malade aura conscience alors de la perception d'une plus grande somme de rayons lumineux, ce qui indique que la partie supérieure de la rétine est encore intacte. On s'aidera, du reste, des commémoratifs sur le mode d'invasion de la maladie et de la recherche des symptômes physiologiques décrits précédemment. On constatera alors l'inutilité de l'opération ; on préservera par conséquent le malade des dangers d'une opération inutile, et, de plus, le chirurgien ne compromettra pas sa réputation.

M. Desmarres ne parle pas de l'exploration des phosphènes. Nous avons vu précédemment que les points décollés de la rétine restaient pour toujours frappés d'anesthésie. Si le décollement est considérable, ce qui arrive ordinairement quand il y a complication de cataracte, les phosphènes manqueront dans une grande étendue, correspondante au décollement rétinien. Le chirurgien sera, par conséquent, averti qu'il ne doit pas opérer. Si le décollement rétinien provoque l'inflammation de la rétine, si cette affection persiste depuis un certain temps, M. Desmarres a constaté qu'il se développe ordinairement un *iritis à forme lente ;* l'iris, tout en présentant une couleur verdâtre, contracte des adhérences avec la partie antérieure de la capsule du cristallin (synéchie postérieure). Cet accident ne se présente, dans la majorité des cas, que longtemps après le décollement de la rétine ; puis une cataracte phosphatique se développe, et l'atrophie du bulbe la suit de très-près. En examinant l'œil attentivement, on saisira les premiers prodrômes de cette nouvelle complication aux caractères suivants : le globe oculaire malade présente moins de consistance que l'œil sain ; sous l'influence de la contraction des muscles droits, la sclérotique se creuse d'un sillon déjà sensible au niveau de leurs attaches ; la saillie moindre du bulbe ne permet pas aux paupières de s'entr'ouvrir autant que celles du côté sain. Cependant l'atrophie oculaire ne dépasse pas certaines limites ; l'œil reste un peu moins volumineux qu'à l'état normal. Parfois, mais seulement quand l'œil a perdu depuis long-temps la faculté de voir, sous l'influence de la cataracte et de l'atrophie, désordres auxquels s'ajoute souvent un strabisme qui persiste, parfois, disons-nous, de vives douleurs se développent sous l'action d'*inflammations* du globe oculaire.

Traitement.— Ainsi qu'on doit toujours le faire, après avoir interrogé le malade sur les causes qui paraissent avoir déterminé l'affection, on tâchera, autant que possible, de soustraire l'individu aux influences qui ont pu le faire tomber malade. Au début, on devra employer les émissions sanguines locales pratiquées dans la région temporale ; on devra les remplacer, dans une période plus éloignée de l'invasion, par des vésicatoires volants. Si, ce qui arrive dans la majorité des cas, on se croit en droit d'attribuer l'accident à un principe rhumatismal, on devra placer sur le globe oculaire un morceau de flanelle, qu'on aura soin de recouvrir de taffetas gommé, afin d'empêcher la déperdition du calorique. La peau devra être excitée par des frictions sèches, des bains de vapeur, ou par des bains sulfureux. Plus tard, l'iodure de potassium sera administré. Dès qu'on pourra constater une diminution dans le volume de la masse blanchâtre, on en conclura que la résorption commence, et on pourra, mais avec grande prudence, faire usage alors de pommades ou de collyres légèrement excitants.

ARTICLE XIII.

Encéphaloïde de la rétine et tumeurs fibro-plastiques de la cavité oculaire.

Le cancer encéphaloïde de l'œil débute-t-il toujours, comme on le pense généralement, par la rétine? Telle n'est pas la manière de penser d'un observateur profond, M. Desmarres, dont nous avons eu plusieurs fois l'occasion de citer les travaux importants. Cet ophthalmologiste célèbre pense que le point de départ de l'encéphaloïde n'existe pas exclusivement sur la rétine ; on le rencontre, dans certains cas, sur la papille du nerf optique, sur la choroïde, quelquefois même sur l'iris. C'est une question encore à élucider. Quoi qu'il en soit, M. Desmarres préférerait donner à la maladie que nous allons décrire, d'après ses recherches, le nom d'*encéphaloïde interne de l'œil*.

Contrairement à ce qui arrive partout ailleurs que dans l'œil, l'encéphaloïde paraît atteindre de préférence la plus tendre enfance ; dans le plus grand nombre de cas observés par le même auteur, le cancer avait atteint des enfants de deux à trois ans, ou de dix à quinze ans ; il l'a même rencontré plusieurs fois sur des enfants âgés de quelques semaines à peine. Ce n'est pas à dire pour cela que cette terrible maladie ne puisse frapper des individus d'un âge plus avancé. Dans la seconde partie de son important *Traité sur les maladies des yeux*, M. Desmarres dit avoir opéré d'un encéphaloïde de l'œil un homme âgé d'environ quarante ans. J'assistais moi-même, l'année dernière (1859), ce chirurgien distingué dans une opération semblable pour l'extirpation d'un œil atteint de la même maladie, chez un individu âgé d'environ trente-cinq ans, qui avait refusé déjà l'opération que lui avait conseillée depuis longtemps M. Desmarres, à une période moins avancée de la maladie. Dans ce cas, où je servis d'aide à M. Desmarres, le globe ocu-

28

laire était atteint dans sa totalité. L'œil fut enlevé avec cette rapidité et cette sûreté de main qui distinguent l'habile opérateur dont nous parlons. Mais nous craignons bien qu'il ne fût déjà trop tard pour l'imprudent malade qui n'avait pas voulu suivre à temps les conseils éclairés qui lui avaient été donnés.

L'encéphaloïde, qui n'atteint ordinairement qu'un œil chez l'adulte, peut quelquefois frapper les deux yeux lorsque cette maladie siége sur un enfant. Le diagnostic est très-important, au début surtout ; car, si le mal est enlevé avant d'avoir fait des progrès rapides, il est permis d'espérer qu'on se mettra plus facilement à l'abri d'une récidive en extirpant ce mal au moment où il fait invasion. Cette maladie, avant l'emploi de l'ophthalmoscope, a parfois été confondue avec la cataracte. Cette erreur n'est plus possible aujourd'hui ; mais on comprend combien l'examen est difficile, quand il faut explorer, à l'aide de cet instrument, le fond de l'œil d'un enfant indocile.

Symptomatologie. — On peut, comme moyen d'en faciliter l'étude, distinguer trois périodes dans cette maladie.

Première période. — *Examen ophthalmoscopique.*

— L'emploi de cet instrument n'est utile qu'au début surtout dans l'étude de cette maladie. Sur la face concave de la cavité oculaire on remarque une tumeur de volume variable, immobile, d'un éclat brillant. Cette tumeur, qui présente une saillie à convexité antérieure, est formée par le soulèvement de la rétine en ce point. Les vaisseaux de la rétine ne paraissent avoir subi aucune modification dans leur trajet depuis leur point d'émergence sur le disque de la papille jusqu'à l'équateur du bulbe. Seulement, au niveau de la tumeur, ils s'incurvent en avant, présentant la concavité de leur trajet en arrière ; afin de suivre les contours de la tumeur. Tant qu'ils siégent sur sa surface, ils ne sont doués d'aucun mouvement sous l'influence des mouvements rapides imprimés à l'œil. Aussitôt qu'ils ont dépassé les limites de la base de la tumeur pour de là gagner l'*ora serrata*, ils sont soumis à un mouvement de fluctuation analogue à celui qu'on rencontre dans le décollement rétinien. Aussi M. Desmarres pense-t-il que cette affection accompagne toujours l'encéphaloïde au début, complication qui peut être une cause d'erreur dans le diagnostic. D'après le petit nombre de cas observés à l'ophthalmoscope jusqu'à ce jour, le signe caractéristique de cette maladie, d'après M. Desmarres, serait *unique et donné par la fixité et l'immobilité de la saillie convexe*, qu'on ne trouve pas *dans les décollements rétiniens.* Quand la tumeur acquiert un volume plus considérable, on ne la retrouve plus; elle est alors masquée par un décollement de la rétine, dont les parois flottent en avant de la tumeur.

Symptômes physiologiques. — L'œil se présente, au début, avec ses caractères normaux. La sclérotique et la conjonctive n'offrent aucune injection. D'après Desmarres, la pupille conserve sa contractilité, et l'iris sa couleur physiologique. Pour Mackensie, il n'en est pas ainsi; mais probablement qu'il avait pris les observations sur lesquelles il base son opinion dans une période plus avancée de la maladie que celle à laquelle M. Desmarres avait fait ses observations. Le malade, quand il est en âge de comprendre les questions qu'on lui adresse, n'accuse aucune douleur, et ne se plaint que d'un trouble plus ou moins profond de l'organe visuel. Dans certains cas, la rétine, atteinte d'un côté seulement, peut conserver parfois momentanément sa sensibilité dans le côté qui n'est pas atteint. Il peut alors y avoir complication d'hémiopie. Jusque-là, les symptômes que nous venons d'énumérer sont loin de donner l'éveil au malade et même au médecin, s'il n'est très-expérimenté, et l'un et l'autre restent dans une sécurité dont les tireront bientôt, et d'une manière cruelle, les progrès rapides de cette maladie affreuse. Mais bientôt, sous le coup de la marche incessante de la lésion, la pupille perd sa forme circulaire, sa contractilité s'éteint. En cherchant, à ce moment, à réveiller la mobilité de la pupille en exposant alternativement l'œil à l'obscurité et à la lumière, et en dirigeant obliquement des rayons lumineux dans la cavité de cet organe, on peut quelquefois y distinguer une tumeur mal circonscrite, présentant parfois un aspect brillant. L'œil de l'observateur éprouve alors une sensation qui lui rappelle assez bien celle que produit l'examen de l'œil d'un mouton ou d'un chat. On peut donc constater parfois une petite tache jaunâtre, qui plus tard prendra l'aspect rouge orangé d'une plaque de cuivre, tache qui présentera au début le volume d'une lentille; à mesure qu'elle s'accroîtra en volume, on pourra reconnaître qu'elle est sillonnée à la surface de vaisseaux rouges, dont on pourra voir même parfois les fines divisions. En dilatant la pupille avec le sulfate neutre d'atropine, on observe beaucoup mieux les détails de cette tumeur, qui se montre alors avec un éclat d'un brillant extraordinaire. A ce degré, le corps vitré se ramollit, et l'observateur peut constater à la fois, à travers la pupille exa- minée à l'œil nu, les mouvements oscillatoires dont sont animés la tumeur cancereuse et le corps vitré sous l'action des mouvements rapides que le malade imprime à son œil.

Deuxième période. — Jusqu'à ce moment, aucun symptôme d'inflammation oculaire ne s'est mani- festé; tous les milieux paraissent sains: cornée trans- parente, iris, cristallin, sclérotique, si ce n'est le corps vitré, qui, nous venons de le voir, peut pré- senter un ramollissement. Mais la scène va bientôt changer. La convexité de la tumeur, douée d'un mouvement d'expansion de plus en plus considé- rable, se porte incessamment en avant, s'appuie d'abord sur la face postérieure du cristallin, le refoule ensuite d'arrière en avant, et l'iris lui-même, entraîné dans ce mouvement de propulsion, vient envahir la chambre antérieure et en restreindre de plus en plus les limites. Un larmoiement de courte durée se manifeste bientôt en même temps que la sclérotique s'injecte de temps à autre. Des modifi- cations bien autrement importantes ne tardent pas

à se manifester dans l'iris d'abord, qui perd sa
couleur normale, dans la pupille ensuite, dont la
contractilité s'éteint sous l'action de la compression
à laquelle sont soumis les nerfs ciliaires et la rétine
de la part de la tumeur encéphaloïde, dont le développement s'accroît chaque jour. La pupille,
irrégulièrement dilatée dans ce cas, peut cependant
parfois conserver son aspect normal, ainsi que l'iris.
La tumeur n'en continue pourtant pas moins ses
progrès; seulement, au lieu de s'accroître en avant,
elle se développe du côté postérieur de la cavité
oculaire. Bientôt l'encéphaloïde, suivant les phases
ordinaires de son évolution, se complique de symptômes hémorrhagiques; le sang épanché dans la
cavité oculaire ne se confine pas toujours dans
l'intérieur de la cavité de cet organe; il fait irruption dans la chambre antérieure, et donne lieu au
symptôme qui porte le nom d'*hypéma*. La quantité
de sang est quelquefois assez considérable pour
masquer entièrement l'iris. Mais là ne s'arrête point
la marche de la maladie; la tumeur, devenue de
plus en plus considérable, finit par remplir la
cavité de l'œil, et imprime de dedans en dehors un
mouvement d'expansion tel, que les membranes
elles-mêmes qui constituent la coque de cet organe

finissent par perdre la cohésion qui maintient leur forme. On voit bientôt alors, à l'application de l'iris contre la cornée transparente, succéder la distension de la sclérotique, dont l'amincissement progressif fournit à une ampliation considérable du globe oculaire. La cornée, soumise aux mêmes transformations, est cernée par un énorme bourrelet, constitué par l'œdème de la conjonctive (chémosis). Bientôt les paupières elles-mêmes, infiltrées déjà de sérosité, se distendent à un point tel, que l'œil qu'elles recouvrent présente un volume considérable ; la paupière inférieure est alors cachée par un énorme bourrelet de la muqueuse conjonctivale, qui fait hernie à travers la fente palpébrale. Cette muqueuse, d'un rouge vif, et le volume considérable de l'organe malade, rappellent, à s'y méprendre, l'aspect de l'œil atteint de phlegmon, au moment où le pus va se faire jour à l'extérieur. Nous venons de remarquer deux temps dans l'évolution de cette période de la maladie. Dans un premier temps, l'iris est appliqué contre la concavité de la cornée ; dans le second, l'encéphaloïde se porte à l'extérieur. La durée comprise entre ces deux phases de l'affection est très-variable : se suivent-elles l'une et l'autre de très-près ?

la tumeur, extirpée à ce moment, n'est constituée que par de l'encéphaloïde; sont-elles, au contraire, séparées par un espace de temps assez long? la tumeur, présentant dans sa totalité l'aspect squirrheux, ne renferme plus qu'un peu de matière encéphaloïde au centre.

Avec l'accroissement de la tumeur, se développent des douleurs lancinantes atroces; leur intensité est d'autant plus grande que la coque de l'œil oppose plus de résistance à l'augmentation incessante du volume du cancer. C'est la nuit principalement que se manifestent des douleurs intolérables, à ce point que les malades sollicitent euxmêmes, comme une grâce, l'extirpation de l'œil. Quant aux enfants, leurs cris sont continuels, et leur constitution traduit bientôt leur épuisement par le développement d'une maigreur considérable. A ce degré, le délire et la fièvre jettent rapidement les malades dans le plus profond marasme.

Troisième période. — Dans les deux périodes que nous venons de décrire, la masse encéphaloïde ne dépassait pas les limites de la cavité oculaire; mais, dans la période où nous entrons, la tumeur cancéreuse va prendre des proportions telles, que, perdant droit de domicile dans le lieu qu'elle occupait, il faudra qu'elle se fraye, aux dépens des enveloppes de l'œil, un passage à l'extérieur. La résistance qu'elles présentent ne sera pas toujours vaincue dans le même point ; la déchirure aura donc lieu en des parties différentes ; de là des symptômes variables eux aussi, et dont le médecin doit bien être averti, sous peine de commettre des erreurs graves de pronostic. L'encéphaloïde peut se faire jour au dehors à travers la cornée transparente, ou à travers l'un des points de la sclérotique, dont, nous l'avons vu déjà, la surface a acquis de vastes proportions. Si l'encéphaloïde traverse la cornée, le diagnostic ne sera que trop facilement porté. Mais admettons que la sclérotique soit détruite la première, en un point recouvert par la conjonctive toujours enflammée, la masse cancéreuse viendra se cacher sous cette membrane, et des erreurs pourront être commises. On sera toutefois en droit de diagnostiquer cette rupture, en remarquant qu'aux douleurs atroces qui torturaient le malade nuit et jour, succède tout à coup, sans issue au dehors d'aucun liquide ou corps solide, un calme de durée variable. Dans ce cas, la fibreuse a cédé ; l'encéphaloïde, trouvant la possibilité de s'étendre entre l'œil et l'orbite, n'imprime plus à la cavité oculaire ce mouvement si douloureux d'expansion. Le médecin inexpérimenté peut croire à la présence d'un abcès, et ouvrir la conjonctive avec l'instrument tranchant. Les choses se passent alors bientôt comme dans le cas où la cornée a été perforée par le fongus médullaire. Dans ce cas, les fragments du cristallin flottent dans un liquide sanieux jaune rougeâtre, mêlé de stries de sang. Bientôt le liquide, qui ne présentait pas d'odeur au début, revêt l'odeur caractéristique du cancer, odeur intolérable pour le malade et les personnes qui l'entourent. En peu de temps, la tumeur s'accroît avec une rapidité effrayante, vient reposer sur les parties voisines, dont les tissus peuvent être atteints eux-mêmes par le cancer. M. Desmarres a observé, dans un cas de récidive, une tumeur de ce genre, si étendue, « que la joue elle-même s'était perforée, et qu'on voyait à nu l'arcade dentaire supérieure. » Les mêmes symptômes ne tardent pas à se présenter quand la tumeur s'est fait jour à travers la fibreuse oculaire : la conjonctive, qui la recouvre d'abord, ne tarde pas à subir la transformation carcinomateuse ; peu de temps après, les os qui forment la charpente de l'orbite sont eux-mêmes envahis, et subissent une distension plus ou moins considérable. Ces phénomènes s'accompagnent de l'écoulement abondant d'un pus ichoreux, cause d'épuisement à laquelle s'en ajoute toujours une autre encore plus considérable : nous voulons parler des hémorrhagies fréquentes, qui viennent compliquer la situation du patient et le jeter dans un épuisement rapide ; les douleurs deviennent de jour en jour plus considérables ; la fièvre hectique s'allume, et le malade, en proie à des convulsions violentes ou plongé dans un coma profond, succombe enfin. Dans certaines autopsies, le cerveau participait lui-même à la maladie, et ne présentait plus qu'une masse diffluente, fouillée de cavités pleines de sang.

Causes. — On ignore complétement aujourd'hui encore quelle est la cause de l'encéphaloïde; on a pensé que les contusions sur le globe oculaire pouvaient en être le point de départ, mais rien ne le prouve d'une manière certaine. S'il est vrai que cette maladie se rencontre plus fréquemment dans l'enfance et chez les individus atteints de scrofule, on l'a néanmoins constatée sur des hommes dans l'âge moyen de la vie, et qui paraissaient présenter du reste une très-bonne constitution.

Pronostic. — La mort est la terminaison ordinaire de cette cruelle maladie. C'est par erreur qu'on a prétendu que cette affection, traitée au début par l'emploi des préparations mercurielles précédées d'un traitement antiphlogistique, pouvait se terminer non par la guérison, mais par une simple atrophie de l'œil, terminaison qui certes, malgré sa gravité, serait pourtant bien désirable, en regard de la perspective fatale à laquelle le malade est condamné. Quand une inflammation, présentant en apparence l'aspect du cancer de l'œil, s'est terminée par l'atrophie de cet organe, on est simplement en présence, d'après M. Desmarres, d'une suppuration de l'œil située profondément, maladie à laquelle le même auteur propose de donner le nom d'*hypopion postérieur*. On se demande, en effet, pour quelle raison l'encéphaloïde développé sur la rétine aurait l'heureux privilége d'être soustrait à la loi commune qui régit le cancer développé n'importe dans quelle autre région du corps, et dont la terminaison diathésique a toujours pour résultat la mort de l'individu. Ce serait ici le cas de dire avec Boyer : tout cancer de l'œil qui ne se termine pas par la mort ou par la récidive, quand il a été extirpé, n'était pas un cancer. L'œil atteint de suppuration profonde s'atrophie toujours; mais il n'en est point ainsi dans le fongus du globe oculaire. Quand cette maladie est bien constatée, il ne faudrait pas en conclure plus tard que, l'œil venant à présenter moins de consistance qu'à l'état normal, on va bientôt avoir une atrophie de cet organe. Il pourrait arriver tout simplement que le corps vitré, comprimé par la tumeur, se fût résorbé, et que l'encéphaloïde, après un temps de repos, reprît sa marche envahissante.

M. le docteur Sichel paraît moins exclusif que M. Desmarres dans sa manière de voir, et il pense (article encéphaloïde de la rétine, dans la *Clinique iconographique*) que cette affection, traitée au début, peut se terminer par l'atrophie de l'organe.

Caractères microscopiques. — Cette dissidence d'opinion tiendrait-elle aux données peu précises que présente, en cette circonstance, l'examen microscopique. Dans l'encéphaloïde de l'œil, il paraît beaucoup plus difficile de constater la présence de la cellule cancéreuse que dans la même maladie siégeant dans d'autres parties du corps; aussi certains micrographes, le docteur Robin entre autres, mettent-ils en doute l'existence de l'encéphaloïde de la rétine. Existe-t-il, du reste, un signe pathognomonique du cancer, quel que soit son siége? Les micrographes ne sont pas d'accord sur cette question importante.

Traitement. — Enlever l'œil au début de l'affection, tel est le traitement à l'aide duquel on peut espérer d'éloigner le plus loin possible la récidive de cette maladie ; elle arrive pour ainsi dire fatalement quand l'encéphaloïde remplit la cavité oculaire, mais la récidive est d'une incroyable rapidité quand le fongus a franchi les limites des membranes oculaires pour se porter au dehors.

ARTICLE XIV (1).

Cholestérine dans la rétine, ou cholestéritis rétinien.

La présence des cristaux de cholestérine, que nous avons déjà signalée précédemment, dans le corps vitré (*voir* synchysis étincelant), peut aussi être reconnue derrière la rétine à l'aide de l'oph-

____

(1) Desmarres.

thalmoscope. Il faut néanmoins que certaines conditions se présentent pour qu'il soit possible d'établir ce diagnostic. La rétine doit être alors décollée de la choroïde, et elle doit, en outre, avoir conservé sa transparence. On voit alors, à la partie postérieure de la cavité oculaire, briller des cristaux de cholestérine; ils sont en nombre variable : les uns sont flottants, les autres adhèrent encore aux membranes voisines. Suivant la longueur des filaments de matière exsudative qui adhèrent à ces cristaux, ils sont doués d'une mobilité plus ou moins grande. Dans certains cas, ils sont enveloppés d'exsudats plastiques et immobiles. Ces cristaux sont bien réellement situés en arrière de la rétine ou adhérents à cette membrane même, car on voit les vaisseaux rétiniens passer en avant de leur surface.

La vue peut rester intacte dans cette maladie; quelquefois elle est troublée, mais d'une manière peu sensible. Tout dépend ici de l'étendue et du siége du décollement de la rétine. Quand la maladie est de date ancienne, le nombre des cristaux de cholestérine est quelquefois considérable (Desmarres).

ARTICLE XV.

Cysticerques de la rétine.

Le cysticerque siége-t-il dans la rétine ou derrière cette membrane ? **M.** Desmarres se pose cette
question ; mais il ne la résout pas. Il n'a, du
reste, vu qu'un seul cas de ce génre, dont nous
citons l'observation à la fin de l'ouvrage. Le docteur de la Calle, dans sa thèse sur l'ophthalmoscope (Paris, 1856), cite plusieurs observations
de cysticerques de la rétine, observations qu'il
reproduit pages 71 et suivantes.

Nous avons déjà parlé des cysticerques du corps
vitré (*voir* cet article) ; ceux qui siégent en arrière
de la rétine sont un peu moins faciles à apercevoir ; cependant, avec un peu d'habitude de l'ophthalmoscope, on ne tarde pas non plus à constater
la présence de ces parasites.

Symptômes. — Le premier symptôme dont se
plaignent les malades affectés de cette curieuse
lésion est la perception dans le champ visuel

d'une tache noire de forme arrondie. Après un temps plus ou moins long, la vue devient de moins en moins nette, et finit par se perdre complétement. Il est survenu alors une complication; la présence du cysticerque a entraîné un décollement de la rétine, décollement suivi bientôt de la sécrétion d'exsudats plastiques qui, jusqu'ici, paraissent incurables.

Diagnostic. — La pupille doit être largement dilatée à l'aide du sulfate neutre d'atropine, et; l'examen oculaire fait avec les plus grands soins, on aperçoit alors, dans un point variable du fond de l'œil, le cysticerque; on le reconnaît à sa forme pyriforme ou arrondie. En prolongeant son examen attentif, on finit, dans certains cas, par voir cette masse globuleuse animée de quelques mouvements d'ondulation qui s'opèrent au niveau du col ou du corps de l'helminthe. On s'assure qu'il est bien en arrière de la rétine en observant si les vaisseaux rétiniens passent en avant de la masse que nous venons de décrire. Pendant longtemps, en examinant de temps à autre l'œil atteint de cette singulière maladie, on retrouve le cysticerque avec les mêmes dimensions; mais il arrive aussi parfois que la masse globulaire présente une étendue moins apparente ; elle s'affaisse de plus en plus, et le cysticerque meurt. Il ne faudrait pas croire cependant que cette terminaison, en apparence heureuse, doive être suivie du retour de la vue dans l'œil malade ; il reste ordinairement perdu, accident qui doit être attribué aux lésions concomitantes déterminées dans l'œil par la présence de ce germe du ténia. Une pensée qui se présente naturellement à l'esprit en prononçant ce nom, c'est de savoir, dans le cas où ce germe n'aurait pas cessé de vivre, s'il aurait fini par donner naissance à un ver rubané. Il suffit, pour répondre à cette question, de se rappeler ce que nous avons dit, dans l'article cysticerque, du corps vitré. Nous avons vu, en effet, que le germe du ténia, placé en dehors de l'intestin, siége destiné à son développement ultérieur, restera toujours à l'état de germe, conservera sa forme de cysticerque et ne se transformera pas.

Traitement. — Pourrait-on ici obtenir de bons résultats de l'emploi d'une méthode qui paraît avoir été couronnée de succès dans les mains du docteur Alessi ? Il s'agissait, il est vrai, d'un cysticerque situé dans l'humeur aqueuse. Cette méthode consiste dans l'application de vésicatoires volants

autour de l'orbite, vésicatoires qu'on panse successivement avec de la santonine et du calomel. Si
cette méthode avait pour résultat de faire périr le
ver, n'aurait-elle pas aussi peut-être un autre
avantage, en donnant concurremment à l'intérieur
de la santonine, de faire détacher les exsudats
situés entre la choroïde et la rétine? C'est ce que
permettrait tout au moins d'espérer l'article
publié par le docteur Caffe sur une note du
célèbre ophthalmologiste de Nantes, M. le docteur
Guépin, note que nous avons citée précédemment.

ARTICLE XVI.

Ossifications de la rétine.

Nous ne parlerons pas des ossifications de la
rétine, dont Follin et d'autres auteurs contestent
l'existence, non pas parce que ces auteurs les
nient, mais parce que les symptômes de cette
affection, si elle existe, ne peuvent être fournis par
l'emploi de l'ophthalmoscope. Ce n'est qu'à l'autopsie qu'on peut constater dans le fond de l'œil

une cupule ayant la forme de la rétine et une consistance osseuse.

ARTICLE XVII.

OEdème syphilitique de la rétine.

On rencontre souvent, dans la pratique, des
malades dont l'histoire peut se résumer à peu près
ainsi : à une certaine époque, ils ont été atteints d'accidents primitifs de la syphilis ; de trois à six mois
après le début de l'infection, les symptômes d'accidents secondaires ont manifesté leur présence du
côté de la peau et des muqueuses ; puis, à la suite
d'un traitement suivi d'une manière souvent incomplète, ils s'aperçoivent, après un temps variant entre
six et quinze mois après la disparition des accidents secondaires, que leur vue s'affaiblit chaque
jour d'une manière incessante. L'un des yeux est
d'abord atteint, puis le second subit les mêmes
accidents. Parfois ces accidents sont dus à une
exostose intra-crânienne, ou à la présence d'une
tumeur gommeuse dans l'intérieur de l'orbite.

L'œil perd alors ses fonctions sous l'influence d'une compression exercée sur le cerveau ou sur le nerf optique. Mais souvent la vue diminue sous l'influence de la diathèse syphilitique, sans que les causes que nous venons d'indiquer existent réellement; tout au plus pourrait-on les soupçonner. L'œil, examiné à l'ophthalmoscope, permettra alors de reconnaître un œdème de la rétine, œdème de nature syphilitique, et qui se traduira à l'observation par une couleur *blanchâtre, d'un rose sale, empiétant sur la papille, toujours hypérémiée à un degré variable* (Desmarres et les auteurs allemands).

Cette maladie affecte ordinairement une marche lente, avec des alternatives de diminution et d'aggravation dans les accidents. Ce phénomène se manifeste sur un seul œil ou sur les deux à la fois. Dans certains cas, l'un des yeux reste longtemps dans le même état, tandis que l'autre, sous l'influence de la même médication, reprend, et pour longtemps, son intégrité normale.

L'amélioration se manifeste alors sous l'influence d'un traitement par les préparations mercurielles administrées à l'intérieur, en même temps que les yeux, condamnés à un repos absolu, sont bassinés avec un collyre : deux centigrammes de bichlorure de mercure (sublimé) dissous à l'aide d'un peu d'alcool, et 100 grammes d'eau distillée. Si les vaisseaux de la papille étaient vivement congestionnés, on devrait faire des émissions sanguines dans la région temporale, émissions qui seraient subordonnées, quant à la quantité, à la constitution du malade. Quand elle guérit, cette affection, qui peut durer trois mois quelquefois, laisse la vue frappée d'une susceptibilité très-grande, et cela pendant longtemps. L'ophthalmoscope montre encore ici sa grande utilité, car, en procédant à l'examen de la papille, et constatant l'œdème de la rétine autour de cet organe, on peut exclure du diagnostic la présence d'accidents de compression par des exostoses intra-crâniennes, et faire espérer au malade une guérison qu'il pourra probablement obtenir (Desmarres).

MALADIES DE LA PAPILLE DU NERF OPTIQUE (1).

On doit facilement comprendre, d'après la description que nous venons de faire des maladies

(1) *Voir* Desmarres, Follin.

qui atteignent la choroïde et la rétine, que ces deux maladies étant rarement isolées l'une de l'autre, la papille, du centre de laquelle partent les vaisseaux rétiniens, ne sera pas non plus à l'état sain quand les deux membranes au centre desquelles elle se montre seront malades elles-mêmes. Si, pour faciliter l'étude, on est obligé de décrire séparément les affections des parties que nous venons d'indiquer, le praticien, en examinant un œil à l'ophthalmoscope, n'oubliera pas qu'il doit, non pas fixer son attention isolément sur la papille, mais porter également son examen sur les lésions qui coexistent ordinairement sur la choroïde et sur la rétine.

Le diagnostic des maladies de la papille est ordinairement facile. Nous allons successivement décrire les différents états pathologiques qu'elle présente.

ARTICLE PREMIER.

Insertion anormale de la papille.

Cette affection ne se rencontre que très-rarement; elle est caractérisée, comme son nom l'indique, par une position anormale de la papille sur la rétine. Nous savons qu'à l'état physiologique le disque papillaire se trouve un peu en dedans et au-dessous du point où le diamètre antéro-postérieur de l'œil rencontre la rétine. Cette anomalie entraîne une amblyopie accompagnée de strabisme. En exerçant isolément l'œil atteint, on peut quelquefois arriver à corriger cette variété de strabisme.

On sait qu'afin de bien voir la papille, l'observateur doit recommander au malade de porter l'œil un peu en haut et en dedans. Il n'est pas alors possible de voir la papille dans le cas actuel ; il faut changer la direction de l'œil ; c'est ordinairement en faisant porter cet organe plus en dehors qu'on arrive à saisir le point d'insertion du nerf optique sur la rétine.

Traitement. — La vue s'améliore rapidement sous l'influence d'un exercice bien dirigé, preuve certaine que la rétine ne présente point, dans ce cas, de lésion organique. Les malades devront s'exercer plusieurs fois chaque jour à la lecture, en faisant usage de verres grossissants. Après un temps variable, la lecture des caractères les plus fins devient facile, pourvu que l'on ait eu soin de recommander au malade de diminuer peu à peu la force des verres grossissants. Les verres concaves ne sont d'aucune utilité dans cette affection ; ils éclairent mal les objets fixés par l'œil affecté ; seulement le malade est obligé, pour lire, de placer le livre très-près de son visage, comme dans les cas d'impuissance congénitale de la rétine.

ARTICLE II.

Rappelons ici que la papille du nerf optique, vue à l'ophthalmoscope et à l'état normal, nous présente une tache d'un blanc rosé, du centre de laquelle émergent les vaisseaux artériels et veineux qui, de ce point, se rendent sur la rétine. Le calibre de ces vaisseaux n'est pas évidemment constant; il varie avec chaque individu, mais ces variations sont très-peu sensibles. L'artère et la veine présentent, en général, trois subdivisions chacune, et il est facile de constater sur tous les yeux présentant l'état normal que les artères sont beaucoup moins volumineuses que les veines. Mais, sous l'influence d'états pathologiques variables, le calibre de ces vaisseaux augmente ou diminue; dans quelques cas même, les vaisseaux s'atrophient complétement. De là différents états que nous décrirons successivement sous les noms d'*anémie*, de *varicosités*, d'*anévrisme de la papille*.

ARTICLE III.

Anémie congénitale et acquise de la papille.

Cette maladie peut être congénitale ou acquise. L'anémie congénitale se rencontre assez rarement dans la pratique; elle s'accompagne ordinairement de nystagmus, et les individus qui en sont atteints sont presque aveugles. Le nombre des vaisseaux est ordinairement moindre qu'à l'état normal; leur calibre est beaucoup plus petit également; ils n'existent souvent qu'en dedans ou en dehors de la rétine. Dans certains cas, les vaisseaux nés de la papille, mais peu volumineux, arrivent sur la rétine, dont ils parcourent une étendue plus ou moins limitée, et s'atrophient à un degré tel, qu'ils ne peuvent plus être suivis. La papille prend dans cette maladie une couleur éclatante d'un blanc nacré, ayant une certaine ressemblance avec l'aspect que présente la papille du nerf optique atrophié.

Anémie acquise. — Cette affection, qui entraîne souvent à sa suite l'atrophie du nerf optique, est moins rare que l'anémie congénitale.

Symptômes anatomiques. — L'absence complète de vaisseaux sanguins sur le disque de la papille est le symptôme caractéristique de cette affection. La papille présente alors un aspect d'une blancheur nacrée ; ses contours sont interrompus par places ; ils sont, en quelque sorte, comme déchiquetés. Quand parfois on voit encore quelques rares vaisseaux partir de la papille pour se diriger sur la rétine, ils ne prennent plus leur origine au centre du disque optique, mais ils paraissent naître d'un point voisin de la circonférence de ce cercle ou de cette circonférence elle-même. L'atrophie du nerf optique se distingue de l'anémie à ce caractère, que, dans la première affection, la papille semble comme infiltrée, présente un diamètre plus grand et une surface plane, tandis que, dans la seconde, le même organe est plus étroit qu'à l'état normal, sa surface est très-convexe, et il ne paraît pas y avoir d'infiltration à son niveau. Autour de la papille affectée d'anémie acquise, on constate la présence d'un anneau coloré d'une teinte qui varie, suivant les cas, depuis le rose jusqu'au rouge vif. On croit généralement devoir attribuer ce phénomène à la présence des artères ciliaires.

Symptômes physiologiques. — Ces symptômes n'offrent rien de spécial ; ils se rencontrent dans l'amblyopie, en général, due à des causes bien diverses. On y rencontre aussi bien les symptômes qu'on rapportait autrefois à l'amblyopie conges- tive, que ceux offerts par l'amblyopie asthénique. Certains malades éprouvent le besoin de se servir de verres grossissants, et se trouvent, malgré ce moyen adjuvant, complétement incapables de se livrer à la lecture. Après de courtes alternatives de rechutes et d'améliorations dans les troubles vi- suels, qu'ils comparent à un épais brouillard inter- posé entre leurs yeux et l'objet qu'ils fixent, d'au- tres malades finissent insensiblement par devenir aveugles. Les uns se plaignent de symptômes indi- quant une vive congestion vers les centres nerveux; d'autres, au contraire, ne présentent pas le moin- dre indice d'un état congestif vers la tête. La cécité débute quelquefois par une invasion brusque, tandis qu'elle est précédée, chez d'autres malades, par la perception de points noirs ayant une durée fugace et se reproduisant souvent dans un court espace de temps. Ces points noirs sont quelquefois remplacés par la sensation, très-pénible, de phantasmes lumineux, d'ombres, de brouillards épais voilant le champ de la vision.

Pronostic.—Cette affection est incurable. L'œil ne présente rien, dans son aspect extérieur, qui puisse mettre le chirurgien sur la voie du diagnostic. Il est indispensable de se servir de l'ophthalmoscope pour reconnaître cette maladie et les complications qui l'accompagnent souvent.

ARTICLE IV.

Atrophie de la papille.

C'est une des maladies que l'ophthalmoscope permet de reconnaître le plus facilement. Malheureusement elle est plus difficile à guérir qu'à diagnostiquer.

Symptômes ophthalmoscopiques.—Très-fréquente, cette maladie se caractérise par une diminution considérable dans le diamètre du disque de la papille ; il est impossible de ne pas reconnaître l'aspect blanc nacré qu'elle présente. Quand on examine un malade chez lequel cette petitesse de la papille se montre, il faut avoir bien soin de remarquer si le verre lenticulaire dont on fait usage est bien celui qu'on emploie à l'habitude, et demander au malade s'il n'est pas atteint de myopie.

Mais la blancheur nacrée de la papille, sa petitesse, ne sont pas les seuls symptômes qu'elle présente dans l'atrophie ; sa circonférence montre aussi des interruptions semblables à de fines échancrures, et, de plus, sa surface se présente sous deux aspects bien différents : dans certains cas, elle est très-convexe ; dans d'autres, au contraire, elle est concave. Exceptionnellement, les artères ciliaires, devenues variqueuses, enveloppent la papille d'un anneau sanguin.

L'atrophie accompagnée de convexité de la papille est décrite par M. Desmarres sous le nom d'*atrophie en champignon*. Cette disposition de la papille (*voir* figure 16) doit tenir, d'après cet auteur, à une compression du nerf optique avant qu'il ait traversé la membrane fibreuse de l'œil. Dans la majorité des cas, les vaisseaux qu'on remarque sur la papille sont atrophiés, et leur couleur est plus pâle qu'à l'état physiologique. Parfois, mais rarement, ils affectent une disposition variqueuse. La papille se distingue par son petit volume d'une part, et par son éclat brillant ; mais, d'autre part, elle est surtout remarquable par la disposition des vaisseaux qui la recouvrent. De leur point d'émergence à la circonférence de la papille, ils décrivent une courbe à très-petit rayon ; l'arc qu'ils représentent est par conséquent très-convexe. Ils se recourbent ensuite sur le bord de la papille, qu'ils n'abandonnent pas, arrivent au-dessous du chapeau du champignon, que représente la papille, se cachent ainsi sous lui, gagnent, après un trajet infiniment court, la ligne qui établit la limite entre la papille et la rétine, et continuent leur trajet sur cette membrane. Là, on peut les suivre de nouveau, car, dans son parcours au-dessous du chapeau du champignon, le vaisseau dont l'observateur poursuit la marche a paru un instant interrompu au niveau de la circonférence du disque de la papille, et quand on le retrouve sur la rétine, il paraît pren-

dre naissance sur la circonférence de cet organe ,
mais à une certaine distance du point où il a paru
interrompu à cause de la forme de la papille. On
s'assure néanmoins qu'il n'y a pas eu interruption
dans la continuité du vaisseau , en faisant porter
l'œil dans différents sens , jusqu'à ce qu'on aperçoive la continuité que l'on cherche. Si le vaisseau
est en haut de la papille , on conseille au malade,
pour vérifier qu'il n'y a pas interruption dans le
calibre du vaisseau , de porter l'œil fortement en
bas.

Quand la papille présente une surface concave ,
M. Desmarres lui donne le nom d'*atrophie en godet*.
Comme dans le cas précédent , nous retrouvons
l'aspect nacré et la diminution de volume de la
papille. Le centre paraît plus déprimé que les
bords ; il présente un petit sillon semblable à celui
qu'on tracerait sur de la cire avec une pointe fine ;
ce sillon a la forme d'un demi-cercle , et quelquefois celle d'un cercle complet. La présence de cette
petite dépression linéaire , presque imperceptible ,
paraît néanmoins coïncider avec un état très-grave
de l'œil ; elle est attribuée à la rétraction des fibres
nerveuses occupant le centre du nerf optique.

La science a besoin de faits nouveaux pour être

bien fixée sur la nature de ces deux variétés d'atrophie de la papille.

ARTICLE V.

Hypérémie de la papille.

L'hypérémie de la papille est une affection des
plus communes ; on le comprendra facilement en
songeant que la moindre inflammation oculaire,
une simple conjonctivité s'accompagne d'hypérémie de la papille. Elle se rencontre encore chez les
individus qui fatiguent leurs yeux par un travail
non interrompu par quelques instants de repos, ou
chez les personnes, myopes ou presbytes, qui ont
l'imprudence d'imposer à leurs yeux des efforts
d'accommodation trop pénibles et trop longtemps
prolongés. Une hypérémie de la papille se développe alors, soit parce qu'on ne fait pas usage de
lunettes, quand il faudrait en avoir de convenables,
soit encore parce que celles qu'on emploie ne sont
pas d'un numéro approprié à la vue.

Symptômes ophthalmoscopiques. — L'hypérémie

de la papille est le résultat du développement des vaisseaux de la papille. Sous l'influence de cette injection vasculaire anormale, elle perd sa couleur blanche éclatante pour prendre une teinte rouge. Cette teinte varie suivant le cas, et passe alors par une série nombreuse de nuances, depuis le rose foncé jusqu'au rouge le plus brillant. Suivant aussi le degré de la maladie, d'autres symptômes s'ajoutent à ceux que nous venons de décrire : ainsi, au début, la circonférence de la papille se recouvre d'une injection vasculaire d'une couleur plus vive que celle qu'on découvre sur le centre de cet organe ; cette injection ne s'arrête pas brusquement au pourtour de la papille, mais se confond insensiblement avec la teinte rouge de la rétine, dont l'hypérémie se développe toujours en proportion de celle du disque optique. Il ne se présente plus alors avec sa netteté habituelle ; on dirait qu'il n'est vu qu'à travers un léger voile de couleur rose. A ce degré, on aperçoit encore au centre une partie infiniment petite de la papille, qui conserve encore là son aspect brillant et nacré. Sous l'influence d'un développement plus considérable de l'hypérémie, la papille disparaît complétement ; la place qu'elle occupait se trouve entièrement envahie par une multitude de vaisseaux d'un rouge vif, dont les anastomoses masquent entièrement le siége du nerf optique. Le point vers lequel les diverses branches artérielles de la rétine semblent converger peut seul indiquer approximativement le siége de la papille. Toutefois, en comprimant avec le doigt la partie externe de l'œil, on voit apparaître, au point d'immersion des veines dans le nerf optique, des battements isochrones au pouls radial, battements qui indiquent le siége exact de la papille. Elle n'est pas toujours envahie dans sa totalité par l'injection vasculaire ; celle-ci n'occupe parfois que le quart ou la moitié de la circonférence du disque. D'autres fois, au contraire, un segment très-limité de la surface de la papille présente son aspect normal, tandis que tout le reste de la surface du disque papillaire est envahi par l'hypérémie. Celle-ci ne concentre pas son action sur ce point seulement ; dès qu'elle existe, elle s'accompagne de turgescence des vaisseaux de la rétine et de la choroïde, phénomène qui peut donner naissance à des troubles de diverses natures dans ces membranes. La gravité de l'hypérémie papillaire sera subordonnée à la manifestation de lésions plus ou moins sérieuses, et au siége qu'elles occuperont sur la rétine ou la choroïde. Rarement on observe, dans ces cas, l'hydropisie ou l'hémorrhagie; mais on rencontre encore assez fréquemment l'œdème ou le décollement rétinien.

Symptômes physiologiques. — L'hypérémie papillaire, portée à un haut degré, peut entraîner des troubles graves du côté de l'appareil oculaire, troubles qui peuvent aller jusqu'à produire la cécité. Toutefois, s'ils ne s'accompagnent pas d'autres maladies des membranes de l'œil, la guérison de l'hypérémie portée à ce point peut cependant arriver.

A une période moins avancée, l'hypérémie s'accompagne d'une difficulté pour l'œil à fixer longtemps des objets d'un petit volume. Cette difficulté ne doit pas être confondue avec une maladie de l'accommodation. Plus tard, le malade se trouve dans l'impossibilité de lire à la lumière, et cette amblyopie n'est pas due à la fatigue, mais bien à une *impuissance réelle* (Desmarres).

Pronostic. — Cette maladie ne dure pas longtemps, si on la traite d'une manière convenable; sans cela, elle peut devenir fort grave.

Traitement. — Ici le succès dépend, en première

ligne, d'un traitement local bien dirigé. M. Desmarres proscrit l'usage des saignées générales, qui
échouent complétement. Les évacuations sanguines
locales sont, au contraire, suivies d'un résultat
des plus favorables, et peuvent guérir des amauroses complètes produites par cette cause, amauroses qui auraient résisté à l'emploi de la saignée
du bras. On doit appliquer, tous les trois ou quatre
jours, des ventouses scarifiées ou des sangsues
sur la région comprise entre l'oreille et l'œil. Puis
on administre de fréquents purgatifs, et le malade
prend des bains de jambes excitants; en même
temps, il est soumis à une diète assez sévère. Le
traitement ne réussit bien qu'à la condition de
condamner les yeux au repos le plus absolu, de
maintenir le malade dans une chambre très-peu
éclairée, et de lui permettre un exercice modéré,
en faisant usage de lunettes bleues sans numéro
et entourées de taffetas.

Quant au traitement général, qui ne doit pas
être plus négligé dans cette affection que dans toute
autre, il consiste à prescrire les conseils hygiéniques ou la médication ayant pour résultat d'éloigner les causes qui peuvent congestionner la tête,
causes parmi lesquelles on doit mettre, en pre-

mière ligne, la constipation, le manque d'exercice, la suppression du flux menstruel ou hémorrhoïdal, les palpitations de cœur, etc.

ARTICLE VI.

Varicosités des vaisseaux de la papille, anévrisme, pulsations spontanées de cet organe.

On rencontre fréquemment la dilatation variqueuse des vaisseaux de la papille. Dans la majorité des cas, les vaisseaux de la rétine et de la choroïde sont atteints en même temps d'hypérémie; mais ce phénomène n'est pas constant.

Symptômes ophthalmoscopiques. — Il est facile de poser le diagnostic, car on distingue très-bien sur la papille les renflements variqueux que présentent les vaisseaux multiples qui la recouvrent; ils offrent des sinuosités de couleur rouge brun, et leur calibre est beaucoup plus grand qu'à l'état normal. Pendant qu'ils décrivent des courbes nombreuses sur le champ de la papille, ces vaisseaux s'anastomosent très-souvent entre eux, et

gagnent enfin la rétine. Telle n'est pas ordinairement la disposition des vaisseaux sur le disque du
nerf optique ; partis du centre, ils s'incurvent à
peine avant de gagner la circonférence de la papille. Il faut examiner avec le plus grand soin
quel est l'état de la choroïde, car les varicosités de
la papille s'accompagnent souvent de lésions assez
sérieuses de cette membrane. Une blancheur
nacrée, avec convexité notable de la papille, indi-
querait une atrophie du nerf optique, maladie qui,
nous l'avons vu précédemment, s'accompagne d'une
diminution notable de la vue. Dès qu'on observe
des varicosités sur la papille, on doit examiner cet
organe au point de vue que nous venons d'indiquer.

La vue peut rester, en apparence, intacte, même
avec un état variqueux très-développé des vaisseaux de la papille. Quant à l'anévrisme véritable
de l'artère papillaire, il doit être fort rare ; car
M. Desmarres ne l'avait pas encore rencontré une
seule fois, dans son immense clientèle, jusqu'en
1858, année où il a publié la 2e édition de son
Traité des maladies des yeux.

On considère comme conséquences ultérieures
de l'état variqueux des vaisseaux de la papille,

l'hémorrhagie de la cavité oculaire et l'insensibilité progressive de la membrane rétinienne.

Traitement. — Il doit avoir pour but d'éloigner les causes qui peuvent prédisposer à ces deux dernières lésions.

A l'article *glaucome*, nous parlerons des pulsations spontanées, qui semblent se manifester principalement dans cette affection.

ARTICLE VII.

Apoplexie de la papille du nerf optique.

Cette affection n'est pas rare. L'épanchement se fait tantôt au centre, tantôt à la circonférence du disque de la papille. Il s'accompagne quelquefois d'épanchement plus ou moins étendu sur la rétine. Quand elle est reconnue et traitée, cette affection n'est pas grave. J'ai constaté, l'année dernière, une hémorrhagie de la papille sur l'œil gauche d'une malade âgée de 47 ans, cuisinière de Mme de J... Cette femme vint me consulter pour une amblyo-

pie de l'œil gauche assez intense pour l'empêcher
de se conduire seule quand elle fermait l'œil droit.
L'œil, examiné avec le plus grand soin, ne présente,
dans l'aspect extérieur, aucun indice de maladie.
La papille a conservé sa mobilité normale ; les
phosphènes sont perçus ; la malade n'éprouve point
de céphalalgie ; elle se plaint seulement de ne pas
voir de l'œil gauche. J'examine l'œil à l'ophthalmoscope, et je constate sur la papille, près de son
centre, trois points hémorrhagiques, ainsi qu'ils
sont représentés sur la fig. 17, que j'ai dessinée
moi-même immédiatement, en me servant de l'ophthalmoscope fixe de mon ami le docteur Cusco. La
papille ne présente pas son éclat ordinaire ; elle
est un peu plus rose qu'à l'état normal ; sa circonférence, un peu injectée, se confond avec la coloration de la zone de la rétine voisine de la papille.
Les trois points hémorrhagiques sont situés chacun
sur le trajet d'une veine ou très-près du vaisseau.
Les veines sont très-dilatées.

Cette femme a cessé d'être réglée depuis trois
ans ; d'une assez bonne santé habituelle, elle se
plaint d'être parfois sujette à des douleurs rhumatismales erratiques.

J'ai conseillé l'application de dix sangsues sur

l'apophyse mastoïde gauche, conseillé en outre l'usage d'une tisane de chiendent nitré. Je n'ai point eu recours à l'usage des purgatifs, parce qu'au moment où la malade vint me consulter (mois d'octobre 1859), elle était affectée d'un peu de diarrhée. Quinze jours après, j'examinai l'œil; les points hémorrhagiques et l'injection de la papille n'existaient plus; la malade avait recouvré complétement la vue de l'œil gauche. Depuis cette époque, la vue s'est conservée intacte.

ARTICLE VIII.

Ramollissement, infiltration de la papille du nerf optique.

L'atrophie de la papille, que nous avons déjà décrite, est souvent la suite de la maladie que nous décrivons. Elle s'accompagne de troubles graves de l'appareil oculaire, souvent même de cécité complète; elle se rencontre assez communément dans la pratique.

Symptômes ophthalmoscopiques. — Le champ de la papille est plus grand qu'à l'état physiologique. La surface papillaire est inégale ; elle est évidemment plus convexe qu'à l'état normal ; de petites élévations de hauteur différente se montrent à sa surface. La circonférence est inégale, se confond avec la membrane rétinienne ; la coloration de la papille présente un aspect sale, d'une teinte jaunâtre. On ne distingue que difficilement les vaisseaux de la papille ; ils sont comme perdus dans cette sorte de magma. Des désordres sérieux se montrent en même temps du côté de la choroïde et de la rétine, qui est elle-même infiltrée, ainsi que la papille.

Les moyens thérapeutiques sont, en général, frappés d'impuissance en présence de cette affection.

Glaucome.

Le glaucome (de γλαυκός, vert) est une maladie caractérisée par une teinte verdâtre du fond de l'œil, accompagnée d'une cécité plus ou moins complète, terminaison ordinaire de la maladie, qui n'entraîne cet accident qu'après une série plus ou moins nombreuse de poussées inflammatoires.

C'est au professeur de Grœfe que revient la découverte de la cause probable des diverses phases que présente cette maladie. Les observateurs modernes ont vérifié plusieurs fois l'exactitude des travaux du chirurgien de Berlin, et nous mettons en tête MM. les docteurs Desmarres et Follin. Nous dirons, à la fin, l'opinion du docteur Cusco, qui est diamétralement opposée à celle des deux auteurs que nous venons de nommer, et dont nous allons analyser les travaux.

Le glaucome se présente sous deux états : 1° l'état aigu ; 2° l'état chronique. Disons toutefois qu'il arrive fréquemment qu'au milieu de la forme chronique peuvent se montrer une ou plusieurs attaques de glaucome aigu.

Nous décrirons d'abord, comme type de cette affection, le glaucome aigu, nous débarrassant, pour le moment, des complications qui viennent souvent, dans la forme chronique, masquer la physionomie véritable de cette affection.

Symptômes physiologiques.—Au début du glaucome, les malades accusent un trouble de la vue caractérisé par une certaine tendance à la presbytie, et les objets qu'ils perçoivent leur paraissent voilés par un brouillard plus ou moins épais ; ils ont en même temps la vue fatiguée par des phantasmes lumineux, sensation pénible qui s'accompagne aussi de névralgie ciliaire peu intense. Les symptômes que nous venons de décrire peuvent durer un certain temps avant que des troubles plus sérieux se manifestent dans le sens de la vue; mais, dans certains cas, la maladie affecte une marche tellement prompte, qu'aux symptômes précédents succède, dans un espace de temps variable entre peu de jours et quelques septenaires, une perte presque complète de la vue.

Quand le glaucome est porté à son plus grand degré d'acuité, on constate une immobilité avec dilatation de la pupille ; la cornée transparente, douée, à l'état normal, d'une sensibilité si grande, la perd à ce point, qu'il est possible de promener une barbe de plume sur sa surface sans que le malade en ait conscience, tant est grande la paralysie des nerfs qui animent cette partie de l'œil. Un autre symptôme fort important à noter est la propulsion d'arrière en avant de l'iris, dont la surface est convexe et vient en quelque sorte s'appliquer sur la partie postérieure de la cornée transparente ; la chambre antérieure alors n'existe pour ainsi dire plus ; enfin l'aspect que présente le fond de l'œil n'est plus le même qu'à l'état normal, il devient verdâtre. La consistance du globe oculaire devient plus grande qu'à l'état physiologique, et la tension de la sclérotique est telle, que « l'œil, touché avec le pouce par-dessus la paupière, est dur comme une bille de marbre que l'on sentirait à travers un gant. » (Desmarres.) La conjonctive est sillonnée de gros vaisseaux veineux qui la recouvrent dans toutes les directions, ainsi qu'on le remarque dans les maladies de l'œil où depuis longtemps la circulation sanguine est modifiée. Examinée à l'aide de l'ophthalmoscope, la surface de la rétine paraît, aussi elle , altérée d'une certaine façon.

La pupille ne reste dilatée et immobile que sous l'influence d'une pression intra-oculaire, car elle ne se contracte nullement en présence d'une lumière vive placée au devant de l'œil. La preuve de cette *iridoplégie*, déterminée par la compression des nerfs ciliaires, est facile à donner : il suffit de faire une ponction à la cornée et d'évacuer une certaine quantité de l'humeur aqueuse ; la pupille recouvre immédiatement sa contractilité, dès que la compression exercée sur l'iris a été enlevée. Mais bientôt l'humeur aqueuse se reproduit en quantité au moins aussi grande qu'avant, et les mêmes phénomènes reparaissent. Dès que l'iris recouvre sa sensibilité sous l'influence de la ponction de la cornée, cette dernière membrane présente le même phénomène. Il n'est plus possible alors de promener un corps étranger, barbe de plume ou flèche de papier, sur sa surface, sans que les paupières se ferment immédiatement. Mais, dès que le liquide se reproduira, les nerfs ciliaires seront comprimés de nouveau, et la paralysie renaîtra.

Nous avons vu plus haut que la capacité de la chambre antérieure diminuait en général. Ce phénomène se produit sous l'influence d'une cause unique : la compression intra-oculaire. Mais cette cause entraîne dans les deux parois de la chambre antérieure une disposition toute différente, et dont chacune contribue à en restreindre la capacité : nous voulons parler de la convexité de l'iris d'une part, et de l'aplatissement relatif de la cornée, qui présente une convexité moins grande qu'à l'état normal. On sait, en effet, que la courbure de la cornée transparente appartient à un cercle d'un

rayon plus petit que le cercle générateur de la sclérotique. Sous l'influence de la pression intra-oculaire, la membrane fibreuse, distendue d'une
manière exagérée, entraîne la cornée dans son
mouvement d'expansion, et tend à effacer la courbure propre de cette membrane, pour lui faire
prendre celle qu'elle affecte. Cet aplatissement de
la cornée explique, du reste, la presbytie à laquelle
sont soumis les individus atteints de glaucome.
On peut constater aussi que l'aplatissement de la
cornée est bien réel, en éclairant les cornées des
deux yeux successivement par la flamme d'une
bougie, et en comparant les deux images qu'elle
réfléchit sur deux miroirs inégalement convexes.
Toutefois il peut arriver que l'iris et la cornée ne
subissent pas ces modifications, si l'humeur
aqueuse est sécrétée, ce qui arrive quelquefois, en
plus grande quantité qu'à l'habitude. L'incompres-
sibilité du liquide s'opposerait alors, d'une part, à
l'aplatissement de la cornée, et, d'autre part, à la
convexité de l'iris. On s'assurera alors que la
chambre antérieure a conservé sa capacité en comparant successivement les deux yeux, avec la précaution de les regarder de profil.

Un phénomène qui vient encore donner une

preuve de plus à l'appui de cette opinion, que le glaucome est dû à une pression intra-oculaire, est la dilatation que présentent les veines ciliaires répandues en grand nombre à la surface de la conjonctive, dans la maladie que nous décrivons. Il se passe là un phénomène analogue à celui qui se présente toutes les fois que la circulation profonde d'un membre est entravée ; la circulation en retour ou veineuse indique alors ce phénomène par la dilatation exagérée des veines. Dans le glaucome, les veines ciliaires se dilatent donc considérablement, et présentent autour de la cornée un cercle anastomatique de couleur bleuâtre, auquel on donnait autrefois le nom de *cercle arthritique*. On se figurait alors que la maladie oculaire dans laquelle on constatait ce signe était une manifestation du principe arthritique, qui était considéré comme la cause de cette ophthalmie.

Sous l'influence de la compression intra-oculaire, les glaucomateux sont atteints de névralgies intra et périorbitaires, qui les mettent au désespoir ; car tous les moyens employés contre ces atroces douleurs sont frappés d'impuissance. Il en est un toutefois, consistant en une opération fort simple, qui peut instantanément soulager les malades, et qui fournit une preuve de plus à l'appui de l'opinion de l'illustre chirurgien de Berlin, que cette névralgie, comme les autres symptômes du glaucome, est due à une pression intra-oculaire : nous voulons parler de la ponction de la cornée. Aussitôt qu'on a donné issue à l'humeur aqueuse, les douleurs cessent instantanément. Nous voyons donc, d'après les lignes précédentes, que toutes les manifestations morbides du glaucome s'expliquent très-bien en admettant l'hypothèse qu'elles sont dues à une pression intra-oculaire, hypothèse qui se transforme en réalité, puisqu'on fait instantanément disparaître toutes les manifestations en faisant cesser la pression dont il s'agit par la ponction de la cornée transparente. Nous chercherons plus loin la cause de cette pression.

Jusque-là, les altérations survenuës dans les parties constituantes du globe oculaire pouvaient être constatées sans faire usage de l'ophthalmoscope ; nous allons maintenant, en explorant la cavité oculaire à l'aide de ce précieux instrument, constater la présence de trois phénomènes qui vont confirmer complétement l'opinion du docteur de Grœfe.

Ce sont : 1° le battement spontané des artères de la papille ;

2° La déformation de cet organe ;

3° Le déplacement des vaisseaux de la papille.

1° *Battement spontané des artères de la papille.* — A propos de l'œil normal examiné à l'aide de l'instrument d'Helmholtz, nous avons vu que, sous l'influence d'une accélération dans les battements du cœur, accélération provoquée par une marche forcée ou un exercice violent, nous avons vu, disons-nous, que les veines de la rétine présentaient des battements spontanés, tandis que les artères n'en offraient pas. Mais nous savons aussi que les battements artériels de la papille ne peuvent être provoqués artificiellement en comprimant légèrement le globe oculaire. Examinons un œil à l'état normal, et établissons une compression légère à son côté externe, par exemple ; nous verrons d'abord la turgescence des veines se produire ; comprimons un peu plus le globe ; des battements se manifesteront alors dans les veines. Bientôt ils se montreront dans les artères, si on porte plus loin le degré de compression, et enfin, en dépassant cette limite, la vue sera troublée ;

l'œil soumis à l'observation percevra la sensation d'un brouillard, de phantasmes lumineux, et enfin il cessera d'éprouver toute perception de lumières : il sera momentanément frappé de cécité. Cessons tout à coup la compression ; la vue reviendra presque aussitôt, et aucun des phénomènes que nous pouvons constater sur les veines et sur les artères ne se montrera. Eh bien ! nous retrouvons les battements artériels isochrones au pouls radial dans l'état aigu du glaucome, et ces battements sont alors spontanés. Qu'à l'exemple de Grœfe, on évacue une partie de l'humeur aqueuse par une ponction faite à la cornée, on verra immédiatement les pulsations artérielles s'arrêter, absolument comme dans le cas où on les provoque en comprimant extérieurement le globe oculaire, et où on les fait cesser en suspendant la compression. Le phénomène a lieu, dans les deux cas, sous l'action d'une cause identique : la compression du globe, extérieure dans un cas, et intérieure dans l'autre ; mais le résultat est toujours le même.

Telle n'était pas, au début, l'hypothèse émise par Von Grœfe sur les battements artériels spontanés qu'on observe dans le glaucome ; mais il l'a abandonnée aujourd'hui pour celle, beaucoup plus rationnelle, que nous venons d'indiquer. Rappelons, seulement pour mémoire, que cet auteur distingué pensait d'abord que les battements artériels spontanés étaient dus au phénomène suivant, qu'il avait observé assez souvent dans des artères oblitérées sous l'action d'une transformation granulo-graisseuse. Le caillot, mû par l'impulsion du sang dans le tube artériel, rappelait fort bien le phénomène qui se passe dans une artère oblitérée par un caillot, à la suite d'une ligature de ce vaisseau divisé au-dessous d'elle.

2° *Déformation de la papille.*—Cette déformation ne peut être constatée au commencement de l'affection que nous étudions ; elle n'a lieu qu'après plusieurs atteintes d'inflammation aiguë du glaucome. Jœger, qui le premier constata ce phénomène, ne lui attribuait pas sa véritable forme ; il considérait l'aspect que présente la papille comme dû à une saillie de cet organe, tandis qu'il est prouvé aujourd'hui qu'il est dû à une dépression : fait confirmé, du reste, par plusieurs autopsies.

Ce n'est que par une illusion d'optique que la papille paraît saillante dans le glaucome ; quand, en effet, les peintres veulent rendre l'aspect d'une surface sphérique, ils ont soin de mettre une teinte claire sur la partie la plus saillante, teinte qu'ils opposent aux ombres qu'ils placent à côté, afin d'imiter ce qu'on remarque dans la nature, quand on regarde une partie saillante. Dans le glaucome, le centre de la papille est plus éclairé que ses bords, disposition qui fait croire à l'existence d'une convexité de la papille, au lieu d'une concavité qui existe réellement. Une cause qui vient encore prêter à l'illusion, c'est qu'au niveau du point où le nerf optique perfore la choroïde, le pigment a disparu dans une surface peu étendue, il est vrai, mais cette surface dépigmentée entoure la papille comme dans un anneau lumineux.

3° *Déplacement des vaisseaux.*—De même que le précédent, ce phénomène ne se présente pas au commencement de l'affection ; on ne l'observe ordinairement qu'à une époque assez éloignée du début du glaucome. On comprendra facilement qu'il doit en être ainsi, puisqu'il n'est qu'une conséquence de la disposition en *godet* de la papille. En suivant le trajet des vaisseaux de la rétine, on remarque que veines et artères, au moment où elles arrivent à la circonférence de la papille, paraissent, à ce niveau, coupées brusquement. On les retrouve ensuite sur la papille ; mais elles ne paraissent pas être la continuation des vaisseaux rétiniens, en apparence interrompus (*voir* fig. 17) au niveau de leur entrée sur le disque du nerf optique. Si, comme on le pense aujourd'hui, la papille représente une cupule, on comprend très-bien que, cachés momentanément sous les bords de son pourtour, les vaisseaux rétiniens semblent interrompus. On se rend parfaitement compte des détails que nous indiquons en se servant de l'ophthalmoscope avec une lentille biconcave, qui donne, nous l'avons déjà dit, une image droite et tres-amplifiée. Les faits précédents ont été confirmés dernièrement par l'anatomie d'un œil glaucomateux, décrite par M. H. Muller (1). D'après cet auteur, la papille présentait une cupule dont le fond se trouvait à un millimètre environ de profondeur au-dessous des bords, qui s'élevaient à pic. A ces bords se trouvaient accolés les vaisseaux rétiniens jusqu'au niveau de l'orifice de la choroïde, donnant passage au nerf optique. Dans les parties de la rétine situées au-dessus de la circonférence de l'orifice choroïdien, dans les points où les vaisseaux

______

(1) *Archiv. fur ophthalmogie*, vol. IV, p. 303. *Voir* Follin.

ne cachaient pas cette membrane, on trouvait, à l'examen microscopique, quelques éléments de substance fibreuse.

D'après la description précédente, il devient facile de bien saisir les différentes lésions du glaucome, se produisant toutes sous l'influence d'une pression intra-oculaire. Il deviendra alors plus aisé de soulager le malade, et cela immédiatement, en le soumettant à une médication qui aura pour résultat de faire cesser la pression, qui entraîne après elle toutes les conséquences que nous venons d'indiquer. Cette maladie est loin d'être rare ; mais au début, avant l'invention de l'ophthalmoscope, on la confondait avec beaucoup d'autres variétés de maladies oculaires.

Examen des diverses hypothèses émises sur la nature du glaucome avant l'invention de l'ophthalmoscope.

On a considéré le glaucome comme le résultat d'une maladie du corps vitré. Cela n'est pas possible, car le corps vitré est doué d'une organisation qui ne permet pas à l'inflammation de l'atteindre quand il est altéré ; cette altération n'est que le résultat de lésions secondaires. Le glaucome ne peut donc pas avoir pour point de départ la lésion d'un organe qui ne peut être malade primitivement.

B. Walter et d'autres ophthalmologistes ont considéré le glaucome comme lié à une inflammation de la rétine ; l'examen ophthalmoscopique est encore venu combattre victorieusement cette opinion erronée.

Mais, en considérant que souvent, dans le glaucome, l'iris présente un épaississement avec induration ; que, d'autre part, la choroïde peut être aussi malade sans qu'on trouve toutefois à sa surface des ecchymoses et des exsudations, on serait porté à penser que le glaucome, qui n'altère en rien au début la transparence des milieux de l'œil, pourrait bien être produit par une irido-choroïdite avec infiltration diffuse de l'humeur aqueuse et du corps vitré. Sous l'influence d'une hypersécrétion des liquides, l'exagération de la pression intra-oculaire détermine sur la rétine une compression à la suite de laquelle se développent tous les symptômes qu'on observe dans le glaucome. Cependant la preuve de cette irido-choroïdite n'est pas facile à donner. La choroïdite, ne présentant pas, en effet, d'altération appréciable dans sa structure au-dessous même des exsudations, ne doit pas en présenter, *à fortiori*, quand la sérosité, sécrétée en quantité plus considérable qu'à l'état normal, est incolore et transparente. Et ce fait n'est nullement en contradiction avec ce qu'on observe tous les jours à la surface des membranes synoviales, qui ne laissent voir aucune altération, bien qu'elles aient sécrété une quantité de liquide séreux plus considérable qu'à l'état physiologique.

M. de Grœfe, dont nous avons dû bien souvent, dans le cours de cet ouvrage, citer les travaux importants sur la branche de l'oculistique que nous traitons, a, dans une série de travaux sur le glaucome, émis l'opinion que cette maladie se développe sous l'influence d'une irido-choroïdite avec sécrétion séreuse, et tous les phénomènes que nous avons décrits précédemment prouvent d'une manière péremptoire qu'ils sont liés à la présence d'une pression intra-oculaire exagérée. Il suffit de se reporter à la description précédente du glaucome, pour reconnaître qu'il offre dans ses exacerbations les symptômes de l'inflammation de l'iris, inflammation qui, bien évidemment, n'est pas isolée, mais s'accompagne d'une inflammation d'autres parties de la cavité oculaire. N'avons-nous pas vu, en effet, que la dureté de l'œil et le développement exagéré des veines qui circulent au-dessous de la conjonctive étaient dus à une pression intra-oculaire, puisque ces symptômes disparaissent en faisant une ponction à la cornée? La même cause ne détermine-t-elle pas aussi la compression des nerfs ciliaires, compression qui entraîne avec elle l'immobilité avec dilatation de la pupille et l'insensibilité de la cornée transparente? Le même moyen, la paracentèse oculaire, ne fait-il pas également cesser tous ces symptômes aussitôt qu'une partie de l'humeur aqueuse a été évacuée?

Il est une autre manifestation de la même pression intra-oculaire qui se présente à notre observation d'une manière moins constante. Nous voulons parler de la propulsion de l'iris en avant, propulsion telle, nous l'avons vu déjà, que le diaphrame vient s'appliquer, pour ainsi dire, dans quelques cas, à la face postérieure de la cornée, et diminuer de beaucoup la capacité de la chambre antérieure. Mais quelquefois cette chambre conserve ses dimensions, si même elles ne sont accrues; cela se rencontre quand l'inflammation de l'iris est le symptôme prédominant de l'irido-choroïdite, et provoque

dans la chambre antérieure une hypersécrétion
de sérosité qui s'oppose à la propulsion en avant
du diaphragme iridien. L'observation exacte des
autres manifestations du glaucome ne vient-elle
pas encore donner gain de cause à la doctrine de
Von Grœfe. En effet, les battements spontanés qu'on
remarque sur les artères de la papille et l'excava-
tion du disque de cet organe se trouvent en parfaite
harmonie avec cette opinion qu'il existe une pression intra-oculaire exagérée. D'une part, on peut
produire artificiellement les battements artériels
en comprimant le globe oculaire à l'extérieur, et,
d'autre part, passé quarante ans, époque après
laquelle se développe le glaucome, la partie de
l'œil qui offre le moins de résistance n'est-elle pas
la papille du nerf optique? n'est-ce pas elle qui,
à cette époque de la vie où la membrane fibreuse
de l'œil a acquis tout le degré de résistance dont
elle est capable, n'est-ce pas elle, disons-nous,
qui doit céder et prendre la forme en godet, dont
l'existence est aujourd'hui prouvée par un examen
plus attentif avec confirmation de nécropsie? Nous
venons de dire qu'à cette époque de la vie, sous
l'influence de la pression intra-oculaire déterminée par une hypersécrétion séreuse, la papille

devait céder de préférence à toute autre partie de l'hémisphère postérieur, de même qu'à l'hémisphère antérieur l'iris cède et vient en avant. En effet, le glaucome n'atteint que les individus qui ont passé l'âge de quarante ans ; tandis que, dans une autre maladie déjà décrite, maladie dans laquelle se produit également une pression intra-oculaire (non plus sous le coup d'une hypersécrétion séreuse, mais sous l'influence de la contraction musculaire, ayant pour but de fixer l'œil et de permettre à l'appareil d'accommodation oculaire de se mettre en jeu), ce n'est pas la papille qui cède, mais bien la sclérotique qui, avant l'âge de vingt ans, n'a pas encore toute la consistance qu'elle acquerra plus tard. Cette membrane offre une résistance moindre que le nerf optique, qui conserve sa forme, tandis qu'elle cède dans le voisinage de la papille, et donne lieu à la formation d'un staphylôme postérieur, maladie que nous avions en vue en émettant les considérations précédentes.

Avant que de Grœfe émît sa doctrine, il était bien difficile de se rendre compte de la forme de la papille, que l'on croyait convexe alors ; il y avait, en effet, une contradiction flagrante entre l'existence de cette saillie supposée de la papille et l'existence d'une pression intraoculaire exagérée.

Si la doctrine de de Grœfe est vraie, et la ponction de la cornée donne la preuve évidente que la pression intra-oculaire était la cause de toutes les manifestations symptomatiques du glaucome, manifestations qui disparaissent instantanément en donnant issue à une certaine quantité de l'humeur aqueuse, si cette doctrine est vraie, disons-nous, le traitement qui découle de l'indication de la ponction devra être couronné de succès ; seulement, pour obtenir un résultat permanent, la ponction devra être faite dans de larges proportions, et c'est le résultat auquel est arrivé Von Grœfe en pratiquant l'iridectomie.

Le glaucome est donc, d'après toutes ces considérations, le résultat d'une irido-choroïdite avec hypersécrétion séreuse intra-oculaire. Malheureusement, cette maladie s'accompagne souvent de lésions secondaires qui éteignent complétement la vue, déjà si compromise. Nous voulons parler d'exsudations qui viennent se placer sur la rétine, entre cette membrane et la choroïde. Elles présentent tous les caractères que nous avons décrits précédemment. Il se rencontre quelquefois même des ossifications; dans certains cas, on remarque aussi des hémorrhagies dues à la rupture de vaisseaux rétiniens. Ces hémorrhagies sont le résultat d'altérations dans les parois des vaisseaux, et ont lieu spontanément, ou bien se manifestent au moment où, sous l'influence de la cessation rapide de la pression intra-oculaire déterminée par l'iridectomie, l'expansion du vaisseau qui n'est plus comprimé a lieu trop brusquement, et il se rompt sous l'effort de l'ondée sanguine.

Glaucome chronique. — Cette maladie présente les mêmes symptômes que le glaucome aigu; seulement leur intensité est portée à un degré moins élevé. L'irido-choroïdite ne présente plus, dans ce cas, des signes d'inflammation aussi tranchés, et le diagnostic est quelquefois très-difficile à porter; car des lésions secondaires, qui accompagnent souvent le glaucome chronique, viennent masquer l'origine de la maladie. On observe, en effet, souvent des exsudations dans le corps vitré; leur nombre empêche quelquefois même les rayons lumineux d'éclairer le fond de l'œil : mais, comme phénomène secondaire, on rencontre aussi parfois une cataracte consécutive au glaucome, cataracte qui porte le nom de cataracte glaucomateuse, et à laquelle il faut bien se garder de toucher, car le résultat serait un insuccès. L'atrophie du globe oculaire est souvent la terminaison du glaucome. Dans certains cas, la cornée transparente se couvre d'ulcères ; leur perforation entraîne souvent une procidence de l'iris. Quelquefois, au lieu d'ulcérations sur la cornée, on remarque sur cette membrane un staphylôme.

Étiologie. — Le glaucome paraît atteindre les individus *âgés d'au moins quarante ans* (Desmarres), et qui ont été soumis antérieurement à des inflammations chroniques de la rétine, et principalement de la choroïde. Les vieillards sont très-fréquemment exposés à cette affection.

Pronostic. — Il est toujours fort grave ; cependant on obtient des améliorations assez notables en mettant en pratique le traitement indiqué par Von Grœfe.

M. le docteur Cusco, dont l'esprit d'analyse éclaire d'un jour tout nouveau l'étiologie d'un grand nombre d'affections oculaires, croit que les symptômes qu'on observe dans le glaucome sont dus à l'exagération d'une pression extra-oculaire, et non pas intra-oculaire, comme le pensent la plupart des auteurs. Ce chirurgien distingué, remarquant que le glaucome ne se développe que dans un âge avancé, trouve la cause de cette maladie dans un épaississement avec diminution de capacité de la fibreuse oculaire, soumise, comme toutes les membranes de même nature, aux affections rhumatismales dans la vieillesse. D'après le docteur Cusco, les symptômes observés dans le glaucome seraient dus à la pression exercée sur les milieux de l'œil par la sclérotique, dont la capacité est moins grande dans la vieillesse que dans l'âge adulte : il croit avec d'autant plus de raison devoir émettre cette opinion, qu'il prétend que chez les glaucomateux l'œil présente moins de volume qu'à l'état normal.

Traitement. — Dans l'état congestif bien évident, on retire de bons effets des saignées, générales ou locales ; mais il faut surtout donner la préférence à cette dernière pratique. La saignée générale, employée trop largement, aurait de funestes effets. Quand le malade éprouve de vives douleurs, on peut les calmer quelquefois par l'administration à l'intérieur des préparations de sulfate de quinine ou de valérianate d'ammoniaque. Il est inutile de torturer les malades par l'application d'excitants cutanés énergiques, tels que les setons, cautères, moxas, pommade stibiée, etc. Mais le moyen qui amènera le plus promptement un amendement favorable et permettra à la vision de se rétablir, tout au moins momentanément, tout en faisant cesser les douleurs atroces qui accompagnent souvent le glaucome, sera la paracentèse de l'œil, pratiquée à travers la sclérotique ou à travers la cornée transparente. Quand on voudra pratiquer la ponction à travers la cornée, on aura soin de la faire de quatre en quatre heures sur différents points de la circonférence de cette membrane, jusqu'à ce qu'on ait évacué une quantité de l'humeur aqueuse suffisante pour faire cesser la compression intra-oculaire. On comprend toutefois que cette médication ne doit être que palliative, et, pour arriver à des résultats plus durables, il faut nécessairement employer la méthode indiquée par de Grœfe, c'est-à-dire pratiquer l'iridectomie. Le meilleur procédé dans ce cas est celui de *Guépin, de Nantes*. Le couteau lancéoculaire pénètre par ce procédé tout près de la circonférence de la cornée, mais ne l'intéresse pas, entre par la sclérotique et vient se placer en avant de l'iris. Cette membrane est alors saisie par des pinces à dents de souris, attirée au dehors et excisée avec des ciseaux courbes. (*Voir*, pour de plus amples détails , le *Traité des maladies des yeux* de Desmarres , article opération de la pupille artificielle.) Tout en appliquant le traitement local que nous venons de décrire, on ne doit pas négliger néanmoins de s'enquérir, auprès du malade , des causes qui ont pu précéder chez lui le développement du glaucome ; on devra tenir compte de la suppression d'un flux habituel, et le rappeler, s'il est possible (règles, hémorrhoïdes , etc.); on devra s'informer si le malade était sujet à des affections herpétiques, arthritiques , etc., et agir en conséquence.

Contre les exsudations de la rétine, ne pourrait-on pas employer aussi la santonine à l'intérieur , médicament qui paraît avoir réussi dernièrement dans les mains habiles du docteur Guépin , de Nantes, et se débarrasser ainsi de cette complication si grave du glaucome?

OBSERVATIONS.

———

Dans la crainte d'interrompre le cours de la description des différentes maladies dont nous avons parlé, nous avons renvoyé à la fin de l'ouvrage une série d'observations qui nous sont personnelles. Nous en avons réduit le nombre autant qu'il nous a été possible pour chaque maladie, nous bornant à choisir, parmi ces diverses observations, un type qui pût faire ressortir les symptômes caractéristiques des maladies de l'œil que nous avons décrites.

OBSERVATION DE STAPHYLÔME POSTÉRIEUR DOUBLE.

M. N..., âgé de vingt-deux ans, instituteur primaire dans un bourg du département de la Vienne, vint me consulter pour une gastralgie liée à un état anémique. Ce jeune homme, d'un tempérament lymphatico-nerveux, a les cheveux noirs le

visage très-pâle, les yeux très-saillants et présentant un certain degré de strabisme convergent. Je
crois pouvoir rattacher la gastralgie pour laquelle
il me consulte à un état anémique dû à un travail
excessif et à une nourriture insuffisante. Après lui
avoir donné le conseil de faire usage de préparations ferrugineuses et d'un régime tonique, je fixai
mon attention sur les yeux de ce jeune homme.
Il me dit qu'il voyait passablement bien, à la
condition de faire usage de lunettes à verres
biconcaves du n° 5; que, du reste, il avait l'intention de changer le numéro de ses lunettes, qu'il
croyait un peu trop faibles pour sa vue. Né de
parents qui habitent la campagne et se livrent à
l'agriculture, ce jeune homme, qui paraît fort intel-
ligent, m'apprend que ses parents ont la vue très-
bonne; que ses frères et sœurs ne sont point myopes;
qu'il est le seul de sa famille atteint de myopie. Il me
dit, en outre, que, doué du vif désir de s'instruire,
il a travaillé très-jeune et souvent à la lueur d'une
lumière qui l'éclairait mal. Il s'est enfin trouvé
souvent dans le cas de fatiguer ses yeux, en se
soumettant à des efforts répétés d'accommodation
avant l'âge de vingt ans. Il se sert de lunettes depuis très-longtemps; il ne se rappelle pas au juste à

quelle époque il en a fait usage pour la première fois, mais il était très-jeune lorsqu'il en a pris. Ces renseignements me portèrent à penser que ce malade était atteint d'un staphylôme postérieur, et je lui demandai la permission d'examiner ses yeux. Je constatai très-facilement, à l'aide de l'ophthalmoscope, que le malade était atteint d'un staphylôme dans chaque œil, et d'un staphylôme au premier degré de chaque côté. En effet, au côté interne de la papille (je me servais d'une loupe biconvexe, c'est-à-dire que j'explorais par l'image renversée, et ce qui me paraissait au côté interne était bien réellement situé au côté externe de la papille), au côté interne de la papille, dis-je, je constatai une tache blanche en forme de croissant, embrassant la demi-circonférence interne de la papille; les cornes du croissant ne dépassaient pas les extrémités du diamètre vertical de la papille (fig. 2, pl. V); la tache avait la même couleur blanc ardoisé au niveau de la papille du nerf optique de chaque œil; la choroïde paraissait très-injectée; elle était, en outre, fortement pigmentée, ainsi que pouvait le faire préjuger la coloration noire des cheveux du malade. La rétine paraissait saine; les vaisseaux, artères et veines de cette membrane étaient injectés. La coloration d'un rouge orangé vif du fond de l'œil contrastait avec la pâleur du visage. Il est évident qu'il existait un travail d'inflammation chronique du côté des membranes internes de l'œil. M. le docteur Hollard, professeur à la faculté des sciences de Poitiers, a constaté sur ce malade les phénomènes que nous venons d'indiquer.

Nous voyons que M. N... était atteint d'un staphylôme au premier degré, affection qui paraît s'être développée chez lui spontanément, sans antécédents du côté de ses parents. Il est le seul myope de sa famille ; cette myopie s'est déclarée sous l'influence d'un travail prolongé, sous l'influence, par conséquent, de trop grands efforts de l'appareil d'accommodation du globe oculaire, et il s'est livré à ce travail avant la vingtième année. Nous retrouvons là toutes les conditions nécessaires au développement du staphylôme postérieur, conditions dont parle M. Romain Noizet dans sa thèse sur ce sujet. Si nous nous reportons maintenant à l'opinion émise par les auteurs : que le staphylôme, une fois déclaré, ne rétrograde jamais ; qu'il marche, au contraire, d'une manière fatale, et passe indubitablement du premier au troisième degré, nous voyons combien il était important pour le malade qui nous a consulté que son affection fût reconnue alors qu'elle n'était encore qu'au premier degré. Si, persuadé qu'il était que les verres de ses lunettes étaient trop faibles, il en eût pris de plus forts, sa vue, fatiguée par des efforts d'accommodation plus considérables, se fût altérée de plus en plus, et le malade était voué, dans l'avenir, à une altération de la vue voisine de la cécité. Grâce à l'ophthalmoscope, il m'a été possible de reconnaître la présence du staphylôme au premier degré, et de donner au malade le conseil de ne faire usage de ses lunettes que le moins souvent possible, de supprimer l'habitude de lire le soir à la lumière artificielle, d'établir une dérivation fréquente sur le tube digestif, à l'aide de pilules aloétiques, dans le but de décongestionner les vaisseaux de la choroïde.

Dans l'observation précédente, nous étions en présence d'un staphylôme au premier degré, réunissant toutes les conditions de développement indiquées par le docteur Romain Noizet ; mais le staphylôme dont chaque œil se trouvait atteint était-il seulement le résultat de la pression mécanique concentrée sur le segment postérieur du globe oculaire, ou bien y avait-il eu simultanément une atrophie choroïdienne en ce point, atrophie résultant de l'inflammation de la choroïde, dont l'injection très-vive de cette membrane nous indiquait l'existence? Nous serions assez porté à croire que le staphylôme peut se développer le plus fréquemment à la partie postérieure de l'œil, au niveau du bord externe de la papille ; mais, comme le pense M. Cusco (*voir* article staphylôme, à la fin), la présence du staphylôme sur d'autres points de la sclérotique que le voisinage du bord externe du nerf optique, indique bien évidemment que la pression mécanique admise par M. Romain Noizet n'est pas la cause unique de cette affection.

L'observation suivante, que nous croyons pouvoir considérer comme une atrophie choroïdienne en tout semblable, pour l'aspect, à celle de l'observation précédente, mais en différant quant au siége et à la forme, viendrait à l'appui de la manière de voir que nous exprimons.

OBSERVATION D'ATROPHIE CHOROÏDIENNE TRÈS-LIMITÉE.

Madame B... conduisit, il y a quelques mois, à ma consultation la nommée X..., couturière, âgée de 16 ans. Cette jeune fille, d'un tempérament très-lymptahique, est grande, maigre, a les cheveux châtain clair; elle porte sur la cornée de l'œil droit une opacité résultant de kératites de nature scrofuleuse, à laquelle elle a été sujette dans son enfance. Cette jeune fille, très-myope, mise de bonne heure en apprentissage, a fatigué sa vue par un travail assidu en fixant les yeux sur des objets qui exigeaient un travail soutenu ; obligée de faire de la couture à points très-rapprochés, travaillant fort longtemps à la clarté d'une lumière insuffisante, elle a beaucoup fatigué ses yeux et se trouve, en apparence, dans des conditions analogues à celles du malade de l'observation précédente. Toutefois les yeux, examinés à l'ophthalmoscope, ne présentent pas tout à fait le même aspect. Comme celles de l'observation précédente, les choroïdes sont très-injectées ; la coloration rouge du fond de l'œil con-

traste ici également avec la teinte pâle du visage
de cette jeune fille, qui est chlorotique. J'observe
dans l'œil gauche (image renversée), dans le prolongement du diamètre vertical de la papille et au-
dessus de cet organe, deux taches jaune orangé de
forme quadrilatère. La couleur de ces taches
tranche, par leur coloration pâle, avec le fond de
l'œil, qui est très-injecté et qui n'est point parsemé
de taches pigmentaires, comme dans le cas précédent. Ces deux taches, à peu près carrées, paraissent avoir chacune environ deux millimètres
de côté. La première se trouve située à un millimètre et demi environ au-dessus de la papille, et la
deuxième, située sur la même ligne verticale, n'est
séparée de la première que par une distance à peu
près égale.

Nous pensons que la lésion que nous présente
l'œil gauche de cette jeune fille est de même nature
que celle constatée dans l'observation précédente;
toutefois elle n'est pas située sur le côté externe
du nerf optique. La malade réunit cependant les
conditions favorables au développement du staphylôme indiquées par les auteurs : elle a fatigué
beaucoup ses yeux par des efforts d'accommodation
trop fréquemment et trop longtemps prolongés.

Elle a moins de 20 ans, âge auquel la sclérotique acquiert seulement la consistance qu'elle présente dans un âge plus avancé ; de plus, elle est myope, et il semblerait que, dans ce cas, les taches que nous venons de signaler devraient avoir la forme de croissant et être situées au côté externe du nerf optique. On pourra nous observer, il est vrai, que ces taches, vues à l'ophthalmoscope, ne correspondent peut-être pas à un amincissement de la sclérotique en ce point. Je ne l'assure pas non plus ; si j'ai cité cette observation, c'est pour indiquer que la science a besoin encore de faits nombreux pour être fixée, et c'est dans le but d'appeler sur ce point l'attention des médecins qui sont à même d'examiner des malades, pendant la vie, au moyen de l'ophthalmoscope, et de vérifier, après décès, quand l'occasion le permettra, la nature de la lésion observée.

Nous pourrions multiplier les observations de staphylôme, mais nous terminerons ce qui a trait à cette question en citant l'observation suivante, qui nous paraît intéressante à plus d'un titre.

OBSERVATION DE STAPHYLÔME POSTÉRIEUR AU TROISIÈME DEGRÉ.

M. De...., maire d'une commune du département de la Vienne, âgé de 60 ans, d'une bonne constitution, est conduit à ma consultation par son neveu M. X..., professeur au lycée de Poitiers. Ce malade, qui peut à peine se conduire seul, tant sa vue est mauvaise, me dit que, depuis sa jeunesse, sa vue a toujours été faible, qu'il a fatigué beaucoup ses yeux par des travaux de cabinet, etc., et qu'aujourd'hui la lecture lui devient pour ainsi dire absolument impossible ; qu'enfin il y voit à peine assez pour marcher seul. Rien, dans l'aspect des yeux examinés à la vue simple, n'indique une lésion de ces organes ; mais l'emploi de l'ophthalmoscope vient nous révéler de graves désordres. L'œil droit présente un staphylôme postérieur, compliqué de choroïdite avec opacités lenticulaires centrales. (*Voir* fig. 4, pl. V.) L'œil gauche présente, aussi lui, un staphylôme postérieur gauche au troisième degré, caractérisé par une plaque blanche de forme irrégulière envahissant complétement le pourtour de la papille du nerf optique ; de plus , une large plaque atrophique de la choroïde , située dans le voisinage de la *macula lutea* , plaque atrophique qui présente à l'ophthalmoscope un reflet bleuâtre. Mais là ne se bornent point encore les lésions que nous constatons dans les yeux de ce malade ; chacun d'eux est affecté d'un ramollissement du corps vitré caractérisé par la présence de corps flottants dans le corps vitré lui-même. Pour constater ce phénomène , je prie le malade de porter rapidement l'œil observé dans plusieurs directions , et de fixer de nouveau la mire de l'ophthalmoscope fixe du docteur Cusco. Je vois alors des corps noirâtres flottants dans le corps vitré regagnant lentement, sous l'action de la pesanteur , la partie la plus déclive de l'œil. C'est à l'aide de cet instrument que j'ai pris le dessin des lésions constatées dans les yeux de M. De.... Je me suis demandé si à la large plaque de choroïdite atrophique ne correspond pas en ce point , comme au niveau du staphylôme postérieur , un amincissement de la sclérotique formant un autre staphylôme sur cette membrane fibreuse , semblable à celui dont nous avons donné la description à l'article staphylôme, et qui nous avait été fourni par un de nos internes de l'hôpital général. Ce fait viendrait encore à l'appui de cette opinion de M. le docteur Cusco, que le staphylôme postérieur peut siéger, sur la sclérotique, partout ailleurs qu'au niveau du nerf optique.

Toutefois l'observation de ce malade a pour but de prouver à quel degré de précision le diagnostic des maladies des yeux peut être porté à l'aide de l'ophthalmoscope. Laissant de côté les interprétations théoriques, que les faits ultérieurs viendront élucider, ce que nous voulons aujourd'hui prouver à ceux de nos confrères qui n'ont pas encore l'habitude de cet instrument, c'est combien il est précieux et peut fournir de données certaines quant à l'examen. M. De..., auquel je ne cachai pas la gravité de son affection, me témoigna le désir d'aller consulter le docteur Desmarres. Le malade me revint quelque temps après avec une lettre dans laquelle cet ophthalmologiste distingué avait dessiné la forme du staphylôme et de la plaque atrophique de l'œil gauche. Or, comparant ce dessin à celui que j'avais pris lorsque M. De... était venu me consulter la première fois, je trouvai les deux images identiques quant au siége et à la forme des altérations.

Dans le cas présent, le traitement à dû consister

à faire une prescription ayant pour but d'enrayer la marche de la choroïdite de l'œil droit, l'œil gauche n'offrant plus aucune chance de guérison. Le traitement formulé par M. Desmarres est le suivant :

« 1° Tous les cinq jours, à quatre reprises différentes, appliquer cinq sangsues entre l'œil et l'oreille à droite ;

2° Le lendemain de chaque application de sangsues, prendre le matin, à jeun, un grand verre d'eau de Pulna.

» Les autres jours, prendre, matin et soir, un de ces paquets :

» Soufre sublimé,
» Rhubarbe,   } aa 0,25 centig.

» Mêlez.

» Pour un paquet.

» Éviter l'application des yeux et porter des conserves bleues au soleil.

» Suivre un bon régime, mais s'abstenir des aliments excitants et échauffants, tels que le thé, le café, le vin pur et les liqueurs. »

Ce fait est intéressant à plus d'un titre : il nous montre d'abord à quel degré de précision l'emploi de l'ophthalmoscope permet d'arriver dans le dia-

gnostic des maladies oculaires. Nous avons pu
trouver là une choroïdite atrophique, un staphylôme postérieur au troisième degré autour de chaque
papille, des opacités périphériques du cristallin dans
un œil, et des opacités centrales dans l'autre, un ramollissement du corps vitré de chaque œil, et la présence de corps flottants, venant rendre encore plus
apparent le ramollissement de cet organe. Or supposons, comme il est probable, que les opacités
du cristallin augmentent et qu'une cataracte complète se développe, ce qui semble inévitable : si
plus tard le malade vient nous consulter, il est évident que, sachant qu'il est déjà atteint d'altérations
graves des deux yeux, altérations qui l'ont mis dans
un état voisin de la cécité, il est évident, disons-
nous, que nous nous abstiendrons de lui faire
subir l'opération de la cataracte; car, dans l'hypothèse où l'opération n'entraînerait pas d'accidents
plus graves que ceux auxquels il est déjà soumis,
il serait à peine en état de se diriger lui-même.

Nous voyons encore dans cette observation un
fait qui vient à l'appui des travaux de **M.** le docteur Cusco, travaux dont nous avons rendu compte
en analysant la thèse sur la cataracte du docteur
Dubarry : c'est que la cataracte n'est point une ma-

ladie isolée, qu'elle se trouve sous la dépendance d'altérations de la choroïde.

Espérons que, sous l'influence du traitement prescrit par M. Desmarres, la marche de la choroïdite de l'œil droit sera enrayée; espérons aussi que, sous l'influence du temps d'arrêt qui, nous aimons à le croire, se manifestera, les progrès des opacités du cristallin dans cet œil seront entravés eux-mêmes.

OBSERVATION D'HÉMORRHAGIE DE LA PAPILLE.

Mlle X... est amenée par sa mère à ma consultation dans le courant du mois de mai 1860. Mlle X... se plaint de ne pas voir de l'œil gauche; elle pourrait se conduire avec cet œil, en fermant l'autre, mais il ne lui est plus possible de travailler sans éprouver d'assez vives douleurs dans la tête, et, de plus, les troubles apportés dans l'exercice de la vision par l'amblyopie de l'œil gauche ne lui permettent plus de travailler sans une fatigue excessive. Mlle X. fait remonter l'accident pour lequel elle vient me consulter à une quinzaine de jours, époque à laquelle elle travaillait très-longtemps à la lumière à une broderie très-fine. Elle s'aperçut tout à coup qu'il ne lui était plus possible de continuer son travail, qu'elle fut bien forcée d'interrompre à cause de l'embarras qui se manifesta dans l'exercice de la vision.

Avant de décrire les symptômes que me fournit l'examen de l'œil par l'ophthalmoscope, je dois parler des antécédents de Mlle X... D'un tempérament lymphatique, de moyenne stature, à cheveux très-noirs, Mlle X... est fille de parents qui jouissent d'une bonne santé ; son teint est généralement pâle, et, en considérant son aspect extérieur, l'amblyopie pour laquelle elle me consulte aurait pu être rapportée autrefois à la classe des amauroses asthéniques. On aurait pu penser que ce trouble de la vision était dû à une anémie des membranes de l'œil. L'ophthalmoscope vint m'apprendre rapidement qu'il n'en était rien : je constatai facilement sur la papille du nerf optique (par l'image renversée) une tache rouge située sur la partie inférieure de la papille, tout près d'un vaisseau veineux, facile à reconnaître à sa coloration plus foncée et à son diamètre plus grand que celui des artères. J'étais en présence d'une apoplexie de la papille du nerf optique. Malgré la pâleur du visage de Mlle X..., je me crus en droit de faire placer dix sangsues sur l'apophyse mastoïde gauche. Je prescrivis, en outre, une purgation avec le citrate de magnésie et une tisane de chiendent nitré (2 gram. d'azotate de potasse par litre de tisane). Après une quinzaine de jours, Mlle X... avait recouvré la vue de l'œil gauche, et l'œil, exploré de nouveau, ne portait plus sur la papille qu'une trace à peine visible de l'ecchymose. Un mois après le début de l'affection, il n'y avait plus la moindre trace de l'épanchement.

Quel eût été le traitement avant l'invention de l'ophthalmoscope? Probablement qu'on eût conseillé l'usage de préparations ferrugineuses. L'épanchement se serait-il résorbé spontanément? c'est possible; mais rien ne le prouve. Dans l'hypothèse où ce résultat favorable n'aurait pas été obtenu, on aurait peut-être tenté d'employer le traitement par l'électricité, dans l'espoir de dissiper l'amaurose, qu'il eût été facile de rapporter à une paralysie de la rétine. Je me demande si, sous l'influence de l'activité de la circulation produite par la faradisation, on ne se serait pas exposé à provoquer plutôt un nouvel épanchement.

HYPÉRÉMIE DE LA PAPILLE ET DE LA RÉTINE.

M. X. m'est adressé de Tours par mon excellent ami le docteur Duclos. Ce malade exerce une profession sédentaire, et fatigue souvent sa vue par la lecture de papiers fort mal écrits ; il a de plus l'habitude de lire le soir jusqu'à une heure très-avancée de la nuit. Depuis son enfance, il a presque complétement perdu l'usage de l'œil droit, et depuis quelque temps il commence à éprouver, du côté de l'œil gauche, des troubles qui l'inquiètent beaucoup. Il voit des mouches volantes ; les caractères des livres qu'il lit lui semblent confus ; après quelques instants de travail, **M. X.** est pris de céphalalgie.

Au premier abord, rien dans l'aspect extérieur n'indique que les yeux sont malades. Je constate cependant une injection assez vive des vaisseaux sous-conjonctivaux à l'ophthalmoscope. Je reconnais sur l'œil droit (image renversée) une injection très-vive de la papille, mais une injection qui n'envahit que la moitié externe du disque de la papille ; la moitié interne est complétement dépourvue de vaisseaux, et présente une blancheur mate, assez semblable à l'aspect que nous offre la papille dans l'amaurose cérébrale. Le disque présente deux couleurs fort tranchées, l'une très-blanche, l'autre fort rouge ; on dirait qu'une démarcation est établie entre les deux couleurs par le diamètre vertical de la papille. Il semblerait qu'une partie des vaisseaux qui sillonnent ordinairement cet organe a été atrophiée au niveau de la partie blanche ; on ne voit pas non plus de vaisseaux sur la moitié interne de la cavité oculaire ; du côté externe, les vaisseaux qui n'ont pas été atrophiés sont soumis à une injection très-vive.

Cette lésion explique bien l'amblyopie de l'œil droit. Quant à l'œil gauche, l'ophthalmoscope permet de constater une injection complète de la papille, qui paraît presque aussi rouge que le fond de l'œil lui-même, assez notablement injecté du reste.

Le malade qui fait le sujet de cette observation est âgé de 30 ans ; il a des cheveux bruns, est d'une haute stature, et porte peut-être un peu trop d'embonpoint. La poitrine du malade est largement développée ; il ne tousse point. Toutefois M. X., qui est assez enclin à la tristesse, a pensé, il y a quelques années, qu'il était atteint de phthisie ; il s'est soumis alors à un régime très-substantiel, à l'usage du café et de vins généreux, régime qui a déterminé chez lui de légères congestions vers les centres nerveux, congestions qui se traduisent parfois par un peu d'engourdissement dans le côté droit du corps. L'hypérémie que nous présente la rétine est évidemment liée à cet état congestif habituel du cerveau.

L'ophthalmoscope nous a mis d'une manière certaine, dans ce cas encore, sur la voie du diagnostic. Nous avons ausculté le malade avec soin, et n'avons trouvé aucun signe de phthisie; nous lui avons, en conséquence, recommandé de modifier son régime d'une manière notable, de diminuer, autant que possible, son alimentation, et lui avons en outre prescrit le traitement indiqué à l'article hypérémie de la papille (*voir* ce mot).

AMBLYOPIE ALBUMINURIQUE.

Cataracte périphérique. Voir *fig.* 6, Pl. V.

Au n° 22 de la salle Saint-Joseph, à l'Hôtel-Dieu de Poitiers, entre, dans les premiers jours de février 1860, le nommé X., âgé de 56 ans.

Ce malade, ancien rédacteur de journal, entre à l'hôpital pour prendre seulement quelques jours de repos. Il se plaint de douleurs dans les reins, d'enflure aux extrémités inférieures et parfois aux mains. Ces symptômes nous portent à analyser les urines du malade ; elles renferment une quantité notable d'albumine. Nous examinons ensuite les yeux, et nous constatons :

1° Sur l'œil gauche, une cataracte avec synéchie postérieure, et une absence complète des phosphènes ;

2° Sur l'œil droit, les phosphènes existent, mais le malade les perçoit peu clairement. A l'ophthalmoscope nous constatons des opacités périphériques du cristallin. *Voir* fig. 6, Pl. V. Elles sont représentées par trois taches assez grandes situées au niveau de la moitié interne de la circonférence de la figure. Sur le trajet des vaisseaux existent des taches brunes plus petites dues à des épanchements sanguins d'un rouge assez vif. Au côté externe de la papille on remarque un certain nombre de taches blanches de forme ovalaire. Le malade y voit à peine ; il ne peut se conduire seul.

Il est évident que les taches blanches et les ecchymoses décrites sur la rétine sont liées à l'existence de l'albumine dans les urines, car elles présentent les caractères indiqués par les auteurs. Les opacités qu'on rencontre sur l'œil droit, dans le cristallin, ne sont pas assez étendues pour expliquer la cécité presque complète dont est affecté le malade. Une masse de rayons lumineux, suffisante pour impressionner la rétine dans une étendue assez grande, pénètre dans l'œil droit, et cependant le malade voit à peine. Il est évident qu'à l'obscurcissement de la vue produit par les opacités du cristallin vient s'ajouter une amblyopie déterminée par les lésions de la rétine, lésions caractérisées par les corpuscules blanchâtres et les ecchymoses au voisinage des vaisseaux rétiniens.

L'albumine doit exister dans les urines depuis longtemps, car il y a, au dire du malade, trois ans au moins qu'il a éprouvé des douleurs dans les reins pour la première fois. Nous pouvons donc considérer cette observation comme un cas d'amblyopie symptomatique d'une albuminurie chronique ayant déterminé une dégénérescence graisseuse de la rétine. La teinte générale de cette membrane était, chez ce malade, d'un rose pâle.

Tout porte à croire que des lésions semblables existent du côté de l'œil gauche. Nous avons dit

plus haut que de ce côté les phosphènes n'étaient
pas perçus.

Dans cette circonstance, nous voyons encore
l'importance de l'emploi de l'ophthalmoscope et de
l'exploration par la rétinoscopie phosphénienne.
Evidemment, quand l'opacité du cristallin droit
sera complète, l'opération de la cataracte sera
contre-indiquée dans cet œil. Il doit en être de même
sur l'œil gauche, car tous les phosphènes manquaient de ce côté.

Le malade, qui n'était que de passage à Poitiers,
a quitté notre service après s'être reposé pendant
quelque temps.

OBSERVATION D'AMBLYOPIE CONSÉCUTIVE A UNE
ANGINE COUENNEUSE CHEZ UN GARÇON DE NEUF
ANS.

Le nommé X..., fils d'un conducteur du chemin
de fer d'Orléans, domicilié à Poitiers, boulevard
du Grand-Cerf, est atteint d'angine couenneuse dans
les premiers jours du mois de mars 1860. Cet
enfant, d'une constitution lymphatique, eut les
amygdales couvertes d'exsudations pseudo-mem-

braneuses très-étendues. Après trois semaines d'un traitement par les applications locales de perchlorure de fer, le vin de quinquina à l'intérieur, le malade entra en convalescence, et put, un mois environ après la guérison de l'angine, retourner à l'école. Toutefois il avait conservé une paralysie du voile du palais ; chaque fois qu'il buvait, les liquides refluaient par les fosses nasales. Quelques jours après son retour à l'école, l'enfant se plaint de ne pouvoir lire, les caractères lui paraissent confus. On ne peut mettre sur le compte de la paresse les symptômes dont se plaint l'enfant, car il est très-studieux ordinairement. J'explore les yeux de ce petit malade avec la plus grande attention ; l'ophthalmoscope ne me permet de constater aucune lésion. La choroïde est peu colorée, le fond de l'œil est d'un aspect rose pâle, les vaisseaux sont parfaitement dessinés. La papille est d'un rose jaunâtre ; les phosphènes sont tous perçus.

Je pense que l'empoisonnement de l'économie par l'angine couenneuse a déterminé, sur le voile du palais, une paralysie, et que la même cause a porté son action sur la membrane nervée de l'œil. Toutefois je suis surpris de rencontrer la perception des phosphènes.

Je soumets pendant un mois environ l'enfant à l'usage de préparations ferrugineuses, administrées aux deux principaux repas, et à l'usage du vin de quinquina aux deux autres repas. Au bout de ce temps, l'amblyopie n'existe plus, et l'enfant peut reprendre sa lecture. Malgré les renseignements favorables donnés sur l'assiduité au travail de X..., je conservais néanmoins des doutes et me demandais si cette amblyopie n'était pas simulée, lorsque, le 4 juillet 1860, je fus consulté pour un cas en tout semblable, et dont je vais donner l'observation.

AMBLYOPIE CONSÉCUTIVE A UNE ANGINE COUENNEUSE CHEZ UNE JEUNE FILLE DE 19 ANS.

Le 4 juillet 1860, mon honorable confrère, le docteur Villeneuve, de Lusignan (Vienne), m'adresse Mlle X..., âgée de 19 ans ; elle est d'un tempérament lymphatique, a les cheveux châtain-clair, est de taille moyenne, a le visage pâle. Je constate un bruit de souffle dans la carotide droite. Cette jeune fille me raconte qu'elle est convalescente depuis trois semaines d'une angine couenneuse, à la suite de laquelle elle a conservé un nasillement très-sensible lorsqu'elle parle et une paralysie du voile du palais. Les liquides ressortent encore par le nez, lorsqu'elle boit.

Mlle X... se plaint, depuis sa maladie, de la perception de mouches volantes, très-marquée surtout dans l'œil droit. L'œil gauche présente, sur le côté externe de la cornée, une légère tache blanche, trace d'une ancienne kératite. La vue est assez troublée pour que la malade se trouve dans l'impossibilité de coudre ; elle peut à peine lire les caractères du n° 15 de l'échelle de Jœger pour mesurer l'accommodation de l'œil.

J'examine avec le plus grand soin les yeux de la malade à l'aide de l'ophthalmoscope, et je constate sur l'œil gauche un croissant assez noir formé par une accumulation de pigment. Ce croissant embrasse environ le quart externe (image renversée) de la circonférence de la papille du nerf optique. Cet amas de pigment doit être considéré comme une des variétés de l'état normal. Du reste, cette jeune fille voit moins mal de l'œil gauche que du droit ; or, ce dernier, exploré par l'ophthalmoscope, m'a permis d'y reconnaître tous les caractères de l'œil à l'état normal , et il m'a été impossible de constater la moindre lésion apparente dans les deux yeux. Tous les phosphènes sont perçus très-nettement par la malade.

Je suis porté à penser que nous sommes encore en présence d'une amblyopie produite par la cause qui a déterminé chez cette jeune fille la paralysie du voile du palais. Or, chez elle , aucun motif ne peut l'engager à simuler une affection semblable , et ce fait me porte à penser que le même phénomène relaté dans l'observation précédente n'était pas simulé non plus. J'ai conseillé à la malade l'usage de préparations ferrugineuses et du vin de quinquina, et, jugeant d'après le fait précédent , j'ose espérer que ces troubles de la vue, qui ne semblent liés à aucune altération matérielle , disparaîtront eux aussi très-facilement.

Chez les individus malades dont je viens de parler , existait-il de l'albumine dans les urines? Des circonstances indépendantes de ma volonté ne m'ont pas permis de faire cette exploration.

N'ayant jamais eu jusqu'à ce jour l'occasion d'observer la présence de cysticerques dans l'œil, j'en cite une observation que j'emprunte au *Traité des maladies des yeux* de Desmarres.

OBSERVATION DE CYSTICERQUE DE LA RÉTINE.

« Louis Coquerel, âgé de trente-deux ans, forgeron à Grenelle, rue Saint-Louis, n° 27, d'une bonne santé, mais petit et grêle, vient me trouver à ma clinique en novembre 1856.

Le 16 de ce mois, je note les renseignements suivants :

Il n'a jamais eu mal aux yeux ; il y a environ trois ans, il a reçu un coup de marteau sur l'orbite droite et a perdu beaucoup de sang. Sa vue est demeurée faible à partir de ce moment ; cependant il pouvait lire aisément à grande distance ; il voyait seulement un peu moins bien que de l'autre œil.

Depuis quelques mois, il voyait une mouche volante, et la vue baissait dans cet œil sans qu'il y fît grande attention, lorsqu'il y a environ six semaines, elle disparut tout à coup au point qu'il fut dans la nécessité d'interrompre son travail. Au même moment, il mit sa main sur son œil sain, et reconnut qu'il ne pouvait plus reconnaître que le jour de la nuit, mais qu'il ne voyait plus aucun objet. Depuis ce moment il est absolument dans le même état. Le matin, il peut encore, dit-il, voir les barreaux de la fenêtre, mais, dans la journée, il ne peut pas les reconnaître.

Cependant c'est là évidemment une exagération, car il compte les doigts et distingue bien le pouce des autres doigts.

La pupille est mobile, l'œil en apparence parfaitement sain.

Avec l'ophthalmoscope on reconnaît l'état suivant :

Le cristallin est parfaitement transparent.

Le corps vitré est trouble, jumenteux, rempli·de filaments et de flocons flottants, fins comme des toiles d'araignée. Il contient en dehors, en haut et en dedans, de larges fausses membranes flottantes qui forment pour la plupart des cercles mal dessinés, déchiquetés sur leurs bords, ou de petits triangles à sommets dirigés en sens inverse à l'iris. Toutes ces fausses membranes ont une teinte qui varie du gris au noir le plus foncé ; elles tremblotent dans les mouvements de l'œil, et sont plus épaisses et plus abondantes en haut et en dedans qu'en dehors. Non loin de l'*ora serrata*, elles ressemblent à une guipure épaisse, puis elles disparaissent tout à coup presque brusquement. En bas il n'y en a aucune, et l'on reconnaît aisément que, là où elles existent, elles ont un point d'appui auquel elles adhèrent. En dedans, derrière l'iris, il y a un espace vers l'*ora serrata* où l'on en voit une plus fine, plus transparente, qui s'éclaire en blanc et s'arrête vers la moitié supérieure de l'œil.

Impossible de voir la rétine ailleurs qu'en bas vers l'*ora serrata* et un peu en bas et en dehors. La papille du nerf optique est entièrement cachée.

Si l'on fait regarder le malade un peu plus en bas et en dedans, on y découvre un cysticerque que l'on peut décrire ainsi :

Le col est blanc bleuâtre, évidemment agité de petits mouvements ; une seule fois je l'ai vu se raccourcir et la tête se cacher presque tout entière dans le corps de la tumeur.

Le corps est blanc jaune éclatant, sept ou huit fois plus grand que la papille du nerf optique.

Le 4 décembre, le trouble de l'humeur vitrée a encore augmenté, mais le cysticerque est toujours bien clair. La vue est la même ; par moments, le malade croit voir un peu mieux que dans d'autres ; je constate le même état sous ce rapport.

13 *décembre*. Etat stationnaire ; le malade compte les doigts, reconnaît le côté de la montre qu'on lui présente ; il voit mieux en haut qu'en bas ; il pourrait se conduire de cet œil, mais avec une certaine difficulté ; il mesure mal les distances. Collyre au sublimé.

18 *janvier*. Le corps vitré reprend sa transparence, et, pour la première fois, je vois distinctement la papille du nerf optique. La vue est presque normale, au dire du malade ; cependant je constate qu'il peut seulement se conduire, mais que les petits objets ne peuvent être aperçus.

10 *février*. La vue, qui s'était améliorée, est redevenue mauvaise ; le corps vitré est encore rempli d'exsudations : impossible d'éclairer la papille.

Le malade continue de venir de temps en temps, et, jusqu'à ce jour (12 novembre 1857), il offre l'exemple d'améliorations suivies de rechutes marquées, sans que le cysticerque change de place ou d'aspect. Il est probable qu'il finira par perdre entièrement la vue. »

OPACITÉS DES CRISTALLINS COMPLIQUÉES D'ATROPHIE
DE LA PAPILLE DE CHAQUE ŒIL.

Madame de..., âgée de soixante-quinze ans, demeurant à Poitiers, est depuis longtemps atteinte de troubles de la vue qui ne lui permettent pas de se diriger seule dans les rues. Elle se plaint de céphalalgie, de douleurs erratiques dans les membres, douleurs qui se fixent principalement sur les genoux, quelquefois sur les poignets et les avant-bras. Le père de la malade était goutteux; son frère l'est aussi lui. Abstraction faite de ces douleurs rhumatismales, qui ne sont pas constantes, Mme de... est d'une forte constitution; les fonctions digestives s'exécutent parfaitement.

Les pupilles, plus dilatées qu'à l'état normal, sont peu contractiles. Les phosphènes manquent ou sont à peine perçus dans l'œil droit. Les phosphènes de l'œil gauche existent. L'éclairage oblique fait reconnaître l'existence d'opacités blanchâtres à la périphérie des deux cristallins; mais le centre de la lentille est libre dans une assez grande étendue. J'examine avec l'ophthalmoscope, et je constate également des opacités cristalliniennes périphériques. Évidemment une cause autre que la cataracte au début doit s'opposer au libre exercice de la vision.

La papille du nerf optique de l'œil droit est étroite et très-saillante ; les vaisseaux qui partent de son centre s'incurvent sur sa surface avant d'arriver à la rétine. Ces vaisseaux sont d'un très-petit calibre. Nous trouvons là évidemment la cause qui, ajoutée aux opacités du cristallin , vient s'opposer au libre exercice de la fonction visuelle. Le même phénomène se rencontre dans l'œil gauche , dont la papille est cependant un peu moins saillante que dans l'œil droit ; les vaisseaux qui en partent sont peut-être un peu moins atrophiés que dans l'autre œil ; le diamètre de la papille est à peu près le même.

Nous sommes évidemment en présence d'une atrophie de la papille en forme de champignon. (*Voir* atrophie de la papille.) Nous savons que jusqu'ici cette maladie est incurable , et nous devrons nous abstenir de pratiquer l'opération de la cataracte chez cette malade, qui la réclame cependant depuis longtemps.

OPACITÉS TRÈS-LÉGÈRES DES CRISTALLINS.

Le 4 juillet 1860, le nommé X..., cantonnier au village d'Auxances, près Poitiers, m'est adressé par son médecin, M. Pascual. Ce malade se plaint que sa vue baisse de plus en plus, et réclame de moi des conseils médicaux et un certificat constatant l'état de ses yeux, afin d'obtenir le retour de son fils actuellement sous les drapeaux.

J'examine les yeux du malade à l'aide de l'ophthalmoscope, et je n'arrive que difficilement à voir les papilles, qui me semblent voilées par un nuage assez épais pour m'empêcher d'en explorer les détails. Je ne constate pas toutefois d'opacités dans les cristallins. Me rendant difficilement compte de la lésion que j'avais devant moi, je songeai à me servir d'une lumière à flamme beaucoup moins éclatante que celle de la lampe dont je faisais usage. J'allumai une bougie et explorai de nouveau les papilles en me servant du miroir oculaire seul ; je constatai alors très-facilement la présence d'opacités dans les cristallins ; celles de l'œil gauche avaient leur siége sur la partie postérieure de la lentille ; car, dans les mouvements que le malade imprimait à son œil, ces opacités disparaissaient derrière l'iris, surtout quand le malade penchait la tête en arrière. S'il redressait la tête et regardait dans la même direction, les opacités se montraient de nouveau, en présentant la même forme et en occupant le même siége relativement à la marge de l'iris. Les opacités de l'œil droit étaient moins profondément situées dans le cristallin.

Nous voyons que, sous l'influence d'une lumière à flamme trop vive, les rayons lumineux projetés par le miroir oculaire traversaient les opacités du cristallin ; elles étaient ainsi dissimulées à notre observation, et ne nous permettaient pas cependant de voir nettement la papille.

FIN.

EXPLICATION DES PLANCHES.

PLANCHE Iʳᵉ, fig. 1ʳᵉ, empruntée à l'atlas iconographique de Sichel, d'après Brucke.

« Cette figure représente une coupe imaginaire qui passe horizontalement par le globe oculaire droit, grossi de cinq diamètres. A, cristallin ; B, humeur aqueuse ; C, corps vitré. L'appareil sensitif, composé de la membrane nervée et d'une portion du nerf optique, est représenté par la ligne ombrée la plus interne de la figure, comprise entre deux lignes ponctuées. La courbe, ombrée d'une manière plus sombre, immédiatement superposée à la précédente, représente la choroïde ; H, le muscle tenseur de cette membrane (muscle de Brucke et Bowmann) ; B, l'iris. On a fait passer la coupe imaginaire par un procès ciliaire du côté nasal et entre deux procès ciliaires du côté temporal. C'est pour cette raison qu'un procès ciliaire C a été représenté sur le côté nasal seulement.

» Entre la choroïde et la membrane nervée, un espace blanc, terminé en avant par une série de traits séparés (*ii*), indique la limite antérieure de l'appareil catoptrique. Immédiatement en avant de la membrane nervée, une ligne ponctuée désigne la membrane hyaloïde *gg*, qui se continue (*kk*) jusque sur la paroi postérieure de la cristalloïde. La zonule de Zinn est également figurée par une ligne ponctuée (*ee*) ..... Tout cet ensemble est entouré par la coque membraneuse, dont les parties postérieures et latérales, ombrées, indiquent la sclérotique, et la partie antérieure claire, acornée. » (Sichel, d'après Brucke.)

Fig. 2. (*Voir* à la page 47 du texte : au lieu de pl. IV, fig. 1ʳᵉ, lisez pl. Iʳᵉ, fig. 2.) — OEil à l'état normal vu à l'ophthalmoscope.

PLANCHE Iʳᵉ, fig. 3. OEil à l'état normal. Tache noire de pigment choroïdien formant un croissant sur la moitié interne de la circonférence de la papille.

PLANCHE II, fig. 1ʳᵉ. Ophthalmoscope fixé du docteur Cusco. (*Voir* le texte, page 36 : au lieu de fig. 1ʳᵉ, lisez fig. 3.)

A, lentille biconcave ou biconvexe ; doit être tournée en sens inverse de celui indiqué sur la figure, et placée à une certaine distance de l'œil à observer.

B, miroir concave percé d'un trou. La surface polie doit être tournée du côté de la lentille.

GH, tige horizontale; GD, tige qui glisse à frottement doux dans le tube DH.

E, tige verticale; peut à volonté s'allonger pour placer la tige horizontale dans la direction de l'axe optique de l'œil observé.

Fig. 2, 3. Ophthalmoscope d'Helmholtz. (*Voir* le texte, page 24 : au lieu de fig. 3, lisez fig. 1ʳᵉ.)

PLANCHE III. (*Voir* le texte, page 40.)

Fig. 1ʳᵉ. Emploi de l'ophthalmoscope mobile. Positions relatives de l'observateur et de l'observé.

Fig. 2. Ophthalmoscope en acier poli, percé de deux ouvertures (du docteur Desmarres).

Fig. 3. Ophthalmoscope en verre non argenté au centre (du docteur Follin).

La figure horizontale percée d'une ouverture conique, placée entre les deux ophthalmoscopes susénoncés, représente une coupe du miroir oculaire en acier poli (du docteur Cusco).

PLANCHE IV, fig. 1re. (*Voir* le texte, page 146 ; la fig. 3,
pl. V du texte, correspond à la fig. 1re, pl. IV.) Corps
flottants dans le corps vitré.

Fig. 2. (*Voir* le texte, page 70, pl. V, fig. 2, correspondant à
la pl. IV, fig. 2.)
Cataracte pigmentaire. La pupille est dilatée par une
solution de sulfate neutre d'atropine.

Fig. 3. (*Voir* le texte, page 67, pl. V, fig. 1re, correspondant
à la pl. IV, fig. 3.) Débris de membrane pupillaire.

Fig. 4, page 215 du texte. Staphylôme postérieur.

Fig. 5. (*Voir* le texte, page 83 ; la pl. VI, fig. 1re, correspond
à la pl. IV, fig. 5.)
On a réuni sur cette figure différentes formes de cataracte.
A la circonférence, les taches triangulaires représentent
l'aspect du gérontoxon cristallinien vu à l'ophthalmoscope.
Au centre, on a dessiné une cataracte étoilée. Les quatre
autres taches circulaires représentent l'aspect d'opacités du
cristallin vues à l'ophthalmoscope.

F. 6. Trois taches de sang, en avant desquelles passent les
vaisseaux de la rétine. Hémorrhagie de la choroïde.
Le fond de la figure est rouge orangé. La tache blanche
circulaire représente la papille du nerf optique ; les vaisseaux
veineux et artériels naissent de deux points différents de la
papille.

PLANCHE V, fig. Ire. (*Voir* le texte, page 255 ; la pl. VII
correspond à la pl. V.)
Cette figure, empruntée à la thèse de M. Romain Noizet
sur le staphylôme postérieur, est destinée à expliquer la
formation de cette tumeur d'après la théorie mécanique de
cet auteur.

Fig. 2. Staphylôme postérieur au 1er degré ; tache blanche en forme de croissant dont les deux cornes s'arrêtent au niveau de chaque extrémité du diamètre vertical de la papille. (*Voir* à la fin de l'ouvrage les observations.)

Fig. 3. Staphylôme postérieur au 2e degré. Vers la partie moyenne de la tache blanche caractéristique du staphylôme, on voit une tache noire de pigment choroïdien.

Fig. 4. Staphylôme postérieur au 3e degré ; la tache blanche envahit de toutes parts la papille. (*Voir* les observations à la fin de l'ouvrage.)

Fig. 5. Hémorrhagie de la rétine. Les taches rouges qui sont situées sur les vaisseaux masquent complétement ces derniers.

Fig. 6. Dégénérescence graisseuse de la rétine ; amblyopie albuminurique, opacités périphériques dans le cristallin. (*Voir* l'observation à la fin du volume.)

PLANCHE VI. Lisez pl. III. (*Voir* le texte, page 29, fig. et explications empruntées aux Leçons de Follin, publiées par le docteur Doumic.

Théorie de l'emploi des ophthalmoscopes.

Fig. 1re. Miroir concave seul. A, œil de l'observé ; B, œil de l'observateur ; M, miroir ; *ab*, surface éclairée de la rétine ; *a'b'*, image réelle et renversée de la surface *ab*.

Fig. 2. Miroir concave et lentille biconvexe (procédé de l'image renversée). A, œil de l'observé ; B, œil de l'observateur ; M, miroir ; L, lentille biconvexe ; *ab*, surface éclairée de la rétine ; *a'b'*, image réelle et renversée du fond de l'œil qui devrait se former en l'absence de la lentille L ; *a"b"*, image réelle et renversée du fond de l'œil, rendue plus petite et plus nette que *a'b'*, par l'emploi de la lentille L.

Fig. 3. Miroir concave et lentille biconcave (procédé de l'image droite). A, œil de l'observé ; B, œil de l'observateur ; M, miroir concave ; L, lentille biconcave ; ab . surface éclairée de la rétine ; $a'b'$, image renversée de ab, en l'absence de la lentille biconcave ; $a''b''$, image virtuelle, droite et agrandie du fond de l'œil.

PLANCHE VII, fig. Ire. Décollement rétinien. Le fond de l'œil est rose orangé ; la tache marquée de stries blanches en bas et à droite de la figure représente le décollement de couleur bleuâtre ; on voit les vaisseaux rétiniens reparaître sur le décollement.

Fig. 2. Cysticerque, figure empruntée au *Traité des maladies des yeux* du docteur Desmarres. La partie étroite représente le col du cysticerque ; la partie renflée en indique le corps. (*Voir* l'observation, p. 528.)

Fig. 3. Atrophie en forme de champignon de la papille du nerf optique. Disposition particulière des vaisseaux de la papille, indiquant par leur courbure très-prononcée la forme saillante de cet organe.

Fig. 4. Apoplexie veineuse de la papille du nerf optique. (*Voir* page 473 du texte. La fig. 17 du texte correspond à la fig. 4 de la pl. VII.

Fig. 5. Aspect du glaucome examiné à l'ophthalmoscope. Figure empruntée aux Leçons de Follin.

Fig. 6. Hémorrhagie de la rétine. Les vaisseaux rétiniens disparaissent au niveau des points hémorrhagiques de couleur rouge foncé.

TABLE DES MATIÈRES.

Poitiers. — Imp. de A. DUPRÉ, rue de la Mairie, 10.

Fig. 2.

Fig. 3.

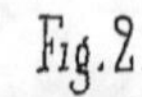

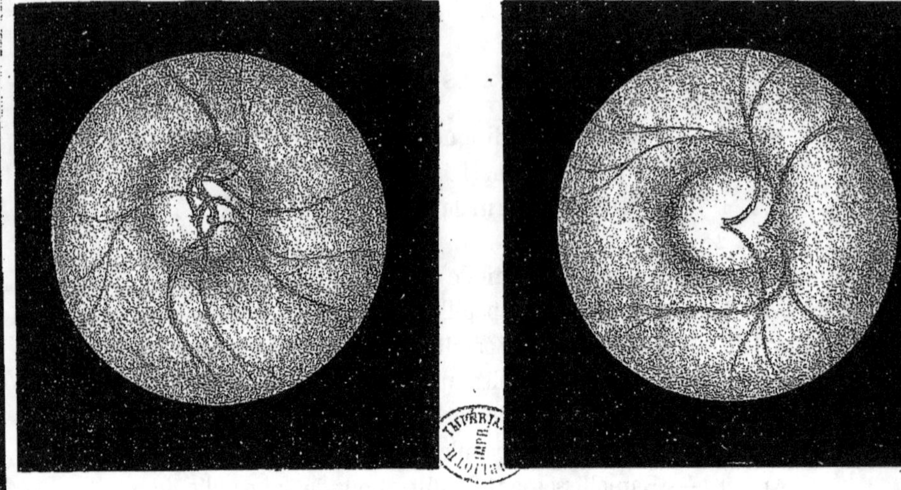

Fig. 1.

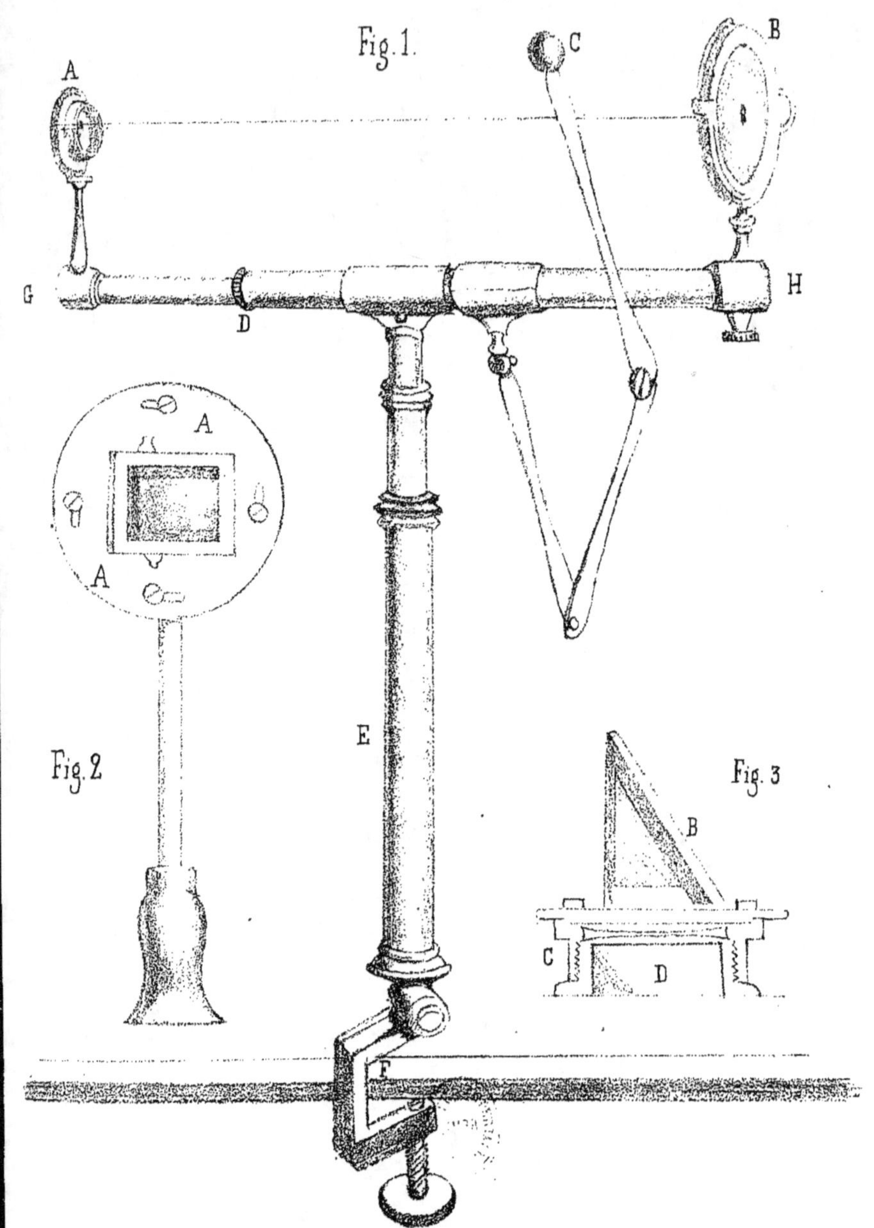

Fig. 1.
A
C
B
G
D
E
H
Fig. 2
A
A
A
Fig. 3
B
C
D
F
Lith. Richon

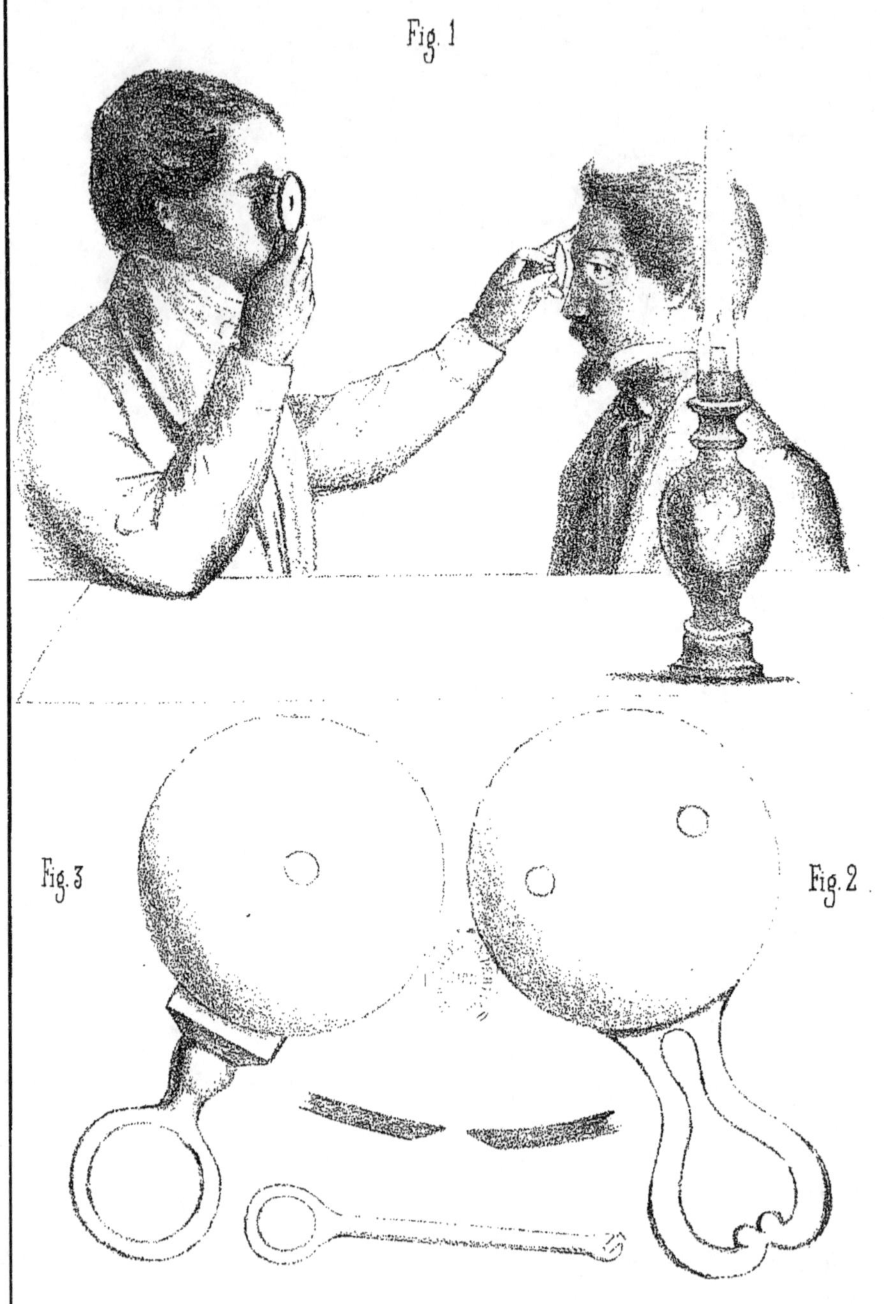
PL. 111
Fig. 1
Fig. 3
Fig. 2
Lith. Pichon

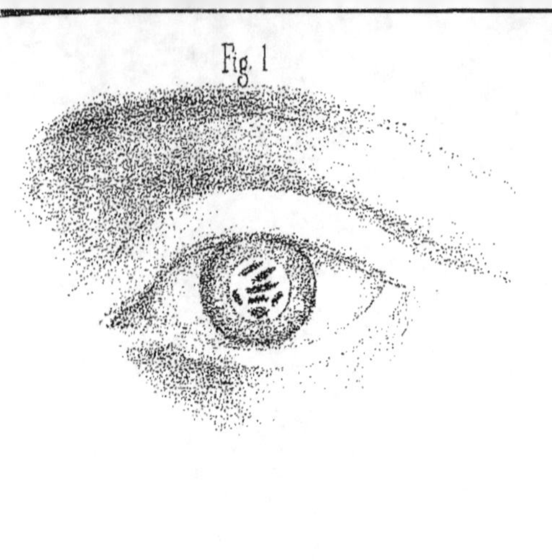

Fig. 1

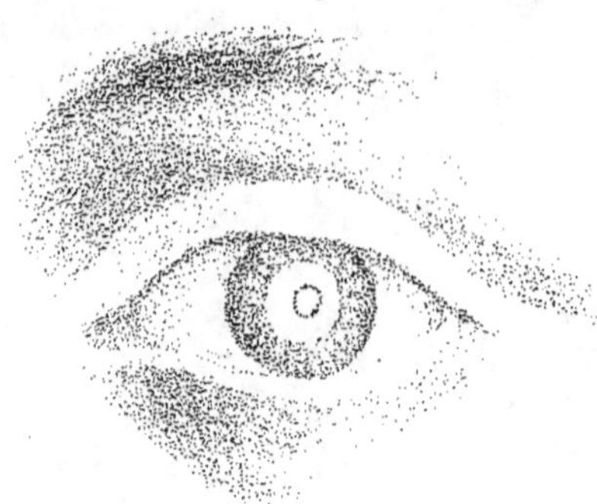

Fig. 2

PL. IV

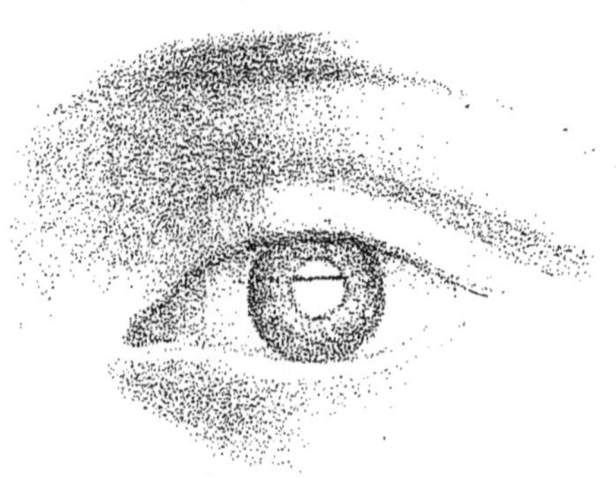

Fig. 3

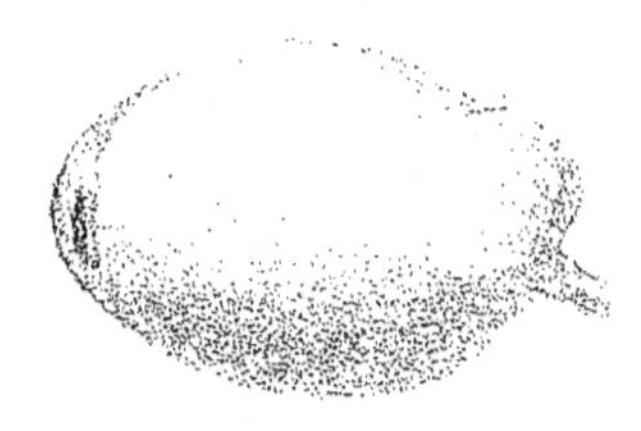

Fig 4

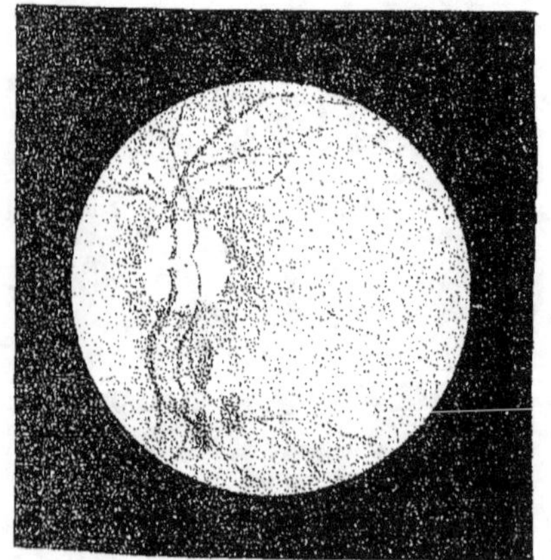

Fig. 6

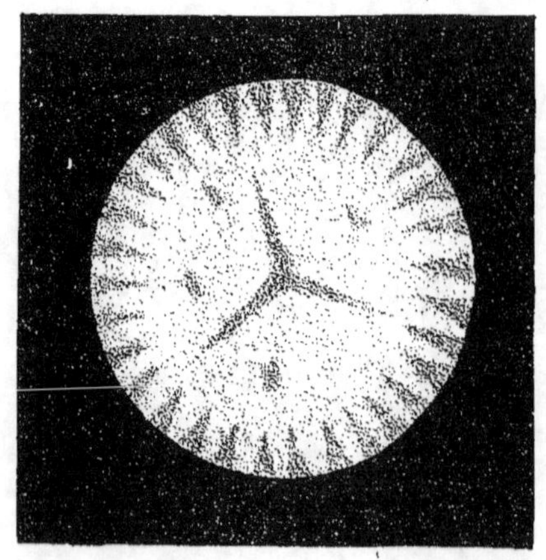

Fig. 5

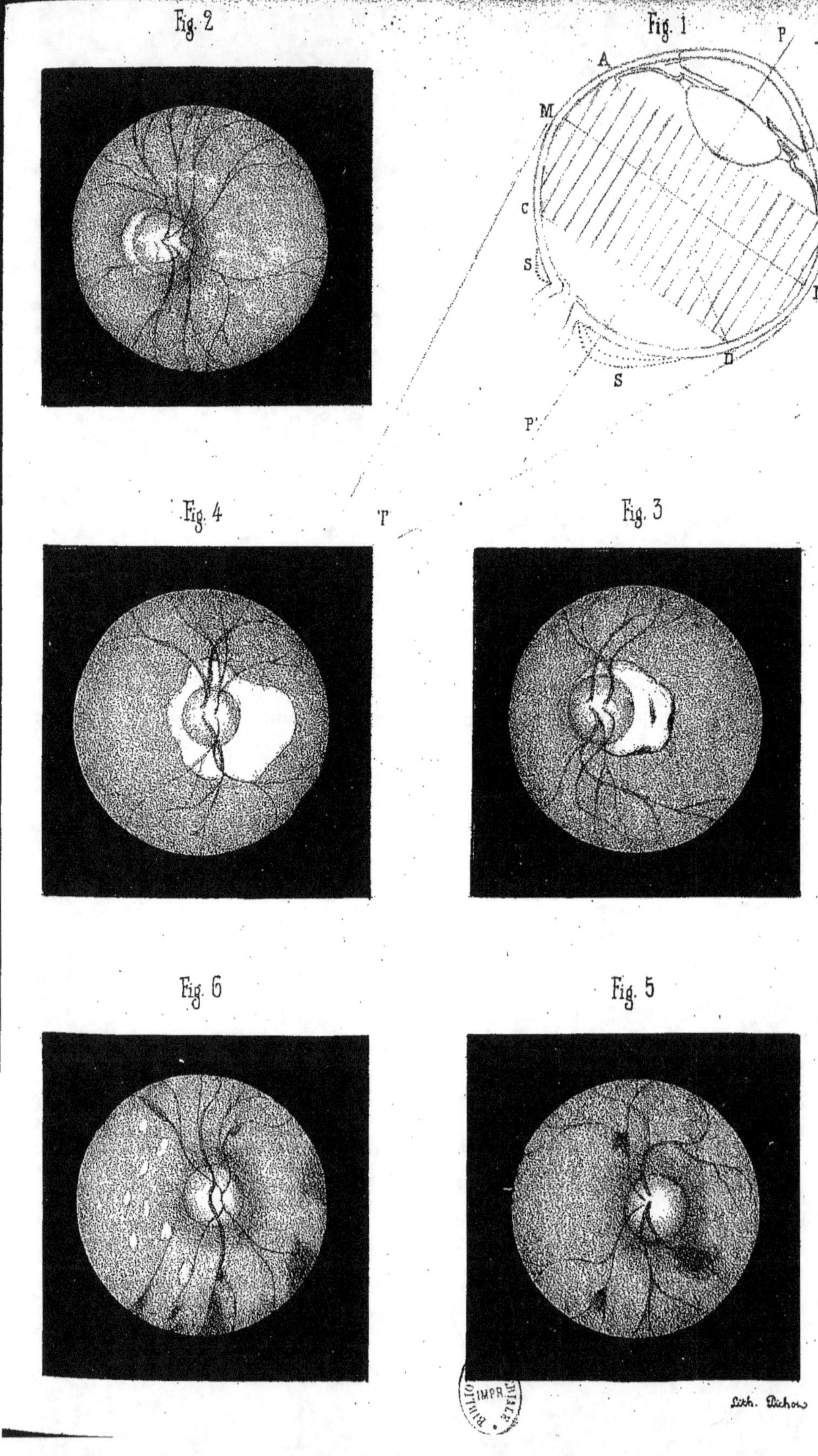

Fig. 2
Fig. 1
PL. V
P
A
M
C
B
S
N
D
S
P'
Fig. 4
T
Fig. 3
Fig. 6
Fig. 5
Lith. Dichow

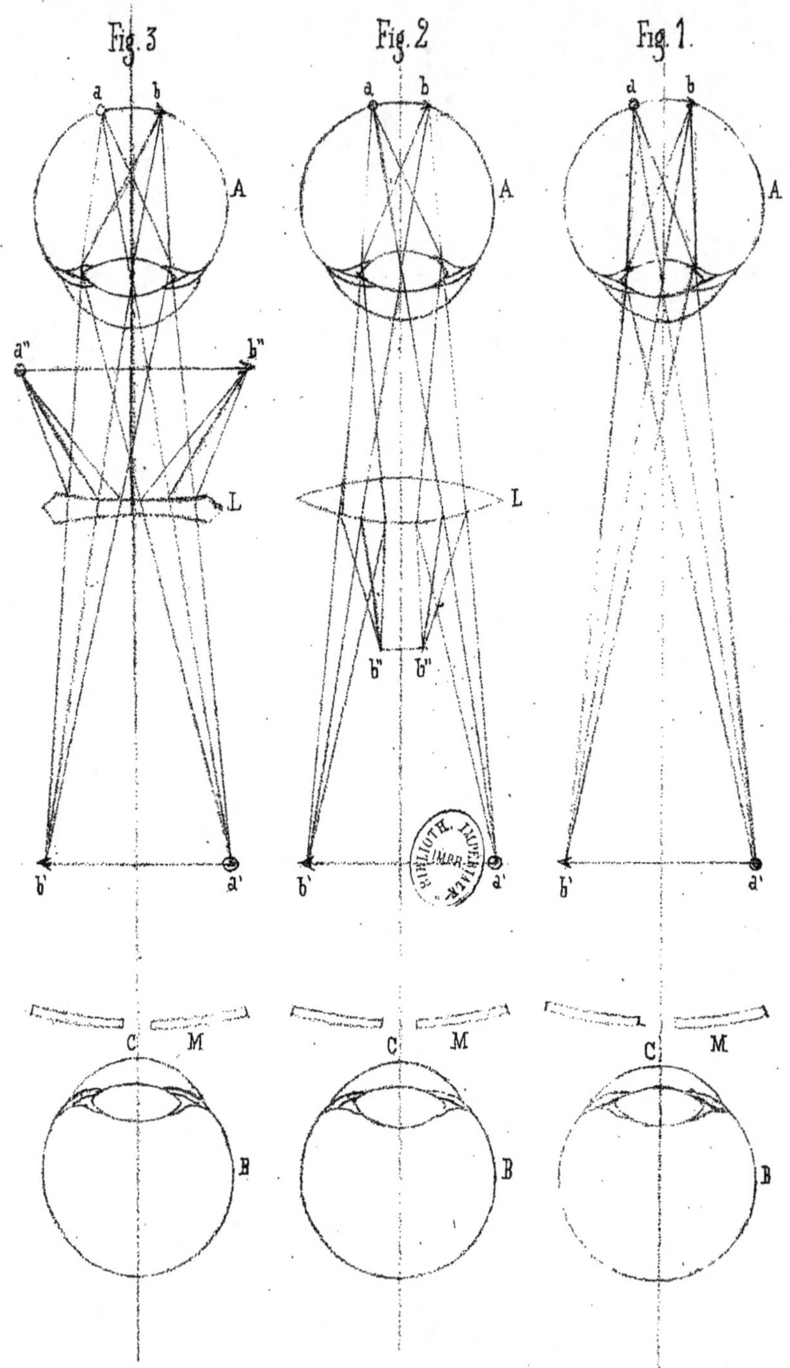

Fig. 3
Fig. 2
Fig. 1.
a b
a b
a b
A
A
A
a" b"
L
L
b" b"
b' a'
b' a'
b' a'
C M
C M
C M
B
B
B

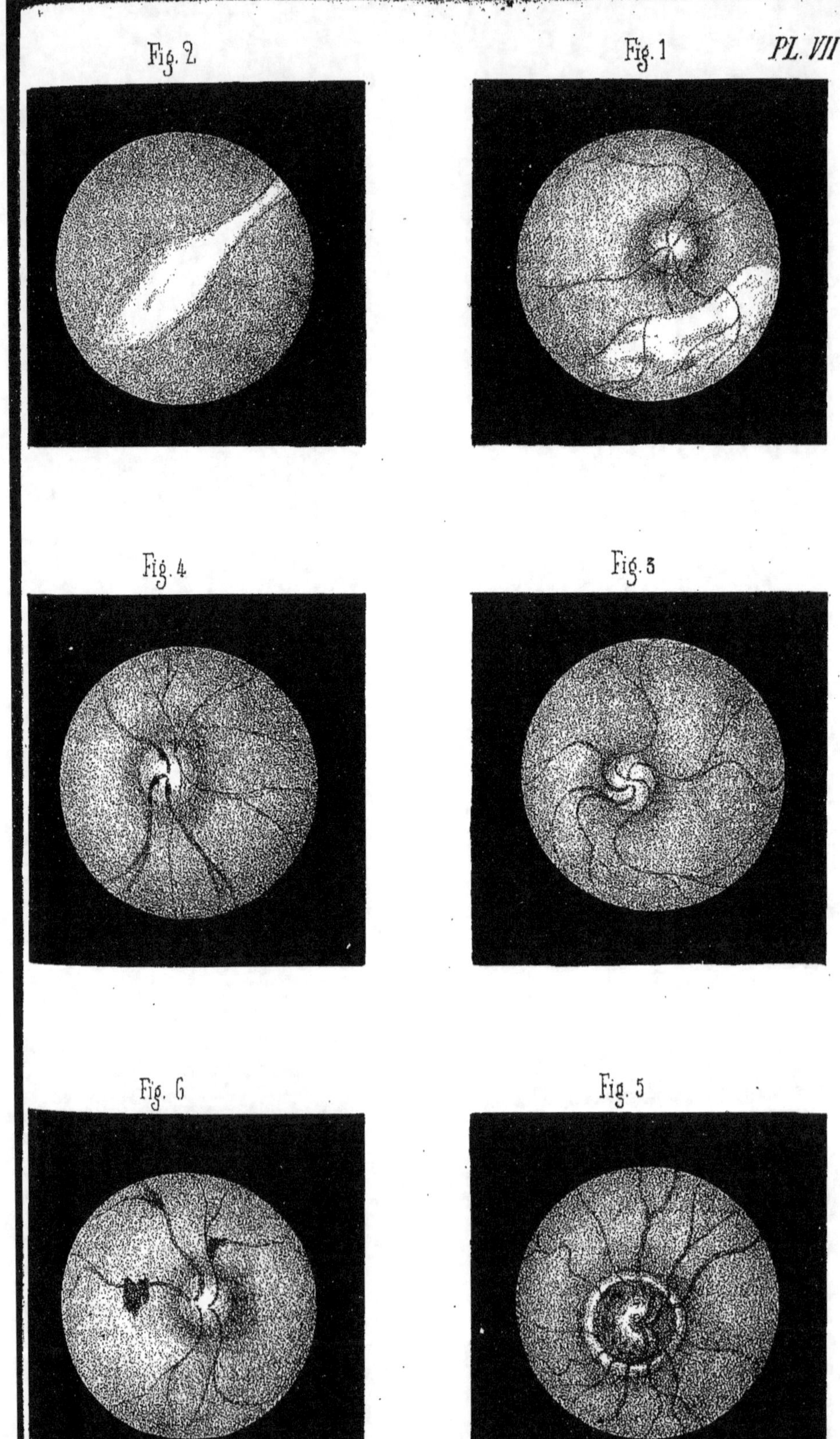

Fig. 2
Fig. 1
PL. VII
Fig. 4
Fig. 3
Fig. 6
Fig. 5
Lith. Pichon